视盘病变

主　编　刘庆淮　方　严

编　委（按姓氏笔画排序）

丁瑜芝　方　严　方思捷　计江东
刘庆淮　刘肖艺　许译丹　宋清露
杭　荟　范　雯　胡仔仲　袁冬青
谢　平

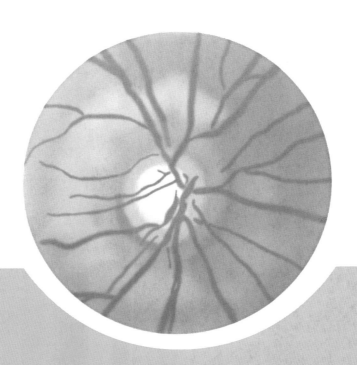

人民卫生出版社

图书在版编目（CIP）数据

视盘病变 / 刘庆淮，方严主编. —北京：人民卫生出版社，
2015

ISBN 978-7-117-21474-2

Ⅰ. ①视… Ⅱ. ①刘…②方… Ⅲ. ①视网膜疾病—研
究 Ⅳ. ①R774.1

中国版本图书馆 CIP 数据核字（2015）第 237322 号

人卫社官网	www.pmph.com	出版物查询，在线购书
人卫医学网	www.ipmph.com	医学考试辅导，医学数据库服务，医学教育资源，大众健康资讯

视 盘 病 变

主　　编：刘庆淮　方　严
出版发行：人民卫生出版社（中继线 010-59780011）
地　　址：北京市朝阳区潘家园南里 19 号
邮　　编：100021
E - mail：pmph @ pmph.com
购书热线：010-59787592　010-59787584　010-65264830
印　　刷：北京盛通印刷股份有限公司
经　　销：新华书店
开　　本：889×1194　1/16　　印张：14
字　　数：444 千字
版　　次：2015 年 10 月第 1 版　2015 年 10 月第 1 版第 1 次印刷
标准书号：ISBN 978-7-117-21474-2/R·21475
定　　价：139.00 元
打击盗版举报电话：010-59787491　E-mail：WQ @ pmph.com
（凡属印装质量问题请与本社市场营销中心联系退换）

序

　　由刘庆淮教授主编的《视盘病变》和广大眼科工作者见面了。这是他和他领导的团队投入大量的时间和精力取得的成果，是我见到的第一部全面阐述视盘病变的专著，也是一部在内容编排方面创新的著作。

　　眼科的很多疾病都会伴有视盘的病理改变，随着眼科检测手段的不断进步，人们对视盘的形态、功能改变及其与各种疾病的关系有了诸多新的认识。总结这些经验，从理论上予以提高，认识各种疾病与视盘改变的关系，对于眼科诸多疾病的诊断、鉴别诊断有着特殊的意义。

　　《视盘病变》一书特别注重理论性、科学性、实用性，把关于视盘病变的专业知识系统化。书中还介绍了近年来国际上最新的眼科疾病检查手段以及最新的治疗进展，这对于我们更新知识、提高诊疗水平大有裨益。书中精选了数百幅图片，图文并茂更有助于我们对相应疾病有直观的认识。对于眼科医生和学习眼科专业的医学生，这本书无疑是一部优秀的参考书。

　　感谢刘庆淮教授和他领导的团队用创造性的劳动为我们提供了这样一部优秀的专著。

黎晓新

黎晓新

2015 年 9 月 1 日

前　　言

视盘是眼底最容易看到，也是最重要的眼球内解剖部位之一。我 30 年前作为眼科临床见习的医学生，第一次散瞳后通过直接检眼镜看到了视盘，心中充满胜利的激动和喜悦，因为我首次看到了视盘，完成了见习带教老师布置的任务，也从此开启了我 30 年的眼科医生职业生涯。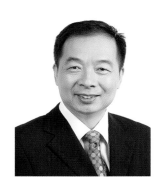

伴随着改革开放，我们的眼科事业取得了飞速发展，在黎晓新等前辈老师的悉心栽培下，我一直孜孜以求于眼科事业，30 年的从医生涯，我体会到，首先，要成为一名优秀的临床医生，掌握复杂的眼科手术技艺，成为一位受人尊敬、富于临床经验的医师；其次，作为一名医学科研工作者，努力站在学科前沿，通过个人努力，创建一支优秀的科研团队，不断有新的成果涌现。同时，在与方严教授的多次恳谈中，不断受到启迪，编写一本专著的决心渐渐萦绕心中。

尽管眼底病、神经眼科、青光眼等亚专业大多涉及视盘的改变，但相关内容显得散乱，国内尚没有以眼病的视盘改变为重点阐述的专著，国外视盘病变也没有相应的英文单词，经文献查阅也未能找到相关的视盘病变专著。

视盘的形态及功能方面的检查工具不断创新，分子生物学检测手段也日新月异，为了体现这一指导思想，我们团队萌发了编写视盘病变专著的想法，旨在了解视盘的基本理论，新的形态及功能检查方法，视盘病变涉及的疾病的诊断及鉴别诊断，达到拓宽临床诊断及治疗思路，强化及丰富治疗手段，更好地造福于眼病患者。因此，本专著强调理论性、实用性、科学性、先进性，可为眼科临床医师，尤其是基层医院医师提供学习范本以及参考工具书使用。

参加编写本书都是我们科研团队的成员，在临床科研繁重工作之余，投入了大量时间精力搜集临床资料、翻阅最新文献，力求全与新。方严教授从选题、编辑、审稿等方面付出了大量心血，特此感谢。最后，由衷感谢我的家人对我工作和生活上的支持。

刘庆淮

2015 年 5 月于南京

目　　录

第一章
视盘的发育和解剖生理

第一节　视盘的发育

一、视盘、视杯以及视神经的胚胎发生

胚胎在发育的过程中大脑和表皮外胚叶的距离逐渐加宽，视泡（optic vesicle）远端渐渐扩大，慢慢远离大脑，相对来看近脑端则较窄，形成视茎（optic stalk），即视神经的原基。视茎连接视泡和前脑。胚胎约4mm时前脑两侧生成视泡，视茎为一圆腔（图1-1）。当胚胎约7.5mm时，视泡内褶形成视杯（optic cup），晶状体板内褶形成晶状体泡（lens vesicle）。视杯的内层形成神经视网膜，外层形成色素视网膜。视杯和视茎的下方也向内折叠，形成胚裂（foetal fissure）（图1-2）。

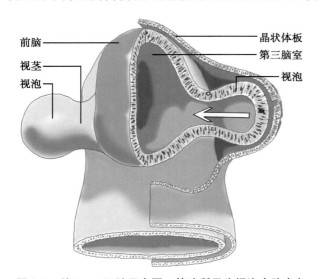
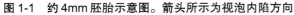
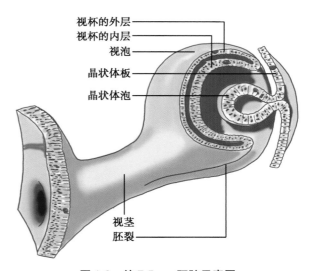

图 1-1　约 4mm 胚胎示意图。箭头所示为视泡内陷方向　　　　图 1-2　约 7.5mm 胚胎示意图

视网膜神经节细胞（retinal ganglion cells，RGCs）形成视神经纤维时，视茎内层细胞原浆内出现空泡，细胞排列变的不规则。视神经纤维逐渐从胚裂处进入视茎再穿过视茎时，内层细胞逐渐减少。当胚胎到达19mm时，视茎内已填入视神经纤维，达到25mm时视茎将被完全填满，视泡腔不再与前脑相通。胚裂除了远端玻璃体动脉穿入处外，其余部分也完全闭合。原始视茎遗留下来的某些细胞即形成神经胶质，排列成行，位于神经纤维之间。结缔组织和血管以及视神经鞘发源于其邻近的中胚叶。

当胚胎达到25mm时，视神经除变粗和增加纤维外，基本无其他组织学改变。视神经纤维逐渐向中枢神经系统方向生长，在脑垂体前到达前脑下面，并部分交叉，形成视交叉。当胚胎达到48mm时，视束已形成。髓鞘先出现于视神经脑端，并逐渐延向眼端，于出生前止于巩膜筛板（lamina cribrosa）处，若进入视网膜则形成视网膜有髓神经纤维。脑 - 眼髓鞘形成的动物研究表明，少突神经胶质细胞前体细胞

沿着视神经向外迁移和分化。在人类，妊娠 18 周时还不能发现视神经存在少突胶质细胞的发育。至妊娠 32 周时，在视束和颅内神经轴突开始形成髓鞘，出生时几乎完全发育成熟。靠眼端的轴突在出生后才开始形成髓鞘，至 7 月龄时所有轴突髓鞘发育完成。髓鞘的进一步发育和增厚可能延续更长时间。视神经纤维直径约在 0.7～10μm 之间，较周围感觉神经纤维细。视神经纤维为有髓神经纤维，但不含施万（Schwann）细胞。视神经的髓鞘和中枢神经系统的白质束（white matter tracts）所含的细胞种类相同，和构成周围神经髓鞘的 Schwann 细胞不同。从组织学上看，视神经更接近于白质束而非周围神经。

胚胎 5 个月时，开始有近似成人形状的视盘（optic disc）。随着胎龄变大，视盘逐渐增大，结构渐渐完善。胚胎 5～6 周时，视茎上一些视网膜细胞形成一个胶质细胞团，称为原始上皮乳头。在玻璃体动脉血管化时，该细胞形成血管和分支的鞘膜，出生前血管消失，上皮乳头萎缩，萎缩的程度将决定视杯的深度。胚胎 4 个月时，视杯开始出现，胚胎 5 个月基本形成，之后逐渐增大、加深。

正常成人视神经中，每根神经约有 120 万个神经节细胞轴突。在灵长类动物中，盘沿（neuro-retinal rim）面积和轴突数量，轴突数量和巩膜管直径之间均有关联。正常发育的个体之间，视盘、视杯大小，视神经粗细以及巩膜管直径均存在明显的个体差异。可能的机制有：视神经纤维的数量和直径不同；神经胶质细胞的数量和体积不同；成形的神经节细胞的数量和（或）胚胎发育过程中丢失的神经节细胞比例不同；巩膜筛板在发育过程中最终形成的时间不同；视神经纤维生长和巩膜筛板固形不同步等。

二、视网膜中央血管的胚胎发生

胚胎 4 个月时，视盘中心相当于视杯处的细胞团形成向玻璃体腔伸出的条索样空隙。胚胎 5 个月时，可见血管萌芽，原始玻璃体及视盘表面中央的细胞成分渐渐消失，条索样空隙发育为血管。胚胎 9 个月时，可出现典型的视网膜中央动、静脉。视网膜血管的胚胎来源并不十分清楚，可能来源于眼内已存在的血管系统以出芽方式发生或者是胚源性组织的分化。

三、轴突

视神经主要由视网膜神经节细胞轴突构成。平均轴突直径略小于 1μm，随着年龄增长平均直径减小。动物研究提示发育过程中视网膜超量产生大约 50%～100% 的视网膜神经节细胞。在发育早期，超量产生的 RGCs 将通过凋亡的方式减少，因为在大多数情况下并不是所有的轴突都能准确地连接到其在大脑中的目标区域。在人类，多达 2/3 的发育中的 RGCs 死亡，大部分发生在妊娠第二期。

发育过程中视网膜神经节细胞仅仅依靠抑制细胞凋亡来诱导轴突生长是不够的，还需要特别的细胞外信号。轴突生长的最有力信号是肽营养因子，研究较多的因子有脑源性神经营养因子、睫状神经营养因子、类胰岛素生长因子、碱性成纤维细胞生长因子、胶质细胞源性神经营养因子，多种肽营养因子能够结合以诱导更多的轴突生长。另外，细胞外基质提供关键的基底供轴突生长。电活动性可能不参与轴突生长，但在塑造轴突组织形态中起作用。轴突生长受最早出现的轴突导向影响，其为轴突生长提供基底和方向。神经元和神经胶质分子通过吸引和排斥轴突生长锥指导轴突生长。例如，胚胎视网膜神经节细胞轴突被 Müller 细胞排斥，避免进入更深层的视网膜而只存在于神经纤维层。

第二节　视盘的解剖

一、视盘参数

正常的视盘和视杯大小在不同个体甚至是同一个体的不同眼之间都有差异。视盘为一竖椭圆形结构，垂直直径比水平直径约长 7%～10%，平均视盘直径大约为 1.47mm，平均视盘面积为 2.69mm² 左右。和视盘的形状不一致，正常发育的视杯水平直径和垂直直径没有明显的差距。视杯的大小与视盘内神经纤维的大小、数量以及位置均有关系。进入视盘的轴突组织的大小比视盘本身的大小差异要小得多，所以视杯大小可以有很大的个体差异性。视盘为竖椭圆形结构，视杯更接近于横椭圆形，所以水平杯盘比

（cup-to-disc ratio，C/D）略大于垂直杯盘比（图 1-3）。这个特征在青光眼疾病的评估中很重要。正常杯盘比的变异度很大，可为0.0～0.9。

视盘大小在形态起源和病理发生评价方面均有重要意义，正常视盘参数见表 1-1。大的视盘一般伴随大的盘沿，大杯盘比，更多的视神经纤维和视网膜光感受器细胞以及更大的眼球。这些特征在高度近视眼中更常见。小的视盘恰好相反，伴有小杯盘比，更少的视神经纤维等。在弱视、斜视、视神经发育不全、假性视盘水肿和非动脉炎性前部缺血性视神经病变等疾病中小视盘更多见。

盘沿是视网膜和视神经纤维在视盘内的汇合，有重要的临床意义。盘沿面积和视盘面积、轴突数量相关，平均盘沿面积为0.80～4.66mm²。一般来说，盘沿在下方最宽，颞侧最窄。视神经纤维和视网膜光感受器细胞的数目和视盘、盘沿面积相关。大的视盘拥有较多的神经纤维，更多的神经纤维可能预示着更好的视力和色觉，和小的视盘相比，大的视盘可能发生青光眼的几率降低。

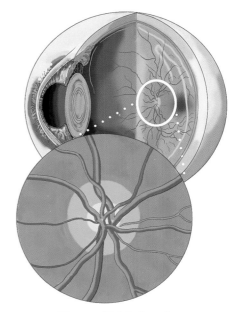

图 1-3 视盘解剖示意图

表 1-1 正常视盘参数

参数	均值±标准差	范围（mm）
视盘直径	1.47mm±1.89mm	
水平直径	1.76mm±0.31mm	0.91～2.61mm
垂直直径	1.92mm±0.29mm	0.96～2.91mm
视盘面积	2.69mm²±0.70mm²	0.80～5.54mm²
视杯直径		
水平直径	0.83mm±0.53mm	0.00～2.08mm
垂直直径	0.77mm±0.55mm	0.00～2.13mm
视杯面积	0.72mm²±0.70mm²	0.00～3.41mm²
盘沿面积	1.97mm²±0.50mm²	0.80～4.66mm²

二、视神经鞘膜

视神经鞘膜有 3 层，为 3 层脑膜的延伸。外层为硬脑膜（dura），中层为蛛网膜（arachnoid），内层为软脑膜（pia）。蛛网膜与硬脑膜之间的空隙为硬脑膜下腔，蛛网膜与软脑膜之间的空隙为蛛网膜下腔（subarachnoid space），与颅内的同名腔隙相连，腔内均有脑脊液流通。3 个脑膜层都是由成纤维细胞样细胞构成，但连接硬脑膜下腔和蛛网膜下腔的成纤维细胞和间皮细胞在超微结构上有所差异。脑膜层富含胶原和弹性蛋白。硬脑膜是一层厚纤维血管组织，于视神经管口处分为两层，外层覆盖在眶骨表面，形成眶骨膜；内层向前行至眼球后表面与巩膜融合。蛛网膜是松散的薄纤维血管组织，行至眼球内后，外层与巩膜融合，内层与脉络膜融合，使硬脑膜下腔和蛛网膜下腔均变为盲腔，盲端位于巩膜筛板处。当颅内压增高时，盲腔扩大，增高的脑脊液压力施压于视神经，导致视盘水肿。蛛网膜下腔空间有一个可感知的压力，正常值为 4～14mmHg。软脑膜的大部分纤维延续于巩膜，少部分纤维融入脉络膜和玻璃膜，是一层紧密的附着层，包绕视神经形成软膜隔膜，将神经节细胞轴突包绕成束。在视神经管中，有无数骨小梁连接硬脑膜，穿过蛛网膜和软脑膜，从而限制神经鞘在此区域的活动。

三、视神经的解剖

视路（visual pathway）包括 6 个部分，即视神经、视交叉（optic chiasm）、视束（optic tract）、外侧膝状体

(lateral geniculate body)、视放射(optic radiations)和枕叶皮质纹状区(图1-4)。视神经是视路的起始,由视网膜神经节细胞发出的轴突汇集而成,穿出巩膜筛板至视交叉(图1-5)。视神经全长约50mm,按解剖位置可分为球内段、眶内段、管内段、颅内段。

(一)球内段(intraocular portion)

指视盘(optic nerve head,optic papilla)以及检眼镜能观察到的视盘(optic disc),此段视神经最短,长约0.7~1.0mm。大多数正常视盘为一竖椭圆形结构,视杯在视盘的中央或稍偏颞侧的位置,环以粉色、环形的盘沿。球内段视神经粗细并不一致,与脉络膜的玻璃膜交界处最细,直径仅约1.0~1.5mm,筛板区后部的视神经纤维有髓鞘包绕,故直径增至3mm左右。

(二)眶内段(intraorbital portion)

自巩膜后孔处到眶尖处,该段视神经长约25~30mm,是4段中最长的一段。由于巩膜后孔距离眶尖只有15mm,所以眶内段视神经呈S形弯曲,前段向下方弯,后段向颞侧弯。此解剖特点有重要的临床意义,即视神经不会完全限制眼球的运动。当眼球转动时或眼球稍向前突出时,不会轻易损伤视神经纤维。在眶尖部,眼外肌总腱环(Zinn环)包绕视神经。上直肌、下直肌和内直肌的起始端和视神经鞘连接紧密,故球后视神经炎的患者会有眼球转动痛的症状。视神经和外直肌的间隙中有动眼神经、鼻睫神经和展神经等通过。

(三)管内段(intracanalicular portion)

由视神经管(optic canal)的眶口处至出视神经管进颅腔处,即视神经管内部分,此段长6~7mm。视神经管长5~12mm,位于眼眶鼻上部位,与上方的眶上裂相连。视神经管的内侧为蝶窦及后组筛窦,仅有菲薄的骨板隔开,所以此处视神经凸向蝶窦,也是鼻窦炎致球后视神经炎的解剖基础。视神经管的上方毗邻大脑额叶。眼动脉(ophthalmic artery,OA)经视神经管和视神经伴行入眶,在管内后段,于视神经下内侧经下方转至外侧,至眶内时,绕过其上方及内侧。视神经管较狭窄,管内占位性病变容易压迫视神经导致视力障碍;眶周的钝挫伤会造成视神经管的骨折以及视神经的挫伤,随之而来的水肿会导致进一步的缺血性损伤。

(四)颅内段(intracranial portion)

由视神经入颅腔处至视交叉,此段视神经长约10mm,但根据视交叉的位置长度会有所变化。视交叉本身的长度大约为8mm。颅内视神经位于蝶骨平面和蝶鞍之上,其上方为大脑额叶和嗅束,大脑前动脉和前交通动脉跨过视神经的上方,颈内动脉及眼动脉于视神经的下外侧进入视神经管,所以颈内动脉、眼动脉的动脉瘤或硬化将会压迫此段视神经导致视力损伤。下方为垂体腺,足够大的垂体瘤也会压迫视交叉导致压迫性视神经病变。

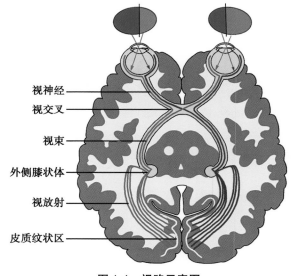

视神经
视交叉
视束
外侧膝状体
视放射
皮质纹状区

图1-4　视路示意图

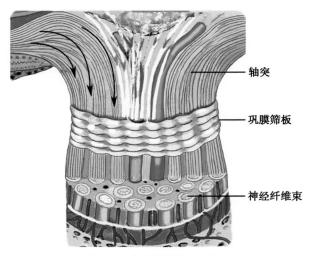

轴突
巩膜筛板
神经纤维束

图1-5　视神经解剖示意图

四、视盘的血液供应

（一）睫状后动脉

不同个体间睫状后动脉（posterior ciliary arteries，PCAs）的解剖、分布和血流模式各有差异，相对应的供应区域也不尽相同，这些将影响其对视盘的供血情况。

1. 睫状后动脉的解剖 眼眶血管铸型研究中发现眼动脉发出 1～5 支睫状后动脉。若有一支以上，其可能分布在颞侧、鼻侧或者上方，位于上方进入球内的 PCAs 较细且多变。在穿入巩膜前根据形态及供养范围 PCAs 分为两组：睫状后长动脉（long posterior ciliary arteries，LPCAs）和睫状后短动脉（short posterior ciliary arteries，SPCAs）。LPCAs 于鼻侧和颞侧各分出 1 支，供应虹膜、睫状体和周边脉络膜。SPCAs 在视盘附近分出约 20 个小分支，可分为 2 组：远端组和盘周组。远端组在 LPCAs 和盘周组之间进入眼内，盘周组在视神经周围进入眼内。视盘的血供主要来自盘周组睫状后短动脉。

2. 睫状后动脉血管床的分水岭 两支终末动脉供应区的交界处称为分水岭（watershed zones），其重要性在于当终末动脉血管床灌注压下降时，分水岭容易发生缺血性病变。睫状后动脉为终末血管，鼻侧 PCAs 供应鼻侧脉络膜至视盘鼻侧边缘，或者跨过视盘止于黄斑中心凹处。颞侧 PCAs 供应其余部分脉络膜。其供应区存在分水岭，常位于视盘周边或在视盘的不同区域。分水岭所占视盘面积越大，视野缺损越厉害。分水岭与视盘的位置关系是视盘缺血性疾病发生及严重程度的影响因素。

（二）Zinn-Haller 动脉环

1755 年，Haller 和 Zinn 相继报道了位于视盘周围巩膜内，由睫状后短动脉分支，视神经周围软膜动脉丛及视盘周围脉络膜动脉分支吻合构成的椭圆形动脉环，称为 Z-H 环。其分支向前到脉络膜，向后达视神经的软脑膜。不是所有的动脉吻合都形成完整的闭合环，即使是闭合环也存在狭窄区。在生理循环过程中，Z-H 环并没有闭合环的功能。所以在视盘缺血性疾病中，Z-H 环未起到旁路代偿作用。越来越多的研究表明 Z-H 环没有固定在巩膜，有一部分位于脉络膜，所以视盘筛板前区和筛板区的血供均有 Z-H 环的参与。

（三）视盘的动脉供应

视盘的动脉供应比较复杂，一直以来都是争论的焦点。组织切片和血管铸型的研究更好地提供了视盘血供的信息（图 1-6）。按其解剖部位可分为 4 个部分：

1. 神经纤维表层（surface nerve fiber layer） 位于视盘最前端，表面覆盖内界膜，与视网膜内界膜相延续。血供主要来自视网膜中央动脉（central retinal artery，CRA）衍生出的微动脉。视网膜中央动脉在视盘表面分支成视网膜小动脉，通过细小的毛细血管提供灌注。颞侧的神经纤维表层还可由供应筛板前区的睫状后动脉的分支提供血流。若存在睫状视网膜动脉（retinociliary artery）：从睫状后短动脉分出到达视盘或者视盘颞侧视网膜的小分支，供养从视盘颞侧分布到黄斑周围的区域。

2. 筛板前区（prelaminar region） 和脉络膜位于同一平面，由星形胶质细胞（astrocyte）组成疏松的网眼，血管位于该胶质隔间。由视盘周围脉络膜动脉的向心支供血。也有睫状后短动脉的分支以及 Z-H 环发出的分支供应部分区域。

3. 筛板区（lamina cribrosa） 与巩膜相连续，由致密的结缔组织构成。此区由睫状后短动脉直接发出向心支或由 Z-H 环向心支供应。

4. 筛板后区 位于筛板之后，此处神经纤维由软膜分隔成束，此区由软脑膜动脉的向心支和视网膜中央动脉离心支供应。主要供血来源为 Z-H 环发出的动脉返支及睫状后短动脉分支形成的软脑膜动脉，除此之外，眶内动脉的分支也可供应此区。不管是离心支还是向心支均分布在神经束间隔，使视盘成为一个典型的纤维血管组织。

综上所述，视盘的动脉供应主要是睫状后动脉循环，软膜血管和视网膜中央动脉也参与供血。不同个体之间的血管解剖各不相同，各个区的血液供应主要来源也有所区别。例如，有些个体筛板后区完全由睫状后动脉循环供血，而另外的有视网膜中央动脉的参与。

视盘的血液灌注压的情况将直接关系到视盘的血供状况。视盘的灌注压（pour pressure）和眼内压成反比，与血压成正比。视盘筛板前区的毛细血管与视网膜毛细血管相比，是一个低压系统，眼内压的升高容易压迫该区的纤维血管。筛板区是最易发生缺血的部位，一是由于睫状血管进入视神经时已很细小，二是在筛板处，毛细血管位于坚韧的纤维隔中间，随着年龄的增长，血管逐渐硬化，弹性减退，易产生缺血。另外在视网膜血管供应区与睫状血管供应区之间有一交界处，这一交界处也容易发生缺血。

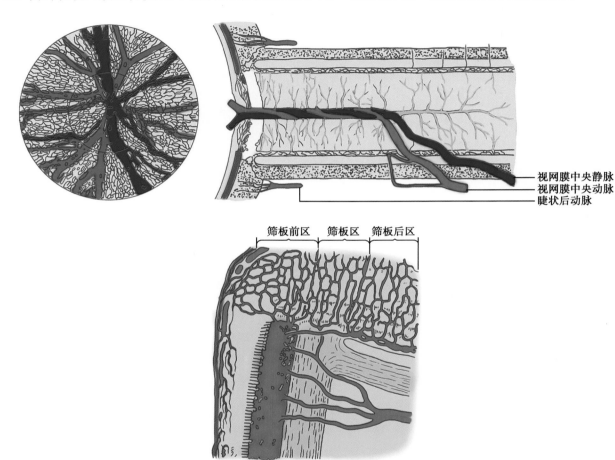

图1-6 视盘的血液供应

（四）视盘的静脉回流

视盘的静脉回流主要通过视网膜中央静脉（central retinal vein，CRV）。神经纤维表层通过视盘表面的毛细血管床直接回流入CRV。筛板前区经由CRV或通过视盘周围的脉络膜静脉经涡静脉回流。此条通路即为视网膜睫状旁路，在筛板后区视网膜中央静脉阻塞的情况下，可发挥代偿作用。筛板区和筛板后区直接或经软膜静脉间接回流入视网膜中央静脉。

五、视神经的纤维排列

视神经是由神经纤维组成的，每条视神经含有大约120万条神经纤维，神经纤维有序的分布排列在视神经整个走行过程。

（一）视网膜和视盘内神经纤维走行

视盘由内到外分为3个部分，即筛板前区、筛板区和筛板后区。筛板前区处，视网膜神经节细胞轴突汇聚并旋转90°形成视神经，此处神经纤维无髓鞘，神经束由星形胶质细胞束分隔。之后为筛板区，可分为脉络膜筛板和巩膜筛板两部分。巩膜筛板由大约10层胶原结缔组织板组成，这些板样结构横穿巩膜管，每层组织板均含有数百个孔洞，各层板上的孔洞排列成一线构成视神经离开眼球的通道。神经节细胞的轴突集合成约500束纤维束穿过筛板。筛板后为筛板后区，神经纤维被髓鞘包绕，此区神经束被含在数日内丧失视力。视神经炎的视野改变与神经纤维的受累部位有关：炎症侵犯视盘黄斑束时，视野可出现中心或旁中心暗点；当周边部视网膜的神经纤维受到侵犯时，视野以向心性缩小为主。视盘炎时，眼底改变比较明显，易于诊断。两种类型的视神经炎在晚期均可出现神经萎缩。VEP可提供关于轴突数量和髓鞘状态的信息，脱髓鞘时VEP的潜伏期延长，轴突受损时振幅下降。在急性发作期P100潜伏期延长，振幅降低，在极期VEP可暂时消失，在好转期振幅可逐渐上升，并可恢复到正常值。

缺血性视神经病变：开始只影响图像的VEP振幅，以后可使潜伏期延迟，以大方格明显。

多发性硬化：潜伏期延长，振幅降低或正常，疾病缓解时VEP改善。

烟草、酒精弱视：由烟草、酒精所致视神经轴突萎缩，故振幅降低，因同时有脱髓鞘病变，致潜伏期延长。

视神经挫伤或断裂：视网膜电图表现正常，但是闪光VEP的振幅可表现出不同程度的降低甚至波形完全消失。

青光眼：青光眼在未损及视神经前闪光VEP是"正常"的。由于青光眼视野的最早损害是位于周边部，所以在很长一段时间里图形VEP是正常的，当损及中央视野时图形VEP的振幅才开始降低。

总之，视觉电生理检查是一种无创伤性的视觉功能的客观检查方法，它不仅适合于一般的患者，更适合于不能做心理物理检查的患者，如婴幼儿、智力低下者或伪盲者；另对屈光间质混浊，看不到眼底者，其可克服混浊的障碍，测定到视功能，如白内障、玻璃体混浊。视网膜脱离术前的视觉电生理检查可帮助预测术后视力恢复情况。此外，如将视觉电生理检查方法联合应用，可对整个视觉系统疾患进行分层定位诊断，从功能上对视觉系统进行断层扫描。因而，视觉电生理检查在眼科临床已越来越广泛地被使用。

第四节　影像学检查

一、眼部超声检查

超声波是一种频率高于20 000Hz的声波，它的方向性好，穿透能力强，因其频率下限大于人的听觉上限而得名。超声传播经过两种相邻介质，声阻抗存在差异时，在界面发生反射，反射回来的声波叫回声，回声强度与声阻抗差异成正比。回声经过处理形成的图像，叫做回声图或超声图。

超声检查，就是通过超声波照射到身体组织上，将组织的反射波进行图像化处理，判断组织器官是否有异常的一种检查方法。眼部超声检查已成为许多眼病必不可少的诊断手段之一，因具有无痛、无损伤、经济等特点而广泛应用于临床，其最大特点是在屈光间质不清的情况下也能为临床医师提供清晰的眼内组织影像。超声技术发展很快，由一维的A超，到二维的B超，现已有三维超声眼部成像，另外还有彩色多普勒成像（color doppler image，CDI）及超声生物显微镜（ultrasound biomicroscope，UBM）等。

（一）A型超声

通过一束超声探测组织每个声学界面的回声，按回声返回探头时间顺序排列在基线上，根据反射的强弱，以波的形式，构成一个一维图像，由于只有一束超声，所获得的组织信息量较少，在视盘视神经相关疾病中较少应用，优点是测距精确，常用于眼轴的测量。

（二）B型超声

通过扇形或线阵扫描，将界面反射回声转为大小不等，亮度不同的光点形式显示，光点明暗代表回声强弱，回声形成的众多光点在示波屏上构成一幅局部组织的二维声学切面图像。实时动态扫描可提供病灶的位置、大小、形态及与周围组织的关系，对所探测病变获得直观、实际的印象。眼科专用B超多用扇形扫描B超，由于其标准探头频率为10Hz，其呈像最清楚的范围是24~25mm，也就是眼球的后壁处，所以视盘能清晰的成像。在临床医师由于各种原因，不能直接看到眼底的情况下，眼部B超检查仍能给临床医师提供非常清晰、直观的影像学资料。

常见视盘，视神经相关疾病B超检查表现：

1. 视神经乳头炎和视盘水肿　声像图表现：①视盘向前隆起，前缘界面回声位于玻璃体后部，视盘水肿多为双侧；②视神经轻度增粗；③视盘炎可见三角形暗区内回声增高；④视盘水肿，声像图可见神经鞘间隙增宽。

2．视神经肿瘤

（1）视神经胶质瘤多发生于青少年，视神经内胶质细胞增生，视力减退，眼球突出，视盘水肿或萎缩。声像图所见为视神经梭形或椭圆形肿大，与视盘连续，边界清楚，内回声较少，较弱。

（2）脑膜瘤是视神经周围脑膜细胞增生形成的良性肿瘤。临床表现与视神经胶质瘤类同，眼球突出，视力减退，视盘水肿，但多发生于成年人。声像图特征：①视神经增粗，前部出现回声斑或脂肪垫内三角形无回声区前角增宽；②缺乏内回声或仅前部少量光点；③声衰显著，后界不能显示。

（三）彩色超声多普勒成像（color doppler imaging，CDI）

彩色超声多普勒成像重要性在于其能无创、实时地提供有关血流的信息，而这是 X 线、核医学、CT、MRI 以及 PET 等所做不到的。当超声探头与被检测界面间有相对运动时，产生频移，这种现象称多普勒效应。CDI 是利用多普勒原理，将血流特征以彩色的形式叠加在 B 型超声灰阶图上，这种 B 型和多普勒系统的结合能更精确地定位任一特定的血管，以红色表示血流流向探头（常为动脉），背向探头的血流为蓝色（常为静脉）。以血流彩色作为指示，定位、取样及定量分析，可检测相应血管的血流量和速度。

彩色超声多普勒成像检查中，在视神经距眼后极部 10～15mm 处（眼动脉弯），可见眼动脉鲜红色流束，球后 3～5mm 视神经暗区两侧可探测到颞侧及鼻侧睫状后动脉血流信号。其中睫状后动脉是视盘筛板区和筛板前区唯一的、筛板后区主要的血液来源，对视盘及部分筛板后视神经的血液供应具有极为重要的影响。前部缺血性视神经病变既是供应筛板区的睫状后血管的小分支发生缺血，致使视盘发生局部梗死。因此任何原因导致视盘睫状后动脉供血不足均可能产生此病。一旦睫状后动脉血流速度减慢，灌注压下降，筛板前和筛板区视神经血液供应减少，导致其结构变化和功能不良，就极易发生前部视神经缺血。尽早检测球后血管的血流变化对前部缺血性视神经病患者患眼的治疗和对侧健眼的早期预防都有重要的指导意义。

彩色多普勒技术对颈动脉血流检查的准确率可达 95%～97%。颈动脉是向大脑和眼部供血的重要动脉，前部缺血性视神经病变的病因与颈动脉狭窄有重要的关系，因此检测颈动脉及其血流对前部缺血性视神经病变的诊断及指导治疗亦有特殊意义。

二、眼底血管造影

眼底血管造影是将造影剂从肘静脉注入人体，利用特定滤光片的眼底照相机拍摄眼底血管及其灌注的过程。它可分为荧光素眼底血管造影（fundus fluorescence angiography，FFA）及吲哚青绿血管造影（indocyanine green angiography，ICGA）两种，前者是以荧光素钠为造影剂，主要反映视网膜血管的情况，是常用、基本的眼底血管造影方法；后者以吲哚青绿为造影剂，反映脉络膜血管的情况，辅助前者发现早期的脉络膜新生血管、渗漏等，因为 FFA 出现脉络膜血管影像的时间仅几秒，很快被视网膜血管影像所遮盖。

眼底血管造影将从检眼镜下形态学的静态观察转变为循环动力学的动态研究，能清晰地表示出微循环的细微结构，直到毛细血管的水平。它能完整地系统地以动态说明活体循环的正常或异常状态，并能连续快速摄影加以记录。

（一）眼底荧光造影

臂 - 视网膜循环时间是指荧光素经肘前静脉注入后，随静脉血回流到右心，再通过肺循环至左心，最后经主动脉、颈动脉、眼动脉而到达视网膜中央动脉的时间。正常人臂 - 视网膜循环时间大约在 10～15 秒之间，两眼间差异为 1 秒则为异常。

荧光素眼底血管造影的分期：

动脉前期或脉络膜循环期：视盘早期荧光至动脉层流出现，是视网膜中央动脉尚未充盈之前的阶段。此期可见脉络膜地图状荧光、视盘朦胧荧光或睫状视网膜动脉充盈。大约 0.5～1.5 秒。

动脉期：从动脉层流到动脉充盈。大约 1～1.5 秒。

A、早期动脉期：一、二支主干充盈。

B、动脉期：动脉主干全部充盈。

动静脉期：动脉全部充盈至静脉层流出现。

静脉期：指任何一支静脉出现层流到静脉充盈再到荧光减弱。

A、早期静脉期：刚一支静脉出现层流。

B、静脉期：各静脉主干都充盈。

眼底荧光造影晚期：注射荧光素钠大约5～10分钟后，荧光素血流从视网膜血管消退，视网膜血管内的荧光明显减弱甚至消失，只能看到微弱的脉络膜背景荧光。

FFA异常眼底荧光形态：

1．强荧光

（1）透见荧光：又称窗样缺损发生在RPE有缺损时。这使得后极部脉络膜荧光可以看到。它常见于视网膜色素上皮萎缩和先天性色素上皮减少。特点：①在荧光造影早期出现，与脉络膜荧光同步出现，造影期间随脉络膜荧光（或背景荧光）增强而增强，减弱而减弱。②在造影晚期其荧光的形态和大小无变化。

（2）异常血管及其吻合：如血管迂曲扩张、微动脉瘤，常见的有视网膜静脉阻塞、糖尿病视网膜病变、视网膜前膜、先天性血管扩张、视盘水肿、视盘炎等。

（3）新生血管：可发生在视网膜、视网膜下或视盘上，并可进入玻璃体内。新生血管可引起荧光素渗漏。视网膜新生血管主要由视网膜缺血所致，最常见于糖尿病视网膜病变、视网膜静脉阻塞、视网膜静脉周围炎等，有些病变可引起脉络膜新生血管，例如年龄相关性黄斑变性。

（4）视网膜渗漏：由于视网膜血管内皮和色素上皮屏障受到破坏、染料渗入到组织间隙的结果。特点是出现在造影晚期，黄斑血管渗漏常表现为囊样水肿。

（5）脉络膜渗漏：分为池样充盈和组织染色。①池样充盈（pooling）又称为积存，荧光形态和亮度随时间的进展愈来愈大，愈来愈强，荧光维持时间达数小时之久。荧光素积聚在视网膜感觉层下（边境不清）与色素上皮层下（边界清）。②组织染色（staining），指视网膜下异常结构或物质可因脉络膜渗漏而染色，以致形成晚期强荧光，如玻璃膜疣染色，黄斑瘢痕染色。

2．弱荧光

（1）荧光遮蔽：正常情况下应显示荧光的部位，由于其上存在混浊物质，如血液、色素，使荧光明显减弱或消失。

（2）血管充盈缺损：由于血管阻塞、血管内无荧光充盈所致的低荧光。如无脉病、颈动脉狭窄、眼动脉或视网膜中央动脉阻塞。视网膜静脉病变可致静脉充盈不良。如果毛细血管闭塞可形成大片无荧光的暗区，称为无灌注区，常见于糖尿病视网膜病变、视网膜静脉阻塞后等，部分前部缺血性视神经病变的患者，在视盘上可因供应视盘的小血管缺血而形成早期充盈缺损。

（二）吲哚青绿血管造影

由于脉络膜血管被视网膜色素上皮色素及脉络膜本身的色素阻挡，很难像视网膜血管那样容易被观察到。为了能在活体上更好地观察到脉络膜血管构筑，早在1969年国外就有学者采用吲哚青绿（indocyanine green，ICG）及红外光对狗和猴子进行脉络膜血管造影的研究，随后又在人身上进行了系列研究。但由于脉络膜血管构筑的复杂性及ICG的荧光效率较低（比荧光素弱25倍），很难采用像FFA那样的记录方法来清晰有效地记录到脉络膜的循环状况。直到20世纪80年代，随着激光扫描检眼镜（scanning laser ophthalmoscope，SLO）的发明和完善，使吲哚青绿血管造影（indocyanine green angiography，ICGA）成为可能。目前，ICGA对脉络膜新生血管和息肉状脉络膜血管病变（PCV）的诊断更加精准，作为FFA的一种补充技术，已在世界各地较普遍开展起来。

激光扫描检眼镜吲哚青绿造影使用数字化图像存取，但在照明系统和光学特性上，远远不同于数字图像加眼底照相机系统。SLO用相应波长的激光束经一系列组合透镜聚焦在视网膜上一点，然后返回探测器，垂直和水平方向扫描光束合成一扫描光栅，而不是将整个检查的视网膜区域均照亮。通过激光束的扫描采集大量数据，经过计算机处理及分析，形成数字图像。与传统的摄像系统相比，共焦激光扫描系统具有以下优点：①低曝光强度：激发荧光素需要一个比较窄的波长，激光的波长容易集中在一个特定的波长上，因此，使用激光进行激发是最高效的，共焦激光扫描血管造影的视网膜的曝光量，只为光学照相机曝光量的 1%。②连续摄像：激光扫描系统允许每秒 20 帧以上的连续摄像，能够动态地研究眼底循环，特别易于观察早期的图像。③同时进行 FFA 和 ICGA：HRA 的激光扫描技术允许同时摄取 FFA 和 ICGA 图像。④高对比度：共焦光学的设计有效阻止了离焦组织发出的光线，导致了图像的高对比度。⑤三维图像的信息：共焦光学的另一个优点，是摄取的图像具有三维的分辨率。随着焦平面的向后切换，视网膜血管变得不可见，脉络膜血管变得可见。⑥高质量的晚期图像：高度敏感度的探测器，特别适合于晚期图像摄取和分析，根本不需要二次注射造影剂。⑦广角的图像：通过内在图像处理功能，非常容易合成广角的图像。⑧小瞳孔下摄像：由于是扫描激光束，能够通过小瞳孔或者没有散大的瞳孔甚至屈光间质混浊下造影摄取图像。⑨景深大，从虹膜到视网膜均可聚焦，获得清晰图像。

视盘相关疾病中眼底荧光造影的表现：

视盘水肿造影早期可见视盘的毛细血管扩张，造影晚期，扩张的血管有渗漏，渗漏荧光超越了视盘边界造成视盘边缘的模糊荧光。缺血性视盘病变表现为早期视盘局限性充盈迟缓，晚期视盘呈强荧光渗漏。视盘的新生血管及视盘血管瘤在 FFA 中可以清晰地显示，视盘玻璃膜疣显示自发荧光，荧光强度不规则，晚期因染色而显示强荧光。

三、相干光断层扫描技术

相干光断层扫描技术（optical coherence tomography，OCT）是近二十年来迅速发展起来的一种成像技术，它利用弱相干光干涉仪的基本原理，检测生物组织不同深度层面对入射弱相干光的背向反射或几次散射信号，通过扫描，可得到生物组织二维或三维结构图像。由于眼的透明光学特性，OCT 技术发明后，第一个临床应用领域就是眼科（图 2-8）。

OCT 可进行活体眼组织非接触式、非侵入性断层成像。现在的 OCT 分辨率可达微米级别，得到与组织显微镜相似的切面图像，在眼内疾病尤其是视网膜、视盘疾病的诊断、随访观察及治疗效果评价等方面已经成为不可或缺的检查方法。

OCT 是利用近红外光线及光学干涉原理对生物组织进行成像。OCT 成像的原理简单地说就是将光源发出的光线分成两束，一束发射到被测组织，这段光束被称为信号臂，另一束到参照反光镜，称为参考臂。然后把从组织（信号臂）和从反光镜（参考臂）反射回来的两束光信号叠加，在信号臂和参考臂的长度一致时，就会发生干涉。由于干涉只发生在信号臂和参考臂长度相同时，所以改变反光镜的位置，就改变了参考臂的长度，则可以得到不同深度的组织的信号。这些干涉信号经过计算机处理便可得到组织断层图像，并以伪彩图或灰度图的形式显示组织的断面结构。

目前 OCT 分为两大类：时域 OCT 和频域 OCT。时域 OCT 是把在同一时间从组织中反射回来的光信号与参照反光镜反射回来的光信号叠加、干涉，然后成像，不同扫描深度是通过参照反光镜的纵向移动来实现的。频域 OCT 的特点是参照反光镜固定不动，通过改变光源光波的频率来实现信号的干涉，采用频域技术的 OCT 仅需要横向扫描，纵向扫描由背向散射光谱的傅里叶逆变换获，使得频域 OCT 技术比起时域来说能使系统改善灵敏度的同时显著地提高了采样速度，从而降低图像运动伪影，在减少检查时间的同时获得海量的检测数据。

在检查时，OCT 探头发出的光束是近红外光，因此患者看不到光束，检查过程中患者没有不适感，耐受性较好。仪器还有眼底同步摄像，可实时观察到断层扫描的眼底部分，操作者可根据需要选择相应的检查部位，并通过计算机选择合适的扫描模式。

OCT 图像可用伪彩及灰度图显示，伪彩图中红白色表示最强反光，代表对光的反射或反向散射较高的区域；以蓝黑色表示最弱反光，代表对光的反射性弱的区域。正常视网膜组织的强反射包括神经纤维层（RNFL）、光感受器椭圆体带及视网膜色素上皮（RPE）与脉络膜毛细血管复合体等；中反射主要为丛状层等；弱反射包括双极细胞层等核层和视细胞层。

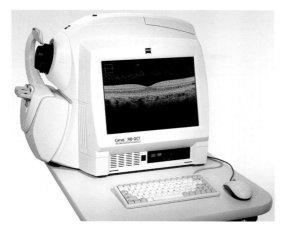
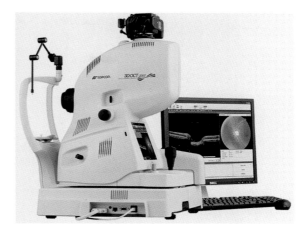
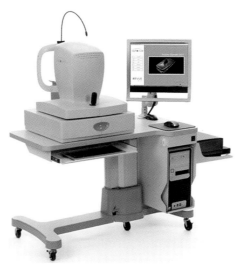

图 2-8　三种常用 OCT 仪

伪彩色图中视网膜前后界为红色强反射层,分别代表 RNFL 和 RPE 及脉络膜毛细血管层。玻璃体视网膜交界面是无反射性的玻璃体暗区,与强反射性的视网膜表面形成鲜明对比,界限分明。RPE 与脉络膜毛细血管层均为红色强反射,两层反射接近难以区分。中等反射来自内外丛状层,而内外核层和光感受器内外节为最弱反射。视网膜大血管表现为视网膜深层的暗影。入射信号经过视网膜后显著衰减,脉络膜毛细血管层之后的深层脉络膜和巩膜返回较弱的散射,表现为蓝色和黑色弱反射区,大的脉络膜血管呈暗的管腔。

灰度图中,灰阶代表了由最暗到最亮之间不同亮度的层次级别。这中间层级越多,所能够呈现的画面效果也就越细腻。伪彩色图像需要表现很多色彩的颜色过渡,因此灰度图的黑白图像看起来要比彩色图像更细腻,更能清晰分辨细节(图 2-9)。

OCT 可对神经纤维层的厚度作出精确的测量,分辨率达 5～10μm,且可重复性好,甚至可以先于视野的变化而发现视神经纤维层厚度的改变。OCT 使定性的视网膜神经纤维观察变为定量测定,能更早期地发现 RNFL 的损害,结合视野检查和眼底立体照相能够更早地对青光眼作出正确的诊断和评价。

OCT 所作视盘与视网膜神经纤维层的横断切面图,在视神经疾病的诊断方面是非常有价值的。当发生视盘炎、葡萄膜大脑炎或颅内肿瘤、颅内高压导致视盘水肿时,正常视盘断层图像发生改变:轻度视盘水肿表现为视盘边缘隆起,仍可见生理凹陷,但较陡峭;重度视盘水肿时整个视盘呈高度隆起,生理性凹陷消失,也呈隆起状。前段缺血性视神经病变则可观察到局限的视盘水肿。先天性视盘小凹 OCT 图像可表现为视盘局部深凹陷或局部筛板组织缺失,往往出现于颞下方,颞侧视盘周围至黄斑区见视网膜劈裂伴或不伴视网膜神经上皮层脱离。

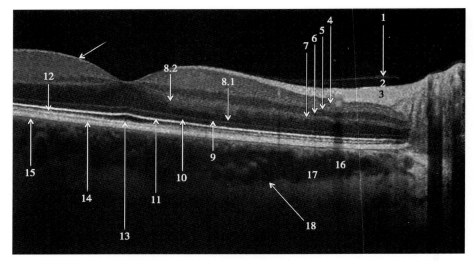

图 2-9　OCT 国际命名委员会（2014）采用的对正常视网膜 SD-OCT 各层的命名（使用仪器：Zeiss Cirrus）
1. 玻璃体后皮质　2. 网膜前空隙　3. 视神经纤维层　4. 神经节细胞层　5. 内丛状层　6. 内核层　7. 外丛状层　8.1. 外核层　8.2. Henle 纤维层　9. 外界膜层　10. 光感受器肌样体带　11. 光感受器椭圆体带　12. 光感受器外节层　13. 视锥细胞色素上皮细胞嵌合带　14. RPE/Bruch 膜复合体层　15. 脉络膜毛细血管层　16. Sattler 层　17. Haller 层　18. 脉络膜巩膜连接层

眼科相干光断层成像现在已经发展到高速、三维视网膜成像，功能的成像及使用不同波长范围的光源增强穿透力至脉络膜成像等。最新的 Optovue 公司生产的 Angiovue™ OCT 仪利用多普勒 OCT 技术，通过高速扫描同一位置的视网膜血管，产生近似彩色多普勒样的视网膜及视盘血管血流图，并以三维的形式显示出来，使不需要造影剂就可以监测血管内的血流情况成为可能。

四、共焦激光眼底扫描系统（confocal scanning laser ophthalmoscope，CSLO）

共焦激光眼底扫描系统是继检眼镜、眼底照相机、激光扫描检镜后的最先进的眼底检查系统。该系统将共焦技术应用于眼底检查，从而得到清晰度极高的眼底图像。现在市面上常见的共焦激光眼底扫描系统主要由德国海德堡公司生产。其中眼底自发荧光功能一般跟眼底造影或 OCT 相整合。

它主要包括以下 4 种产品：

（1）视网膜—脉络膜血管造影（Heidelberg retina angiograph，HRA）

（2）视网膜断层扫描（Heidelberg retina tomography，HRT）

（3）视网膜多普勒血流分析（Heidelberg retina flowmeter，HRF）

（4）眼底自发荧光（fundus autofluorescence，FAF）

（一）视网膜—脉络膜血管造影（HRA）

该系统采用以下几个波长的激光：488nm 蓝光用于荧光素眼底血管造影（fundus fluorescein angiography，FFA）；795nm 红外光用于脉络膜血管造影（indocyanine green angiography，ICGA）；830nm 的激光用于拍摄普通眼底像；514nm 绿光用于拍摄无赤光眼底像。该系统可单独进行荧光素眼底血管造影或脉络膜血管造影，亦可两者同步进行。与普通血管造影相比，同步血管造影减少了时间消耗，对患者只需要一次注射，对造影结果解释分析更加容易。拍摄的图像由计算机经过数字化处理后，随时贮存在计算机硬盘上。造影完毕后，在计算机上对图像进行处理后，由激光打印机打印结果，不需冲洗胶片（图 2-10）。处理打印后，可将资料、图像贮存到磁光盘上进行保存，并随时可调入进行查看。

（二）视网膜断层扫描（Heidelberg retina tomography，HRT）

视网膜断层扫描（HRT），是用来获取和分析眼后段三维地形图的共焦激光扫描系统。该仪器能够得到视盘的三维定量描述及其随时间的变化，其最重要的常规临床应用是检查视神经的青光眼损伤以及青光眼的进展。

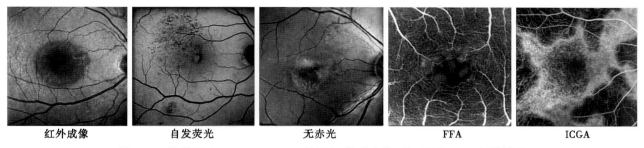

| 红外成像 | 自发荧光 | 无赤光 | FFA | ICGA |

图 2-10　海德堡 Spectralis HRA2 系统可五模式成像，并可整合 OCT 扫描模式

为了获取眼后段的数码共焦图像，激光光束聚焦在视网膜，并且由扫描镜的偏转扫描得到视网膜的二维区域图像。每一点的反射光由光敏探测器来探测，在共焦光学系统中，如果光是由设定的聚焦面反射回来的，它就能到达探测器被检测到，而聚焦面外部的漫反射光则被高度抑制。由于这个原因，二维共焦图像可以认为是焦平面处被检查目标的光学剖面图像。如果能够获得不同位置的一系列光学焦平面剖面图像，就可组合得到一个层状三维图像。这种类型的三维图像获取方式被称为激光断层扫描。根据三维图像光轴上反射光能量的分布情况，每一点的视网膜表面的高度被计算出来，得到高度值的列表，也以地形图的形式显示。地形图包括了视网膜表面空间形状的所有信息，用以对视网膜地形进行定量描述。

HRT 的扫描激光源是 670nm 的二极管激光发生器。三维图像是由一系列 16～64 幅的连续等距（1/16mm）的二维光学剖面图构成，每幅二维图像都包括了 384×384 的像素。扫描区域为 15°×15°，扫描深度为 1～4mm，检查时无需散瞳。由不同深度扫描图像计算出地形图，每点的高度测量值的精度大约是 20μm。HRT 的操作软件提供了对视盘的三维地形图定量描述和评价的功能，并且可用于地形图变化的定量分析。

HRT 有丰富的量化评价手段，可以精确地给出视盘及其周围区域视神经纤维层相关的参数，其中包括视盘面积，视杯面积，盘沿面积，杯盘比，盘沿视盘比，视杯体积，盘沿体积，平均视杯深度，视杯形态学测量，视盘轮廓线高度变化量，平均视神经纤维层厚度，视神经纤维层截面面积，线性杯盘比，最高视盘轮廓线高度，最低视盘轮廓线高度等参数，所有这些参数均与正常人、疑似青光眼患者和青光眼患者数据库相对照，通过 Moorfields 回归分析（MRA，Moorfields regression analysis），让被检者与标准数据库进行比较，以评价被检者盘沿面积正常与否，还可以通过 GPS 程序给出青光眼可能性评分。

HRT 并非完全自动化的检查，在完成眼底扫描以后需要手动确定视盘的边界，这就产生了主观因素的影响。尽可能准确地描绘视盘边界才能保证结果的准确性。HRT 考虑到了这一点，在随访检查中系统会自动套用第一次的视盘边界，这样就降低了对描绘视盘边界的要求，减少了因为手动描绘视盘边界带来的误差。对青光眼患者或可疑青光眼患者的随诊，HRT 提供了各参数的随访分析（progression analysis），可以清楚地显示各参数的变化趋势。包括 TCA（topographic change analysis，地形图变化几率分析）及 TA（trend analysis）参数变化随访（图 2-11）。对于开角型青光眼的早期诊断及随访有非常重要的意义。

（三）共焦激光多普勒视网膜血流分析（HRF）

在血流多普勒领域，该系统是目前唯一的激光多普勒血流计，非侵入性地得到眼底视网膜或视盘的二维血流灌注图。该系统使用波长为 780nm 的红外光激光，得到二维血流灌注图，将眼底血管与毛细血管网的血流情况可视化，对各点可分析血细胞的数量、流量及速度。

（四）眼底自发荧光（FAF）

眼底自发荧光影像是近二十年来开展的一项技术。其检测设备主要有两种，一部分基于共焦激光扫描检查（CSLO），另一部分基于改良型眼底照相机。CSLO 的优势是所产生的图像质量非常高，并可直接聚焦于感兴趣的靶组织上。现在临床大部分是用 CSLO 采集眼底自发荧光图像。它能够反映视网膜色素上皮（RPE）细胞的功能，也可以作为临床上 RPE 细胞代谢活力的一个指标。动态观察年龄相关性黄斑变性，视网膜色素变性，遗传学性黄斑变性等疾病眼底自发荧光，可以监测病情的进展，判断疾病预后。视盘玻璃膜疣显现高荧光，可以与视盘水肿的相鉴别。

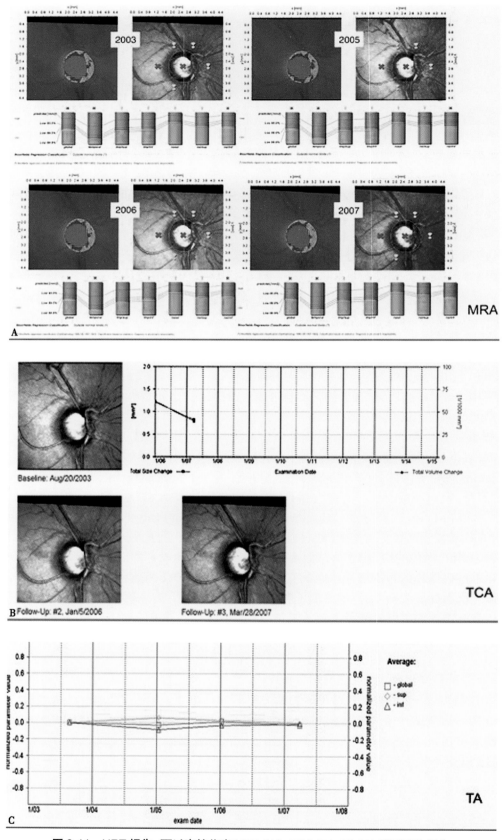

图 2-11　HRT 报告，可以直接作出 MRA（A），TCA（B），TA（C）的图形化报告

五、电子计算机断层扫描（computer tomography，CT）

CT 利用电离射线和计算机的辅助形成多个横断面的影像。可用于观察软组织或骨性结构。每次扫描的层厚通常为 1～2mm。通过静脉注射含碘造影剂，可使病变密度增强，进行增强 CT 扫描。这是因为病变破坏血-组织屏障，造影剂渗出较正常组织为多，且血液内也保持一定量的造影剂的缘故。增强扫描使病变与正常组织对比更为清楚，对一些病变更有鉴别诊断作用。CT 扫描适应证：①可疑眼内肿瘤；②眼眶病变包括肿瘤、急慢性炎症及血管畸形等；③眼外伤眶骨骨折，眼内、眶内异物，无论金属和非金属异物均可显示和定位；④不明原因的视力障碍，视野缺损等探查视神经和颅内占位性病变。

CT 检查方法：眼眶 CT 检查需要同时进行横断面和冠状面扫描，为避免病变与骨骼重叠，必要时辅以矢状面扫描。对眶壁骨折观察一般选用骨算法重建的骨窗，并在骨折层面重建软组织窗；对软组织结构观察多采用软组织窗扫描，在病变层面重建骨窗。对视神经管检查采用骨窗扫描。多层螺旋 CT 检查采集的多为容积数据，可进行冠状位、矢状位重建，进行多方位观察，但大于 3mm 厚度进行重建则图像会失真。

PET-CT 将 PET 与 CT 完美融为一体，由 PET 提供病灶详尽的功能与代谢等分子信息，而 CT 提供病灶的精确解剖定位，一次显像可获得全身各方位的断层图像，具有灵敏、准确、特异及定位精确等特点，可一目了然地了解全身整体状况，达到早期发现病灶和诊断疾病的目的。

六、磁共振成像（magnetic resonance image，MRI）

MRI 是利用人体内氢原子中的质子在强磁场内被相适应频率的射频脉冲激发，质子吸收能量产生共振，射频脉冲终止后质子恢复原态时释放出能量，即 MR 信号，通过接收线圈，接收并经计算机转换成 MRI 图像。图像为灰阶二维图像，亮白色为高信号，暗黑色为低信号。T_1 加权成像（T_1WI）是指这种成像方法重点突出组织纵向弛豫差别，而尽量减少组织其他特性如横向弛豫对图像的影响；T_2 加权成像（T_2WI）重点突出组织的横向弛豫差别。

（一）MRI 基本检查方法

采用颅脑线圈或眼球表面线圈。眼球的病变可使用眼球表面线圈。眼球表面线圈检查野小，信噪比高，图像分辨率高，显示解剖细节更清楚，但对眼球运动敏感，尤其 T_2WI 有较多的移动伪影。眼眶及球后病变使用头颅线圈，头颅线圈视野大，有利于了解病变部位和邻近结构的关系，尤其对颅眶沟通性病变更有独特价值。眼部 MRI 扫描采用横断面、冠状面及斜矢状面，基线同 CT 扫描基线。通常在横断面进行 T_1WI 和 T_2WI 扫描，其余断面进行 T_1WI 扫描。增强扫描及动态增强为眼眶病变的常规检查技术。MRI 增强造影剂采用 Gd-DTPA 0.1mmol/kg。通常选取病变显示最大断面进行动态增强扫描，随后常规采用 SE 序列 T_1WI 对三个断面进行扫描，可根据情况选择病变显示最清晰断面加做脂肪抑制扫描。静脉注射 Gd-DTPA 增强扫描和使用脂肪抑制技术能提高肿瘤与周围组织的对比度而使病变显示清晰。

（二）适应证

凡需借助影像显示的各种眼球、眼眶病变（金属异物除外）均为 MRI 的适应证。包括：①眼内肿瘤的诊断和鉴别诊断；②眶内肿瘤，尤其是眶尖小肿瘤、视神经肿瘤，显示视神经管内、颅内段肿瘤侵犯 MRI 优于 CT；③眶内急性、慢性炎症；④眶内血管畸形；⑤慢性眶外伤；⑥眶内肿物颅内蔓延及眶周肿物眶内侵犯者；⑦某些神经眼科疾病。

视神经胶质瘤在 T_1WI 上肿瘤区发出如同玻璃体样的低信号，明显低于眶内脂肪，而 T_2WI 像肿瘤信号增强，接近于眶脂肪信号强度。由于在 MRI 上，骨骼为无信号区，因而特别适用于揭示视神经肿瘤及视神经管内和颅内蔓延。对于恶性肿瘤眶外蔓延的显示，也明显优于 CT。

（三）禁忌证

临床 MRI 尚未发现对人体危害，但体内有磁性金属异物，包括球内异物，起搏器，人工心脏瓣膜，人工关节，内耳植入金属假体，骨钉以及动脉瘤夹等，应禁用 MRI。因这些磁性物质在强磁场内可以移位，危害人体。另外 MRI 很难显示骨变化，故骨折和钙化斑，选择 CT 而不采用这一方法。

（计江东）

参 考 文 献

1. 刘家琦. 实用眼科学. 第 2 版. 北京：人民卫生出版社，1984.

2. 李凤鸣. 中华眼科学. 北京：人民卫生出版社，2005，2，

3. 赵堪兴，杨培增. 眼科学. 第 7 版. 北京：人民卫生出版社，2008.6.

4. 袁援生. 现代临床视野检测. 北京：人民卫生出版社，1999，6.

5. 李岩，汤欣，王兰惠. 短波长自动视野检查与标准自动视野检查的对比分析. 中国实用眼科杂志，2012，30（9）：780-783.

6. Ferrems A. Polo V. Larrosa JM. et al. Can Frequency-doubling Technology and short wave length automated perimetries detect visual field defects before standard automated perimetry in Patients with preperimetric glaucom. J Glaucoma，2007，16，（4）：372-383.

7. Wall M，Neahring RK，Woodward KR，et al. Sensitivity and specificity of frequency doubling perimetry in neuro-ophthalaie disorders: a comparison with conventional automated perimetry. Invest Ophthalmol Vis Sci，2002，43（4）：1277-1283.

8. Okada K，Watanabe W，Koike I，et al. Alternative method of evaluating visual field deterioration in very advanced glaucomatous eye by micro-perimetry. Jpn J Ophthalmol. 2003，47：178-181.

9. Gokdberg I，Graham SL，Klistorner AI. Multifocal objective perimetry in the detection of glaucomatous field loss. Am J Ophthalmol，2002，133：29-39.

10. Wagbright EA，Selhorst JB，Combs J. Anterior ischemic optic neuropathy with internal carotid artery occlusion. Am J ophthalmol，1982，93（1）：42-47.

11. 李晓陵，王节，何守志，等. 应用彩色多普勒检测眼前部缺血性视神经病变. 中华眼科杂志，1995，35（2）：122-124.

12. 吴德正，刘妍. 罗兰视觉电生理仪测试方法和临床应用图谱学. 北京：北京科学技术出版社，2006.9.

13. M. F. Marmor，A. B. Fulton，G. E. Holder，et al. ISCEV standard for full-field clinical electroretinography（2008 update）. Documenta Ophthalmologica，February 2009，Volume：118，Issue 1，pp 69-77.

14. J. Vernon Odom，Michael Bach，Mitchell Brigell，et al. ISCEV standard for clinical visual evoked potentials（2009 update）. Documenta Ophthalmologica，February 2010，Volume：120，Issue 1，pp 111-119.

15. Michael Bach，Mitchell G. Brigell，et al. ISCEV standard for clinical pattern electroretinography（PERG）：2012 update. Documenta Ophthalmologica，February 2013，Volume：126，Issue 1，pp 1-7.

16. Staurenghi G，Sadda S，Chakravarthy U，et al. International Nomenclature for Optical Coherence Tomography（IN·OCT）Panel. Proposed lexicon for anatomic landmarks in normal posterior segment spectral-domain optical coherence tomography：the IN·OCT consensus. Ophthalmology，2014，Aug；121（8）：1572-1578.

17. 刘杏，黄时洲. 眼科临床光学相干断层成像学. 广州：广东科技出版社，2006.

18. Gianmarco Vizzeri，Robert N. Weinreb，et al. Clinicians Agreement in Establishing Glaucomatous Progression Using the Heidelberg Retina Tomograph，Ophthalmology. 2009，Jan；116（1）：14-24.

第三章

视盘发育异常和正常变异

第一节　视盘发育异常

视盘发育由视泡发育起始，视泡前壁向内皱褶形成视杯和胚裂。位于下方的胚裂形成了从神经节细胞层至大脑的通路，可供视神经纤维和视茎通过。视神经的发育来自视茎，而视茎的早期发育则来自于视泡的凹陷和间脑脑室。在胚胎 6 周时，早期的视网膜神经节细胞形成了神经纤维，并通过视茎连接大脑，在其背面则形成髓鞘覆盖，并由大脑组织延伸至筛板。胚裂于胚胎第 5 周时开始闭合，由中部开始，向前后延展，即形成胚眼。在人类胚胎发育过程中，与视神经发育有关的神经上皮、多能细胞等发生异常和畸变，可以导致一系列的视盘发育异常。视盘发育异常的种类繁多，根据其发生部位，大致可分为视神经纤维的发育异常、视神经结构缺损、视盘血管异常及合并其他组织结构异常等。

一、视神经发育不全(optic nerve hypoplasia)

1. 概述　视神经发育不全常为位于视神经入口处的缺陷，表现为视盘部分或全部缺损。若视神经完全未发育称为无视神经。视神经发育不全的患眼，视网膜神经纤维层变薄或缺如，神经节细胞数目减少或消失。一般认为该病系胚胎发育时视网膜神经节细胞层分化障碍所致。视神经发育不良多因严重程度不同而表现出较大差异。

2. 病因病理　视神经发育不全从胎儿期的最初胚芽期、器官发生期至第三个月末的发育过程中，都可能因某种原因出现生长停滞或发育异常。视神经发育不全是一种非进行性的先天性眼底发育异常，系胚胎发育 13～17mm 时视网膜神经节细胞分化障碍所致。如果在视神经节细胞发育之前，胚裂已经闭合，轴旁中胚叶组织不能进入胚裂，则导致视神经不发育。其临床上分为两型，第一型视盘缺损合并视网膜和脉络膜缺损，第二型完全位于视神经鞘内，是真性视盘缺损。合并脉络膜缺损者系同时合并了原始视泡周围的中胚叶组织发育不良。

视神经不发育及发育不全的具体病因不明。有研究认为可能是大脑半球先天性病变的退行性改变，也有人认为是视网膜神经节细胞发育异常所致，而后者可能与母体妊娠早期药物影响或感染性疾病有关，妊娠期应用苯妥英钠、奎宁等或感染梅毒、风疹、巨细胞病毒均可引起；近年来认为母亲患糖尿病可能也是其发病的重要诱因。

3. 临床表现　眼底表现呈部分性或完全性视盘发育不全。视神经完全性发育不全的患者，多为单眼受累，患眼视力无光感，瞳孔直接对光反射消失，眼底表现为无视盘，无视网膜血管，常伴有先天性小眼球，或者先天性白内障及视网膜脉络膜缺损等眼底先天异常；荧光眼底血管造影显示无视网膜血管充盈。视神经部分发育不全的患者，常单眼或双眼发病，眼底表现为视盘较正常小，约为正常视盘的 1/3～1/2 大小，呈灰白或苍白色，周围可有黄色外晕所包绕，即视网膜色素上皮越过巩膜筛板外缘形成"双环征"：黑色的内环起自增厚的视网膜色素上皮，与发育不全的视神经连接，外环则起自巩膜筛板与巩膜连接处，在视盘周围形成境界不清和不规则的发亮白环，为裸露的巩膜或增生的纤维组织（图 3-1）。临床上常根据眼底照片上视盘中心到黄斑之间的距离（DM）与视盘直径（DD）的比值来确定，视盘发育不全者其 DM/DD

比值显著高于正常眼，如果该比值大于 3 倍则有诊断意义（图 3-2）。患眼视力因病变程度而异，可正常或无光感，出生后视力可长期保持稳定。患眼视野呈局限性缺损并且多伴有周边视野向心性缩小，视野缺损形态多与损害部位有关。主要的视野改变有下方视野缺损、广泛性缩窄、黄斑回避或乳头黄斑束暗点等，还可发生双颞侧或双鼻侧偏盲，但通常为不对称性。约 2/3 的病例视网膜电图正常，其余 1/3 的 b 波幅度有轻度减低，并有暗视和（或）明视反应，视觉诱发电位检查发现无波形或有较重的影响。如果视神经发育不全单独发生，可伴有小眼球、眼球震颤、葡萄膜缺损、睑球粘连、泪点狭小、斜视、上睑下垂、两眼间距过宽等。全身可伴有内分泌和中枢神经系统异常，如发育迟缓、身材矮小、大脑发育不全、塔颅、癫痫、尿崩症等。伴发于双侧视神经发育不全的神经系统异常（BONH）包括前脑畸形和内分泌缺陷，约半数 BONH 患者神经影像学检查可见胼胝体或透明隔缺如。有研究发现，视神经发育不全并伴有相关内分泌系统缺陷的患者，眼底常表现为迂曲的视网膜静脉。动物实验则表明，缺乏神经因子 -1 或神经因子 -1 受体可能导致视神经发育不全和下丘脑发育异常。

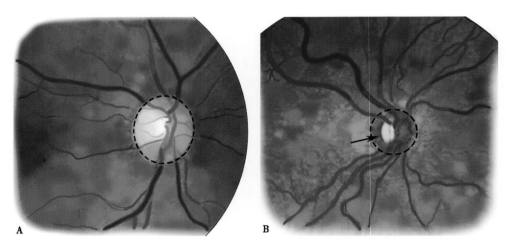

图 3-1　正常眼和视神经发育不全的眼底表现
A 为正常视盘，B 为视神经发育不全视盘，较正常视盘小，呈现"双环征"

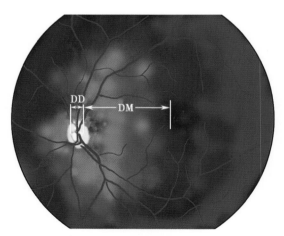

图 3-2　视神经发育不全患眼的视盘中心到黄斑之间的距离（DM）与视盘直径（DD）的比例关系

　　有时仅部分视盘发育不全，患者可能察觉不到其先天性视野缺损，此即上部视神经发育不全，见于罹患胰岛素依赖型糖尿病的患儿。这一疾病临床表现变化很大，其特征性的临床表现包括：视网膜中央动脉穿出视盘的位置相对偏上；视盘上方颜色苍白；上方视盘周围可见晕轮；上方神经纤维层变薄。这些视盘改变可伴有下方的视野缺损，但这种视野缺损经常很轻微。这一异常确切的病因尚不清楚，但可能的病因包括低出生体重、较短的妊娠时间、患儿母亲糖尿病控制不佳。先天性大脑半球病变和跨突触逆行性萎缩导致同侧性半侧视神经发育不全。这一异常的特征是损伤半球对侧眼视盘的"领结形"或水平带状苍白和同侧眼视盘的轻度发育不全。这些患者同时伴有先天性偏瘫和偏盲。

4. 诊断及鉴别诊断　对于视力降低或有视神经纤维束缺损的患者，根据典型的眼底表现，特别是双眼视盘大小、形态对比、表现一致的视野缺损等可以作出诊断；如有斜视或弱视患者应仔细检查眼底；如伴有生长障碍、尿崩症等异常表现时，应进行视交叉以上全面的中枢神经及内分泌检查，特别是 MRI 对于伴有 CNS 畸形的视神经发育不全是较佳的辅助检查方法，它可以清晰地观察视路前段结构及颅内视交叉部的异常；母亲妊娠期服用苯妥英钠、奎宁酊或可卡因等药物或有糖尿病病史的患儿更应注意检查；必要时，可结合 FFA、视网膜电图、视野等检查结果。

5. 治疗与预后　对于视神经发育不全者，建议常规行头颅 MRI 检查及内分泌检测，对本病的早期诊断和治疗有一定意义。伴有生长激素缺乏时，可应用生长激素治疗。单眼视神经发育不良儿童伴有斜视和弱视时，可选择弱视治疗，但在这种治疗过程中采用健眼遮盖法，必须经常检查健眼视力，避免导致健眼的剥夺性弱视。

二、视盘玻璃疣(optic disc drusen)

1. 概述　视盘玻璃疣又称视盘透明体，为视盘部位出现玻璃样物质，常为双眼发病，病因不明确，可能是由视盘未成熟的视神经胶质增生变性所致，或视神经纤维轴浆崩解钙化而成。视盘玻璃疣可以合并其他眼病，如血管性疾病、视盘炎、视神经萎缩、眼底变性类疾病和母斑病等。根据疣体所在位置深浅，可分为浅表性玻璃疣和埋藏性玻璃疣。

2. 病因病理　Seitz 等从组织化学角度研究，认为视神经纤维崩解后，轴浆的衍生物是视盘玻璃疣的起源。他们认为视盘玻璃疣的形成是一个慢性变性过程。支持轴突变性（axonal degeneration）理论的还有 Spencer 和 Tso，Spencer 认为视盘玻璃疣的形成是由于轴浆流转输的变化所致。

从解剖方面来看，视盘玻璃疣患者有以下异常：①巩膜管和视盘较正常人小，无视杯，认为是中胚层的异常发育。巩膜管狭窄和视盘小造成局部组织拥挤，影响循环和代谢。②血管异常：表现为视盘上明显的血管迂曲、扩张和不正常的血管分支。Sacks 等对视盘玻璃疣患者眼底血管造影研究发现，与正常人比较，视盘玻璃疣患者有以下异常：①视网膜中央血管在视盘上分支异常；②连接视盘表面和深部血液循环的血管较粗大；③视盘毛细血管增多。

正常人群约 15% 有睫状视网膜动脉，视盘玻璃疣眼中 20%～40% 有睫状视网膜动脉，少数情况下有两条睫状视网膜动脉。

视盘玻璃疣患者被发现有视网膜脉络膜血管异常侧支，包括视网膜脉络膜静脉侧支和视网膜脉络膜动脉侧支。视网膜脉络膜侧支形成有先天性的和后天获得性的，后天获得性的形成原因主要是中央静脉压升高。在 4%～6% 视盘玻璃疣患者中发现有视网膜脉络膜侧支，通常发生在浅表性视盘玻璃疣患者。视网膜脉络膜动脉侧支少见，同时伴有视网膜脉络膜静脉侧支和黄斑动脉瘤的有 1 例报告。

关于视盘玻璃疣的病理机制尚不清楚，有多种理论和假说。Sacks 等认为先天血管异常，血液循环障碍，导致血浆蛋白转输受阻，郁积于视盘，形成视盘玻璃疣。所有的视盘细胞和附近组织都被怀疑为这种特有的积聚的根源。

3. 临床表现　视盘玻璃疣常无自觉症状，视力可正常，有时因疣体所致血管反射性痉挛可致暂时性缺血，引起一过性的视野缺损。浅表性视盘玻璃疣眼底表现为视盘上粗糙的、边缘凹凸不平的、发亮的不规则结晶样体，桑葚样外观，视盘边缘可不清楚，也可融合成不规则的较大团块，向玻璃体内突出，视网膜血管在视盘上弯曲爬行，表现为假性视盘水肿外观。埋藏性玻璃疣由于玻璃疣位于视盘深部，眼底表现为视盘隆起，可见视盘稍扩大，隆起达 1/2～3D，边界不清呈不规则起伏状。视网膜血管行径正常，有时在玻璃疣表面稍隆起，或被遮蔽，或呈起伏不平。视网膜静脉可充血，视盘邻近可见视网膜出血，偶见渗出斑，甚至新生血管。随年龄增长，玻璃疣体积增大，可见性增加，埋藏性玻璃疣可以变为可见性玻璃疣，可能并发前部缺血性视神经病变。自发荧光眼底成像可诊断浅表视盘玻璃疣。在荧光素眼底血管造影早期，可见到小结节状荧光，一般位于视盘边缘，显示不规整的视盘边界。随着时间延长，荧光增强，但不扩大，没有荧光渗漏，视网膜血管没有渗漏和着染，背景荧光消退后，还呈现小结节强荧光（图 3-3）。视野可正常或轻度改变，如生理性盲点扩大，弓形暗点或向心性偏窄。位于筛板前的深层玻璃疣，由于疣体直接连通视神经纤维或压迫血管引起前部缺血性视神经改变，视野可出现与生理盲点相连的神经束状暗点。眼部 B 超有时可见视盘扁平隆起，被认为是本病最可靠的诊断方法，CT 检查也可作为视盘玻璃膜疣内钙化诊断的手段。

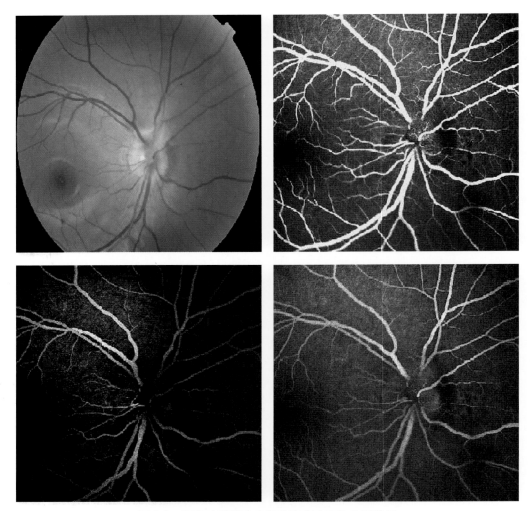

图 3-3　视盘玻璃膜疣患眼的眼底改变和造影结果

　　4.诊断及鉴别诊断　　浅表性玻璃疣的诊断并不困难，眼底表现为视盘上粗糙的、边缘凹凸不平的、发亮的不规则结晶样体，通常位于视盘的鼻侧，有些表现为假性视盘水肿。埋藏性玻璃疣眼底表现视盘正常，或仅仅表现为视盘饱满，需要 B 超、CT 等辅助检查才能诊断。临床上需要与视盘水肿和视神经炎鉴别。荧光素眼底血管造影上视盘玻璃疣的特征性改变，是该病诊断和鉴别的要点。

　　5.治疗与预后　　视盘玻璃疣患者大多没有自觉症状，在出现血管并发症之前视力并无明显损害，临床上容易被忽视。视盘玻璃疣虽然仍无有效疗法，但患者需要定期地追踪检查。视盘玻璃疣可并发视网膜中央动静脉阻塞、前部缺血性视盘病变、视网膜和脉络膜新生血管等并发症，临床上可对症处理。另外视网膜色素变性、假性黄瘤及血管样条纹等患者的视盘玻璃疣的发病率较正常人高。视野和 RNFL 厚度检查，有助评估病情严重程度和跟踪病情变化。一旦 RNFL 和视野进行性损害，建议降眼压治疗。

三、视网膜有髓神经纤维(myelinated nerve fiber layer, MNFL)

1. 概述　胚胎发育中视神经髓鞘纤维从中枢向周围生长，胎龄 7 个月时，在视束和视交叉神经纤维已有髓鞘，出现于中枢端，以后逐渐向前推进。足月出生时，视神经髓鞘达到并止于巩膜筛板后，因此，正常的视网膜内神经纤维不带髓鞘。如果在出生后的一个月或几个月内视网膜髓鞘越过筛板继续生长，则形成视网膜有髓鞘神经纤维，因此视网膜内神经纤维伴有髓鞘的异常多在出生后数月内才出现，也可在任何年龄出现，是一种出生后的发育异常。

2. 病因病理　病因不明确，可能与筛板发育异常及生成神经纤维髓鞘的少突细胞从视神经异位于视网膜有关，从而致髓鞘继续延伸至视网膜，导致混浊白色的区域。如果有髓鞘的区域围绕视盘，则视盘边缘显得模糊。该病遗传倾向不明确，少数表现为常染色体隐性遗传。

3. 临床表现　有髓神经纤维多为单眼亦可为双眼（20%），男性较女性多见一倍。大多分布于视盘上、下边缘，沿神经纤维的走行方向伸展。由于很少发生于黄斑部，中心视力一般不受影响。眼底表现为围绕视盘周围可见浓密的白色髓鞘斑，从视盘边缘向外扩展呈羽毛状，部分视网膜血管隐没于髓斑下（图3-4）。有髓鞘神经纤维分布的区域，因光线不能透过以刺激视细胞，视野有相应的缺损。本病常伴有屈光不正，尤以近视为多。有时可合并其他先天性眼底异常，如脉络膜缺损、视盘发育不全、永存玻璃体动脉等。用 Weigert 髓鞘染色法检查，巩膜筛板内并未发现髓鞘，然而在视神经乳头及视网膜神经纤维层中可证明有染成黑色的有髓鞘神经纤维。

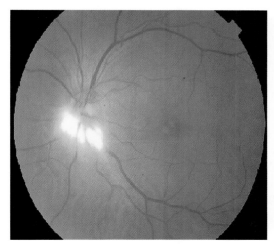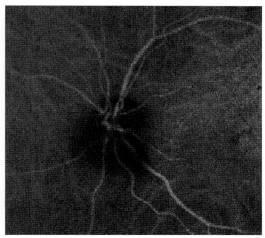

图 3-4　视盘有髓神经纤维的眼底表现和荧光造影结果

4. 诊断及鉴别诊断　根据典型的眼底表现，视盘上、下边缘沿神经纤维走行的，白色不透明的，边缘呈羽毛状的髓鞘斑，可作出诊断。临床上应与视盘炎、视盘水肿和其他炎症及变性所致的视网膜白色病灶相鉴别。

5. 治疗与预后　本病一般不影响视力，故无需治疗。

四、视盘缺损(optic disc coloboma)

1. 概述　视盘缺损，多为胚裂过程的异常，是视盘发育性异常之一。常单眼发病并伴有脉络膜缺损，而仅有视盘缺损则少见，发生率约为 1/2000。胚胎 6 周左右，胚胎生长 15mm，由于眼裂面侧融合时胚裂上端的部分完全或异常联合造成。通常绝大多数眼组织缺损发生在这个时期。由于胚裂正常走向是沿着眼的下方，所以典型视盘缺损应该包括视盘入口处缺损和牵牛花综合征，不典型视盘缺损表现为视盘小凹。

2. 病因病理　本病为胚胎时近侧胚裂闭合不全所致。视盘入口处缺损多是由于胚裂端融合不能，当缺损完全被包含在神经鞘内，常因 Bergmeister 原始上皮性视盘发育不良和胚裂最上端关闭所致。先天性视盘缺损形成机制仍不清楚，说法不一，有的认为是常染色体显性遗传，有的学者认为与胚胎发育期的环境因素，如营养、感染、中毒等因素有关。

　　3．临床表现　　患者多因视觉发育期出现视力不良、斜视、眼球震颤等症状时才得以发现。患者视力明显减退，视野检查生理盲点扩大，或向心性视野缩小。眼底表现为视盘扩大，可为正常视盘的数倍。缺损区呈碗状凹陷，苍白色，边缘锐利，多位于鼻侧，血管仅在缺损边缘处穿出，呈钩状弯曲。大部分病例表现为视盘区不规则的漏斗形凹陷，凹陷大而深，大者深陷可达 7～10mm，小者局限于视神经鞘内，类似大的生理凹陷，或伴有球后囊肿；凹陷最深处常位于下方或稍偏向一侧；凹陷的底部平滑，看不见筛板的灰白色斑点，见图 3-5 左眼视盘缺损。患有视神经缺损的眼球，眼的其余部分可以正常，也可以伴有其他异常。常见发生在小眼球，可伴有虹膜、睫状体、视网膜及脉络膜缺损，或永存玻璃体动脉，不透明视神经纤维，晶状体混浊，晶状体后圆锥；在独眼畸形，无脑畸形或伴有眼眶脑膨出者亦有发生视盘缺损。可见伴有多种全身异常，包括心血管系统、神经中枢系统、皮肤、胃肠、泌尿生殖系统、鼻咽及肌肉骨骼的疾病，如 CHARGE 综合征、肾缺损综合征和大脑半球畸形等。该病发生无性别偏好，但常有家族聚集性。

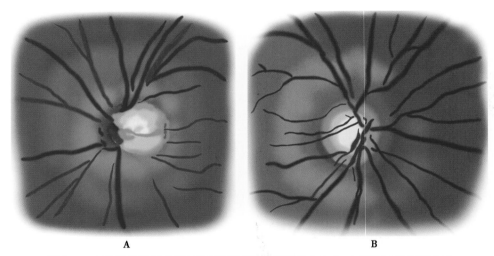

　　A　　　　　　　　　　　　　　　　　　　　B

图 3-5　左眼视盘缺损的眼底照片可见视盘凹陷扩大（A），右眼为正常眼底（B）

　　4．诊断及鉴别诊断　　根据典型的视盘改变，可作出诊断。根据眼底检查，可见视盘区域扩大，边界清楚，视盘部分或全部呈陷凹状、碗状，下方明显，表面有白色反光，视网膜血管自缺损边缘进出。荧光素眼底血管造影可辅助诊断，有时 CT 扫描可见眼球后部与视神经连接部呈火山口状。单纯视盘缺损大而深的凹陷需与青光眼视神经凹陷和萎缩相鉴别。青光眼凹陷局限在视盘内，多发生在颞侧，常为进行性，其边缘鲜明，壁陡峭，凹陷底部可见筛板，有盘沿的切迹和缺失，视网膜的大血管向鼻侧移位，在凹陷边缘呈屈膝状。眼底其他部位正常，视力和视野有进行性损害。视盘周围脉络膜缺损需要与高度近视的视盘周围后巩膜葡萄肿相鉴别。高度近视中其后壁向后有明显膨出，但是位于其底部的视盘和视网膜中央血管均为正常，周围萎缩的巩膜环上有色素沉着。本病还需与牵牛花综合征相鉴别（见本节"牵牛花综合征"）。

　　5．治疗与预后　　目前无有效治疗方法。

五、视盘小凹（optic disc pit）

　　1．概述　　先天性视盘小凹是发生在视盘实质内的先天性不典型缺损，是一种很少见的视盘发育性异常，小凹处的神经组织有局部先天性缺损。

　　2．病因病理　　视盘小凹为神经外胚叶的发育缺陷所致。一般认为是与妊娠第 5 周左右胚胎裂闭合缺陷有关，也有人认为是原始视盘内的多能细胞的异常分化所致。组织学发现，发育不良的神经外胚叶组织突出含视网膜色素上皮细胞和神经胶质组织的胶原内衬袋，向后延伸通过筛板进入蛛网膜下腔。多为单眼发病，约15%为双眼发病，发生率约为1∶11 000，无明显遗传倾向。小凹于出生前已经存在，早年被胚胎残留组织充填或遮盖，随着残留物逐渐被吸收，小凹渐渐显露，一般18～35岁时发现，亦有7岁被发现者。

3．临床表现　先天性视盘小凹患者视力一般正常，如合并黄斑部浆液性视网膜脱离，则出现视力下降、视物变形。典型的眼底改变是视盘上有境界清晰的灰白色或黄色凹陷，多在视盘颞侧，也可以见于其他部位。凹陷多呈圆形或卵圆形，也有裂隙样、三角形、多角形或长方形。小凹上常有陡峭的壁，深度可达1～5D。有小凹存在的视盘常比对侧大。图3-6为右眼视盘小凹。小凹表面有灰白色胶质组织覆盖，常因此被忽略。约50%患眼可见1～2根睫状视网膜动脉。荧光素眼底血管造影上，动脉前期及动脉期，视盘小凹部位呈现边缘清楚的无荧光区。静脉期以后小凹部位荧光增强，晚期整个小凹显示高荧光区。合并黄斑浆液性脱离，脱离区晚期可有斑驳样荧光，无渗漏点。至少约50%视盘小凹患者表现各种视野缺损如生理盲点扩大，旁中心暗点，弓形暗点，从视盘伸到周边的扇形缺损，以及鼻侧和颞侧阶梯状视野缺损。伴固视点附近视野缺损的慢性开角型青光眼患者偶尔可出现获得性小凹样改变。可伴有其他先天异常，如视盘部分缺损、视盘下弧形斑、视盘前膜、残留玻璃体动脉等。患视盘小凹的患眼中约40%可合并黄斑部浆液性视网膜脱离，多发于小凹位于颞侧的患者。该类患者多先发生视网膜内侧劈裂样分离，后裂缝下方出现黄斑孔，从而导致外层视网膜脱离，其与浆液性黄斑脱离不易鉴别。与全身系统性异常无关，绝大多数患者无中枢神经系统异常。

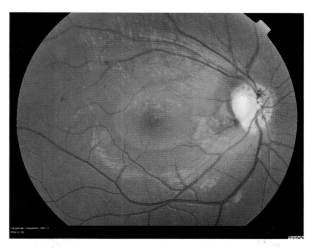

图3-6　视盘小凹的眼底表现

4．诊断及鉴别诊断　根据典型的眼底改变及辅助检查，可作出诊断，另外荧光素眼底血管造影、OCT检查及视野检查也可辅助诊断。伴有视网膜脱离的视盘小凹应注意发现小凹，与中心性浆液性视网膜脉络膜病变相鉴别，后者荧光素眼底血管造影检查可发现不同形态的荧光素渗漏点，而视盘荧光素充盈正常。青光眼性视盘改变也可出现视盘凹陷，但凹陷底部可查见筛板，盘沿变窄，且有眼压、视野的进行性变化。

5．治疗与预后　未合并黄斑浆液性视网膜脱离者无特殊治疗，需定期随诊。如视盘小凹伴发视网膜脱离，则可行激光光凝术，必要时可采取玻璃体手术加内部气体填塞术治疗。

六、牵牛花综合征（morning glory syndrome，MGS）

1．概述　牵牛花综合征为视盘的先天性发育异常。Kindler于1970年根据眼底形态犹如一朵盛开的牵牛花而予以命名。本病少见，我国由严密等首先报道（1985）。牵牛花综合征的视盘有较大的巩膜缺损，视网膜组织向后环绕视神经，神经胶质组织填充在视盘表面或视杯。视盘周围还有视网膜色素细胞。

2．病因病理　发病机制尚不明确，可能与胚裂上端闭合不全、中胚层的异常有关。Pollock 等认为是由于视茎末端发育异常，使生长程序不能终止，从而导致原始视杯凹陷持续扩大直至视茎。Dempster 等人则认为是原始起源的中胚层异常导致，因其同时还存在血管异常，巩膜缺损，中央神经胶质簇生，而组织学研究也发现在视盘周围巩膜组织中存在脂肪和平滑肌组织。他们还认为本病异常的临床表现主要与中胚层和外胚层的异常生长有关。

3．临床表现　好发于女性，多数为单眼发病，在儿童期即有视力减退或斜视，视力多在指数与 0.05 之间，并伴有一些其他的眼部先天异常，有时这些先天异常会在对侧眼发生，如：视盘缺损，永存玻璃体动脉，前房分裂综合征，小眼球，瞳孔残膜等。眼底表现为视盘面积大、深，比正常的扩大 3～5 倍，呈漏斗状，边缘高，有色素环绕，视网膜血管分支可达 10～20 支，从视盘边缘部呈放射状进出，走行较直，管径细，不易区分动静脉，视盘中央部被白色增生的胶质组织遮盖，整个视盘外观像一朵牵牛花（图 3-7）。视盘周围有典型的灰白或灰黑色的突起环，并伴有散在的色素沉着，或视网膜脉络膜萎缩区。可伴有其他眼部先天性异常。荧光素眼底血管造影早期视盘中心呈现低荧光，视盘周围萎缩区内窗样缺损，透见高荧光，脉络膜毛细血管无灌注，晚期视盘上增生的组织着染，持续高荧光。常合并浆液性和孔源性视网膜脱离。有报道称约 38% 的患者合并浆液性视网膜脱离，多由于视神经蛛网膜下腔和视网膜下腔的异常连接所致。视网膜裂孔多发于视盘附近的网膜，引起玻璃体和视网膜下腔的沟通。视盘周边也可发生视网膜下新生血管。眼部 B 超显示眼球后极部相当于视盘后方有漏斗样暗区，与玻璃体相连续，内回声少或无，视神经前段增粗，可伴有眼轴缩短。由于胶质组织的存在有时在暗区内可见弱回声光团，为杯底部胶质物质在超声上的显像，而视盘神经缺损无此表现。典型的牵牛花综合征是一种孤立的眼科异常，但可伴随基底部脑垂体性侏儒症和颈内动脉先天性异常（如烟雾病）等疾病。

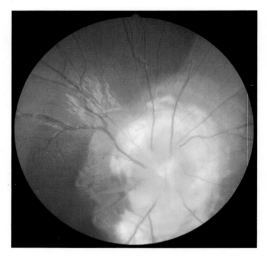

图 3-7　牵牛花综合征的眼底表现

4．诊断及鉴别诊断　根据眼底特征性牵牛花样改变，可作出诊断。荧光素眼底血管造影、眼部超声及眼眶 CT 特征性改变可辅助诊断。牵牛花综合征需与高度近视的视盘改变相鉴别。高度近视的视盘周围常有脉络膜萎缩环，鉴别在于视盘周围血管不从盘沿直接伸出而从中心血管分出，数目不增多。此外，病理性近视一般表现为包括视盘与黄斑在内的巨大萎缩区，萎缩区内常见残留的脉络膜大血管及漆裂纹样损害。需要与眼内肿瘤相鉴别，眼底检查疑有肿物，通过眼部 B 超可以鉴别，眼眶 CT 上均变现为视神经膨大增粗，呈高密度的软组织影，肿瘤完整，有时可见视盘隆起。B 超同样可见视神经增粗，视盘隆起，眼环完整，回声中等。与视盘缺损相鉴别（本节）。

5．治疗与预后　无特殊有效治疗方法。

七、视盘倾斜综合征(tilted disc syndrome，TDS)

1. 概述 视盘倾斜综合征又称为节段性视神经发育不全（segmental optic nerve hypoplasia），主要涉及前部视神经发育不全，为一种先天性视盘发育异常性疾病，伴有不同的眼底异常和视力障碍及并发症。视盘沿长轴倾斜，一侧较低、对侧隆起，呈 D 形或横椭圆形，伴有视盘旁弧形斑及局限性视网膜、脉络膜、视网膜色素上皮（RPE）发育不良，可单眼或双眼同时发病，男女患病比率无显著差异，亦无遗传倾向。文献报道，澳大利亚 49 岁以上人群中患病率为 1.6%～1.7%；新加坡华裔中患病率为 3.5%；北京眼病研究所调查 40 岁以上近视 8.0D 以内人群患病率为 0.4%。

2. 病因病理 TDS 发生机制尚不明确，但认为与眼球发育时胚裂闭合不全有关，不同情况的胚裂闭合不全可导致不同形态的视盘倾斜。约 80% 患者双眼发病，患眼弧形斑位于视盘下方、鼻下方和颞下方，与胚裂闭合不全位置一致。Dorrell 等报道最常见为鼻侧和颞下方倾斜。视盘常呈 D 形，似一侧被切割状，并在该处形成弧形斑，认为是由于先天性胚胎发育异常导致弧形斑区域 RPE 和脉络膜缺损，仅有一层神经纤维覆盖巩膜表面。组织学发现，视神经斜行进入视盘，导致上部视盘被抬高，而下方和视盘底端扩张膨胀。

3. 临床表现 大部分患者有屈光不正及散光，可伴斜视，视力矫正常不满意。眼底常见特征为视盘向下方或颞下方倾斜，多伴有视网膜血管反向，先天性视盘旁弧形斑，视盘下视网膜色素上皮和脉络膜变薄，后葡萄肿等，较少见的特征有有髓神经纤维、视网膜中央静脉阻塞、视盘周围或黄斑区视网膜下出血等。TDS 的视盘呈倾斜状，上方隆起，下方或颞下方后移，长轴常倾斜，视盘呈卵圆形。血管反向（situs inversus）指视网膜中央动静脉自视盘颞侧部分出入，首先伸向鼻侧，离开鼻侧边缘后再折回眼底颞侧部分，而正常视网膜血管直接从视盘鼻侧部分出入（图 3-8）。TDS 的视野多表现为不限于垂直中线的双颞侧偏盲，颞上方视野象限缺损，弓形暗点，生理盲点扩大，视野鼻侧向心性缩窄。TDS 与旁中心视网膜新生血管和黄斑区浆液性视网膜脱离相关，多由于鼻下方视网膜退行性改变所致。较少伴有神经系统及内分泌的异常，如下丘脑及垂体功能障碍、中脑畸形、脑水肿和糖尿病等。

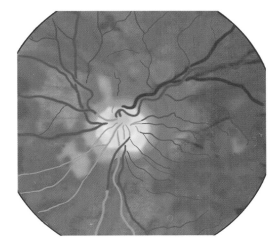

图 3-8 左眼视盘倾斜综合征的眼底照片可见视盘向颞下方倾斜，并伴有视网膜血管反向

4. 诊断及鉴别诊断 根据典型的眼底改变及视野、荧光素眼底血管造影、眼部 B 超、OCT 检查等可做出诊断。但需与高度近视相鉴别。高度近视屈光度 >6.0D，后天形成视盘倾斜。近视性弧形斑多见于颞侧，并随着时间发展，是视盘周围的脉络膜在巩膜伸张力量的牵引下，从视盘颞侧脱开，使其后面的巩膜暴露，而形成白色的弧形斑；而 TDS 弧形斑多为于视盘下方或颞下方，为静止性，终生不变。高度近视的萎缩弧是指视网膜色素上皮和脉络膜毛细血管层均萎缩，透光量增多，使巩膜光带增强，OCT 图像呈现与病灶区大小一致、均匀、范围较宽的光带。TDS 的 OCT 图像上弧形斑提示其为脉络膜弧，是先天发育异常所造成的。此外，需与蝶鞍部垂体瘤引起的视野缺损相鉴别，后者视野缺损不超越垂直子午线。与青光眼视神经改变及视盘水肿相鉴别，荧光素眼底血管造影可辅助鉴别诊断。

5. 治疗与预后 无有效治疗方法。

八、先天性视盘弧形斑(congenital crescent of optic disc)

1. 概述 在胚胎生长发育过程中，视盘如向任何一个方向倾斜，则沿其倾斜方向的视盘边缘发生一弧形斑，称为先天性视盘弧形斑，占整个视盘的正下或偏鼻下的 1/4～1/2，其表面一般与视盘缘相当。除下侧外，亦可见于视盘的任何一侧，但较少见。

2. 病因病理 最早由 Elschning（1900 年）提出弧形斑都是先天的，都是由于眼的中胚层形成缺陷，眼泡胚裂闭合不全，从而显示巩膜和脉络膜的发育不全。后来 Von Szily（1921 年）提出弧形斑是由于视杯有异常斜入的理论，这一理论由 Mann（1957 年）加以引申，认为弧形斑不发生色素沉着的原因是视网膜色素上皮分化异常。关于弧形斑的位置，Fuch（1982 年）最早指出先天性弧形斑多位于视盘的下方，而国内的一些报道则称先天性弧形斑多位于视盘的下方或鼻下方。

3. 临床表现　多为双眼发病，眼底表现为视盘的下方可见瓷白色弧形斑，提示该处视网膜色素上皮层和脉络膜层缺失，称为巩膜弧；或呈灰蓝色弧形斑，甚至可见脉络膜血管，说明视网膜色素上皮层缺失，脉络膜仍存在，称为脉络弧。视盘弧形斑多位于视盘下方。视盘常呈椭圆形，其长轴与弧形斑平行，常伴有视网膜血管的分布异常，下支血管先向上方及鼻侧走行，到达视盘边缘，然后呈弓形转向下分布，而视盘上方出来的血管仍和正常一样的走向上方。常伴有远视和散光，视力不易矫正。眼底改变常呈静止状态，甚至终身不变。有时下方先天性视盘半月弧与扁圆形视盘在眼底的后极部视盘正常位置组成一个正圆形的圆盘形，易误认为整个视盘，而把下方的先天性半月弧认为是视神经乳头的下方纤维萎缩（图 3-9）。

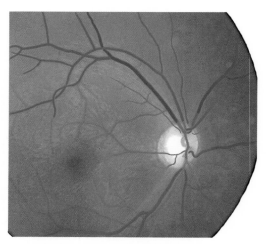

图 3-9　先天性视盘弧形斑的眼底表现

4. 诊断及鉴别诊断　根据典型的临床表现，可作出诊断。但应与近视性弧形斑相鉴别。近视性弧形斑多位于视盘颞侧，或环绕视盘周围，为进行性病变，随着近视加深而扩大，常合并有近视性的退行性眼底改变。而先天性视盘弧形斑是静止性病变，先天存在，可出现在视盘周围任何部位，一般不合并眼底其他改变。还需与视神经乳头下部分纤维萎缩相鉴别，后者多有诱因。与下方先天性半月弧鉴别点在于观察从视盘生理凹陷进出的血管位置。下方视神经萎缩的出入血管位于圆盘圆心附近，视盘苍白区在圆盘圆心下方，占据圆盘一半；而下方先天性半月弧表现为视盘扁圆形，血管偏上方，位于圆盘的上 1/3 处，其苍白区仅在圆盘的下 1/3 处。

5. 治疗　无有效治疗方法，如发生视力损害，可矫正视力及弱视治疗。

九、先天性大视盘

1. 概述　先天性大视盘最早是由 Franceschetti 和 Bock 在 1950 年提出。随着后续的研究逐渐增多，人们对该病的认识逐渐加深。人群中正常视盘大小有一定的生理差异，视盘、盘沿、视杯的变异范围较宽。一般视盘为卵圆形，其直径约为 1.62mm±0.20mm（为竖径和横径的平均数）。大于正常值三个标准差被认为是大视盘，直径约为 2.1～2.5mm。

2. 病因病理　过大的视盘可能是由于侵入视茎的中胚层组织增多，或神经支架增多引起。

3. 临床表现　单眼发生大视盘常无视力损害或明显改变，少数伴有高度近视改变。眼底除表现为视盘面积异常增大外，没有其他性状改变。大视盘视网膜血管相对纤细，黄斑距视盘颞侧缘较近，还可能有视盘周围的视网膜色素上皮改变。视野检查发现生理盲点扩大，个别有颞上象限缺损。CT 扫描及 B 超检查可见视神经管和巩膜管大小为正常范围的高限。

4．诊断及鉴别诊断　根据典型的临床表现，可作出诊断。大视盘属于视盘增大性疾病，需与引起视盘结构形态放大的青光眼视盘扩大、视盘大凹陷等相鉴别。

5．治疗与预后　无有效治疗方法，如合并近视等屈光不正可矫正。

十、视盘大凹陷

1．概述　视盘凹陷是由胚胎发育时 Bergmeister 原始视盘组织萎缩程度和巩膜上神经孔的大小所决定的，一般视神经穿过筛板处，在中央形成小的生理凹陷。如果原始视盘内及其表面有大量的纤维组织，随着发育渐渐被充分吸收，而形成较大而深的先天性视盘凹陷，形如视盘缺损，视网膜血管从边缘呈屈膝状穿出。

2．临床表现　可为单眼或双眼发生，有家族性。一般对视力没有影响，视野正常。视盘中心有一个大而深的凹陷，可占据视盘的 2/3，但不达到视盘的边缘。视盘边缘颜色正常，似一个大的生理凹陷，血管从凹陷边缘爬出，可谓假性青光眼凹陷或缺损性凹陷（图 3-10）。

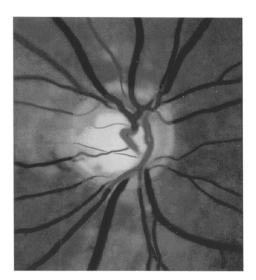

图 3-10　先天性视盘大凹陷的眼底表现

3．鉴别诊断　需与病理性大凹陷和小儿视神经萎缩相鉴别。后者不是一种独立的眼病，可能由于眼部病变、颅内病变或全身其他病变引起。

4．治疗　无特殊治疗。应注意其临床表现特征，避免误诊为病理性视神经损害，给予不必要的治疗。

十一、先天性视盘前血管袢(prepapillary vascular loop)

1．概述　先天性视盘前血管袢是一种发生在视盘或其附近视网膜血管系统的先天性畸形。血管袢最初起自中央视网膜动脉的主要分支。临床上比较少见。

2．病因病理　病因不明，推测可能是在玻璃体动脉形成血管芽阶段发生的异常，导致此处组织萎缩残留了血管袢。视盘前血管袢为正常的视网膜血管在视盘前长入 Bergmeister 乳头，一般不超过 5mm，可供给一个以上象限的视网膜。荧光造影显示约 95% 为动脉，5% 为静脉。

3．临床表现　一般见于单眼，偶有双眼者。患者视力一般不受影响。大多出现并发症后就诊或体检时发现。少数病例伴有其他眼部先天异常。视网膜血管系统从视盘凹陷发出进入玻璃体后再返回视盘，因此血管袢的两端均可位于视盘表面，袢头大小、长短、形态极不规则，可为单袢或数个袢纠结在一起的麻花状伸入玻璃体内的长袢。大部分患者可发现睫状视网膜动脉。血管袢可来自视网膜动脉或静脉，或视网膜动静脉均受累，需要荧光素眼底血管造影分辨，且本病荧光素眼底血管造影无渗漏。视网膜前动脉袢的患者，可见异常血管与心率一致的搏动。视盘前血管袢可合并玻璃体出血，视网膜下出血，视网膜分支静脉栓塞，前房积血和黑矇等，但合并分支动脉栓塞报道较少。不伴发全身系统性疾病或先天性疾病，一般也无胚胎期异常病史（图3-11）。

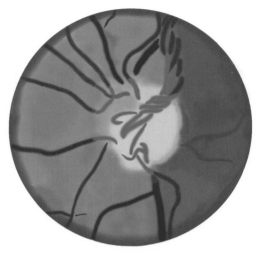

图 3-11　先天性视盘前血管袢的眼底照片可见数个血管袢纠结在一起呈麻花状

4.诊断及鉴别诊断　根据典型的眼底表现，及荧光素眼底血管造影可作出诊断。

5.治疗与预后　无特殊治疗方法。

十二、睫状视网膜血管

1.睫状视网膜动脉　睫状视网膜动脉是供应脉络膜的睫状血管走行至视网膜上供应部分视网膜的较为常见的一种先天变异。起自 Zinn-Hallar 血管环，从视盘颞侧边缘穿出，可走行于黄斑区上方或下方，供给视盘黄斑纤维束、黄斑、或颞上及颞下象限部分视网膜神经上皮层内层营养。视网膜中央动脉主干阻塞时，如果存在睫状视网膜动脉，可以保存部分视力，因为该动脉发自睫状后短动脉分支，属于睫状血管系统。反之，如果睫状视网膜血管发生阻塞则会引起相应的视力损害，导致中心视力严重受损，图3-12为睫状视网膜动脉阻塞引起黄斑区小片状出血，视力下降。其阻塞发生率约占视网膜动脉阻塞的5%。

2.睫状视网膜静脉　罕见，由视网膜面进入视盘边缘处突然消失，引流血管汇入睫状血管系统。

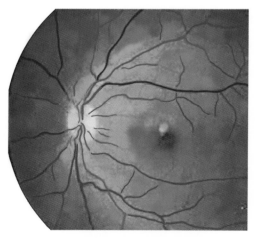

图 3-12　睫状视网膜动脉阻塞引起黄斑区小片状出血，患眼视力下降

十三、睫状视神经静脉

罕见,为视网膜中央静脉与脉络膜静脉之间的交通支,常见于视网膜中央静脉阻塞(CRVO)、青光眼、视神经脑膜瘤、视盘玻璃疣、高度近视等。在 CRVO 中,将视网膜中央静脉的血流经过脉络膜静脉引流至涡静脉,可代偿血液回流,缓解视网膜的缺血状态。

十四、先天性视盘前膜

1．概述 亦称视盘上膜或视神经乳头上膜。为胚胎期玻璃体动脉吸收不全或 Bergmeister 原始乳头胶质垫的残留所形成。如果覆盖视盘全部,超越视盘范围向周围视网膜前伸展也可称为视盘周围膜。

2．病因病理 在胚胎发育过程中,玻璃体血管系统贯穿玻璃体腔,然后逐渐萎缩。如果部分玻璃体血管系统或 Bergmeister 原始乳头残留,有可能位于视盘表面并引起视盘明显的模糊。

3．临床表现 视力一般无损害。眼底可见位于视盘表面的一层带有光泽的结缔组织样膜,多位于视盘生理凹陷处,视网膜中央静脉的两旁,伴随着血管进出(图 3-13)。根据视盘前膜的位置可分为上膜、前膜和周围膜。膜的大小、形态、厚度差异较大,小者仅遮盖生理凹陷,大者可遮盖视盘全部而向周围视网膜伸展。当前膜为致密的白色斑块时,可能影响视力。

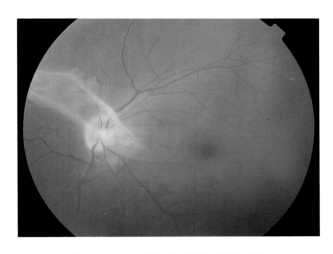

图 3-13 先天性视盘前膜的眼底表现

4．诊断及鉴别诊断 根据视力及眼底检查特征性改变,可诊断。需与视盘前机化膜鉴别。后者一般有外伤或全身疾病致眼底出血和炎症的病史,视力下降明显,视盘前机化膜上有新生血管,边缘不清,致密不透明,周围视网膜可见其他病变。

5．治疗 无特殊治疗。

十五、假性视盘炎

1．概述 假性视盘炎也称假性视盘水肿。属于比较常见的先天异常,由于发育中巩膜管较小,视神经纤维通过时拥挤而隆起,如伴有过多的神经胶质组织则隆起更明显。临床上常需要与其他视神经病变相鉴别。

2．病因病理 具体原因尚不明确,多是由小的巩膜管、相对延迟的筛板胚胎闭合和玻璃体系统退行,从而导致视神经乳头充满或者拥挤而呈现隆起。

3．临床表现 约 80% 患者为双眼发病。眼球较小,视力下降,可伴有远视及散光,高度远视多见。眼底检查见视盘隆起,视杯消失,一般隆起度 <3D,个别病例可高达 10D。视盘边界模糊,在视盘中央经常有神经胶质残留,呈现灰色外观,视盘不充血,表面动脉不模糊,周围神经纤维层无混浊,周围视网膜

无水肿、出血及渗出。当视网膜血管经过视盘表面时经常可见异常分支，血管无怒张。视野检查无暗点或生理盲点不扩大。荧光素眼底血管造影正常，自发性静脉搏动的存在强烈提示假性视盘水肿。

4．诊断及鉴别诊断　散瞳验光多可见远视眼，常伴有散光。眼底检查常需要与病理性视盘水肿及视盘炎相鉴别。假性视盘炎为先天性、非进行性、无管径改变和静脉无淤血等。

5．治疗　多伴高度远视，常见视力不能矫正的远视性弱视儿童。眼底改变终身不变，治疗以提高视力为主。

十六、视盘周围葡萄肿（peripapillary staphyloma）

是一种罕见的先天性异常，即在相对正常的视盘周围环绕凹陷样缺损。在凹陷的外周可见视网膜及脉络膜萎缩样改变，视盘凹陷可达8D以上，黄斑距离RPE萎缩的边缘1～2D。此病临床表现与牵牛花综合征类似，但无中央神经胶质簇，且视盘凹陷较深，视盘及视网膜血管无异常表现。Pollock等认为该病是由于在胚胎5个月时后部神经嵴细胞不完全分化为巩膜形成的。常单眼发病，患眼视力常下降，伴视野中心暗点，可并发近视等其他屈光不正。与全身或中枢神经系统异常相关，如经蝶骨脑膨出，PHACE综合征，线状皮脂腺痣综合征和18q-（de Grouchy）综合征等。

十七、视盘逆位（inversion of the optical papilla）

多见于双眼，偶为单侧。视盘在眼底的位置正常，但视网膜中央动静脉血管转位180°，偏颞侧穿出视盘面，首先伸向鼻侧，离开鼻侧边缘后再折回眼底颞侧部分。视盘逆位可能因视茎插入视泡的位置不正所致。多伴有屈光不正，多为近视性，而且不能完全矫正。由于临床上特征明显，故容易诊断。可合并其他先天性视神经异常，如眼底萎缩性改变、黄斑异位、睫状视网膜动脉等。

十八、双视盘

十分罕见，多单侧发病，女性多于男性，可能有染色体隐性遗传，常伴有其他部位的先天异常，受累眼视力可能正常或下降。真性双视盘为两个独立的视盘，并有各自分开的血管分布。双视盘有一大一小，大的位于视盘正常位置，为主视盘，小的位于主视盘的下方或其他部位，称为副视盘。两视盘中间有交通动脉。眼CT可见球后有两条视神经和视神经骨管。FFA检查显示动脉期主视盘先于副视盘充盈，两个视盘之间有动脉交通，两个视盘周围均可见放射状毛细血管的存在。视野检查可查到双生理盲点。

该病罕见，根据特征性眼底表现可诊断。通过荧光素眼底血管造影可鉴别假性视盘征。

十九、先天性视盘色素沉着（congenital pigmentation of the optical papilla）

先天性视盘色素沉着不多见，色素来源于外胚层或中胚层，有视网膜和脉络膜色素两种表现。神经胶质细胞或视网膜中央血管周围的中胚层组织可发生组织变性而成为色素。在视盘生理凹陷范围，颜色可多见灰色或黑色，是视网膜色素上皮延伸覆盖所致。通常不影响视力，本病与生俱来，终生不变。临床上需要注意与视盘黑色素细胞瘤相鉴别，必要时行荧光素眼底血管造影，可鉴别之。此病荧光素眼底血管造影检查正常。

第二节　视盘正常变异

一、Leber 遗传性视神经病变

1．概述　Leber遗传性视神经病（LHON）是一种急性或亚急性发作的母系遗传病，由Von Graefe等于1858年首先报告，经1871年Teodor Leber首次确认其为独立的遗传性疾病，其临床特征为双眼同时或先后急性或亚急性的中心视力丧失，中心视野缺损，而色觉丧失多在视力下降之前。中心视力快速丧失主要发生在成年初期的男性（80%～90%）。视功能障碍出现的年龄通常在 15～35 岁之间，也可发生在 2～80 岁之间。典型者第二只眼在数天至数月内受累。

2．病因病理　线粒体基因突变是 LHON 发病的必要非充分条件，此外还有其他尚未确定的因素影响，如遗传和环境因素。其发病机制为线粒体 DNA（mtDNA）突变，导致线粒体氧化呼吸链复合体 I 功能障碍，三磷酸腺苷（adenosine triphosphate，ATP）合成减少，从而增加了细胞对氧化应激和凋亡的易感性。由于线粒体在视网膜神经纤维层积聚，尤其是筛板前无髓鞘的部分，此部分能量需求最大。因此，无髓鞘的 RNFL 成为 LHON 受损的靶组织。LHON 的发病与视网膜神经节细胞的凋亡和轴突的丧失相关，在病理过程的最早期，视盘黄斑束的小纤维最先受累，最终扩展到其他的神经纤维导致视神经萎缩。

LHON 的遗传方式为非孟德尔式线粒体遗传，因此不会出现男到男的遗传。在 1988 年 Wallace 等在 11 个独立家系中的 9 个中发现了一个引起 LHON 的线粒体突变，线粒体 NAD 11 778 位点的一个单核苷酸改变使 NADH 脱氢酶第 4 亚单位的 340 密码子由精氨酸转变为组氨酸。NADH 脱氢酶是电子传递通路中的第一个酶，可以下调氧化磷酸化过程中的复合物 I 的功能。这一线粒体 DNA 的突变已被其他研究者证实。1991 年 Huoponen 等在 ND1 基因发现 3460 位点突变，1992 年 John 等发现 14484 位点突变。线粒体 DNA 的其他几个突变也可以成为 LHON 的病因，目前国外报道 50 余个 mtDNA 位点突变。95% LHON 患者的突变位于 11 778、3460 和 14 484 位点，被认为是 LHON 的原发突变。他们均改变了呼吸链复合体 I 跨膜区域的疏水多肽区，使复合体 I 部分功能缺失，最终导致 LHON 的发病。已证实的其他几个突变也是编码复合物 I 亚单位的，但这些突变并不发生在 11 778 突变所在的基因，也不发生在呼吸链中相同复合物（I）的其他亚单位。相同的临床表现可能由呼吸链中不同亚单位的不同突变引起。因此，LHON 的临床表现可能并不是由特定的酶的缺陷所致，而是线粒体能量生成的总体减弱的效果。

线粒体 DNA 突变的频率远高于细胞核 DNA。一个组织包含一种线粒体基因型者被称为同质体（正常同质体或突变同质体）。一个组织中包含两种或更多线粒体基因型（正常基因型或突变基因型）者被称为异质体。虽然研究者最初发现的 LHON 突变基因是同质性的，但随后的研究表明 11 778 突变的患者可以是异质性的。一项关于此组患者的研究报告表明，正常和突变的线粒体 DNA 的比例是可变的。这些研究发现，突变和正常线粒体 DNA 的相对比例与临床上发生 LHON 的风险相关。另一项针对一个家族的研究表明，从外祖母至母亲至盲目的儿子，突变线粒体 DNA 的比例逐渐增加。然而并非所有的突变同质体都发生视力丧失。异质体突变在本病病理生理或外显率中的作用仍不清楚。

关于主要的线粒体突变和 LHON 的病因仍有很多方面无法解释。LHON 发病机制的理论必须能够将突然发生的、双侧性视神经病变这种共有的临床表现与多种已发现的线粒体突变联系起来。传统的理论推测环境因素、营养缺乏、系统性疾病或中毒可以影响线粒体代谢，从而引发本病。但是一项病例对照研究显示，吸烟或饮酒并没有促使已知线粒体突变携带者发生 LHON。目前关于 LHON 发病机制的主要理论，包括自由基形成引发视网膜神经节细胞凋亡和视神经筛板前无髓鞘部分的易损性增加，均表明这一部分具有很高的线粒体呼吸链活性。

3．临床表现　典型的 LHON 首发症状是视物模糊，随后的几个月之内出现无痛性、完全或接近完全的失明。通常是两眼都受累，或者一只眼睛失明不久，另一只也很快失明。眼底改变典型的表现是视盘周围毛细血管扩张性微血管病变，视盘周围神经纤维层水肿（假性水肿），在荧光素眼底血管造影中无视盘或盘周渗漏三联征，这一点可用于区分 LHON 视盘和真性水肿的视盘。利用 OCT 测量 LHON 携带者视盘周围视网膜神经纤维层厚度（RNFLT）可以发现各象限有不同程度的增厚，而晚期明显变薄，黄斑区视网膜厚度显著变薄。普遍存在红绿色觉障碍，视野有中心、旁中心或盲中心暗点。1996 年 Nikoskelainen 编写的《眼科学》中将该病大致分为三期：①临床前期：视盘充血水肿，视盘上及邻近区微血管扩张弯曲明显，绕盘周神经纤维层水肿混浊，血管造影示静脉充盈迅速，动静脉分流，但无渗漏；②急性期：微血管扩张更明显，有时可见盘周出血，荧光素眼底血管造影示视盘呈强荧光，血管高度扩张，静脉充盈时间更快，视盘颞侧有丰富的动静脉分流支，部分血管壁可出现荧光直流现象，视盘黄斑束毛细血管充盈、延缓缺损；③萎缩期：视盘颞侧小动脉变细，毛细血管减少，神经纤维的带状或楔形缺失区逐渐加宽，视盘颞侧变淡；随病程进展上述改变范围更大并累及全视盘及周围神经纤维层。无论图形或闪光视觉诱发电位检查，P100 波形异常和视力好坏直接相关，潜伏期延迟比振幅下降更敏感。大多数 LHON 患者视力丧失严重而持久。然而也有一些病例在视力恶化后数年视力又得以恢复。自发恢复的预后似乎与突变类型相关。少于 5% 的 11 778 和 3460 突变患者会发生自我恢复，而 14 484 突变的患者 60% 会发生自发恢复。自发恢复可以发生在单眼或双眼，可以发生在视力丧失后 10 年。虽然 LHON 有自发恢复的可能，但没有证据证实逆转 LHON 视力丧失的治疗是有效的。大多数 LHON 患者唯一显著的表现是视功能损害。但也有报道同时合并神经系统、心脏及骨骼系统异常。有些 LHON 患者可出现轻微神经系统异常，如反射亢进或病理反射、轻微的小脑性共济失调、震颤、运动失调、肌肉消瘦或末梢感觉神经病变及膀胱无力症等。还有一些 LHON 患者，尤其是女性，在发生视神经病变的同时，表现出与多发性硬化（MS）相符的症状与体征。这些患者的脑脊液及磁共振成像检查均发现多发性硬化的典型表现。人群调查并未显示在多发性硬化患者中 mtDNA 突变发生率增加。这两种疾病之间不一定有联系，但可同时存在，且 MS 患者若合并 LHON 点突变，其视神经炎的预后更差。还有报道一些合并严重神经系统异常的 LHON，被称为"Leber 叠加综合征"。这些综合征包括：①视神经病变，运动失调，痉挛，精神障碍，骨骼异常及急性婴儿脑病发作。②视神经病变，肌张力障碍，神经系统影像学检查发现基底节病灶。③视神经病变与脊髓病。④视神经病变与小儿脑病。

4. 诊断及鉴别诊断　LHON 尚无明确的诊断标准，对临床疑诊者，应首选 mtDNA 基因检测。对病因不明的单眼或双眼视神经炎及伴有中心暗点的双眼视神经萎缩，在排除颅内或中枢神经系统疾病后，应常规做基因检查。

5. 治疗与预后　目前尚未找到有效的预防和治疗方法，但对于 LHON 发病机制的研究将为以后的遗传咨询和临床诊治奠定坚实的理论基础，也将成为线粒体病研究的范式。一些药物是线粒体代谢中自然存在的一些辅助因子，具有抗氧化功能，包括 idebenone、辅酶 Q10、琥珀酸盐、维生素 B_1、B_2、C、K_1 及 K_3，用于恢复急性期患者视盘血液循环，对视力自行恢复起辅助作用。由于部分 LHON 患者有自行恢复的可能性，应慎重对待任何无对照研究的药物疗效报告。建议 LHON 患者避免吸烟、过量饮酒及与环境毒物接触。LHON 的基因治疗有了新的进展，已成功克隆出一个人类视网膜特异性的胺氧化酶基因，该基因只特异性的存在于视网膜神经节细胞中，通过运用这个启动区，已开发出一种节细胞特异性载体。此外，通过凋亡阻断基因转入节细胞保护细胞防止其凋亡，有可能治疗这一疾病。

二、病理性近视眼底改变

1. 概述　病理性近视，也被称为高度近视，是指屈光度高于 −6.0D 的屈光不正，常伴有眼轴延长和眼底改变，是致盲的主要眼病之一（详见本书第十二章）。

2. 病因病理　现在普遍认为近视是基因和环境等多个因素相互作用的病因复杂的一种眼部常见疾病，而其发病机制尚不完全清楚。

3. 临床表现　眼底表现为颞侧弧形斑、色素上皮变薄、豹纹状眼底、Fuchs 斑、视网膜脉络膜萎缩等，同时伴有视力进行性下降，可并发弱视、青光眼、白内障、玻璃体混浊、视网膜脱离等多种眼科疾病（图 3-14）。

4. 诊断及鉴别诊断　根据典型的临床表现，可作出诊断。

5. 治疗与预后　无有效治疗方法。

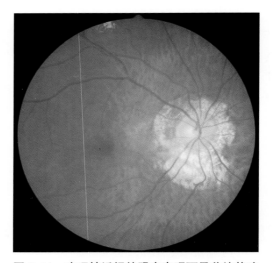

图 3-14　病理性近视的眼底表现可见豹纹状改变，颞侧弧形斑

三、常染色体显性视神经萎缩

1. 概述　常染色体显性视神经萎缩（autosomal dominant optic atrophy，ADOA）是一种多发于儿童期的、隐匿性发病、缓慢进行性的视神经疾病，目前被认为是最常见的常染色体遗传性视神经病变，一般在 10 岁前发病，常伴有轻至中度的视力损害。

2. 病因病理　大多数 ADOA 由位于 3q28-q29 和 18q 的 OPA1 和 OPA4 突变所致。这些基因负责编码在线粒体形成和维持中发挥作用的蛋白质。2000 年，Alexander 等对 7 个独立的 ADOA 家系进行序列分析，第一次确定了该基因的突变。目前发现的该基因的突变已近百个，主要发生在 8～15 号外显子及羧基端，其中多数为 GTPase 基因控制区及效应结构域的突变，而外显子 4、4b 及 5b 突变较少。5′端突变较少的原因可能是由于剪接的外显子不产生表型，因为其他同分异构体可以代偿该突变。综合各学者报道的 OPA1 突变类型来看，主要为缺失/插入突变、错义突变、剪接突变以及无义突变等。

3. 临床表现　典型表现为双眼大致对称的、缓慢进展的视力下降；眼底可见视盘颞侧苍白，经常伴有三角形的颞侧凹陷区域，若萎缩较严重，可向视盘上方及下方发展，最终累及鼻侧象限。部分患者还可见视盘周围尤其是颞侧脉络膜萎缩弧或杯盘比增大。但部分 ADOA 患者视盘萎缩程度轻微，以致早期视盘形态色泽大致正常。色觉损害多为蓝色盲，也可表现为红绿色盲或全色盲；视野呈中心、旁中心或盲中心暗点。已有显性视神经萎缩患者眼球和视神经的组织学检查报告，发现所有眼球均表现为视网膜神经节细胞层弥漫性的萎缩，并伴有视神经内髓鞘的萎缩和丢失。这一发现表明，显性视神经萎缩是视网膜神经节细胞的原发性变性。

4. 诊断及鉴别诊断　核基因检测为该病重要确诊依据，但不应过分强调对显性视神经萎缩疑似患者的亲属进行检查的重要性。由于存在广泛的家族内和家族间变异，许多无症状的亲属确实可以表现为轻度受累。虽然在表达上存在变异，但外显率约为 98%。显性视神经萎缩的患者应行听觉检查，因为感音神经性听觉丧失的发生率在这些患者中有所增加。

5. 治疗与预后　该病目前尚无确切有效的预防和治疗措施，一般予以改善循环、营养神经等中西医支持治疗。一般而言，此病的患者视力预后良好，应告知患者完成学业并从事正常的工作。

四、常染色体隐性视神经萎缩

常染色体隐性视神经萎缩是遗传性视神经病变的少见类型，通常在 3～4 岁时被发现，其特点是严重的视力损害，常伴有眼球震颤，视力一般为 20/40 或更差。弥漫性视盘苍白，有时视网膜血管变细等提示毯层视网膜变性的体征是本病的标志。视网膜电流图有助于隐性视神经萎缩和毯层视网膜变性的鉴别。在大多数隐性视神经萎缩的病例中可以发现家族史。与隐性视神经萎缩相关的两个最常见的综合征是定位于染色体 4p 的 WFS1 基因所导致的 Wolfram 综合征（尿崩症，糖尿病，视神经萎缩和耳聋）和定位于染色体 19q 的 OPA3 基因所导致的 Behr 综合征（进行性脑病，智力低下，共济失调，眼球震颤和高足弓）。

（袁冬青）

参 考 文 献

1. 李凤鸣. 中华眼科学. 第 2 版. 北京：人民卫生出版社，2005.

2. 赵堪兴，杨培增. 眼科学. 第 7 版. 北京：人民卫生出版社，2008.

3. 褚仁远. 眼病学. 第 2 版. 北京：人民卫生出版社，2011.

4. 魏文斌. 眼底病鉴别诊断学. 北京：人民卫生出版社，2012.

5. Wall PB, Traboulsi EI. Congenital abnormalities of the optic nerve: from gene mutation to clinical expression. Curr Neurol Neurosci Rep. 2013；13（7）：363.

6. Oliver SC, Bennett JL. Genetic disorders and the optic nerve: a clinical survey. Ophthalmol Clin North Am. 2004；17（3）：435-445，Ⅶ.

7. Garcia-Filion P, Borchert M. Prenatal determinants of optic nerve hypoplasia: review of suggested correlates and future focus. Surv Ophthalmol. 2013；58（6）：610-619.

8. Goh YW, Andrew D, McGhee C, et al. Clinical and demographic associations with optic nerve hypoplasia in New Zealand. Br J Ophthalmol. 2014；98（10）：1364-1367.

9. Borchert M. Reappraisal of the optic nerve hypoplasia syndrome. J Neuroophthalmol. 2012；32（1）：58-67.

10. Abegão Pinto L，Vandewalle E，Marques-Neves C，et al. Visual field loss in optic disc drusen patients correlates with central retinal artery blood velocity patterns. Acta Ophthalmol. 2014；92（4）：e286-291.

11. Shah A，Szirth B，Sheng I，et al. Optic disc drusen in a child：diagnosis using noninvasive imaging tools. Optom Vis Sci. 2013；90（10）：e269-273.

12. Sato T，Mrejen S，Spaide RF. Multimodal imaging of optic disc drusen. Am J Ophthalmol. 2013；156（2）：275-282.

13. Tan DK，Tow SL. Acute visual loss in a patient with optic disc drusen. Clin Ophthalmol. 2013；7：795-799.

14. Nakazawa T，Tachi S，Aikawa E，et al. Formation of the myelinated nerve fiber layer in the chicken retina. Glia. 1993；8（2）：114-121.

15. Tarabishy AB，Alexandrou TJ，Traboulsi EI. Syndrome of myelinated retinal nerve fibers，myopia，and amblyopia：a review. Surv Ophthalmol. 2007；52（6）：588-596.

16. Dutton GN. Congenital disorders of the optic nerve：excavations and hypoplasia. Eye（Lond）. 2004；18（11）：1038-1048.

17. Olsen TW，Summers CG，Knobloch WH. Predicting visual acuity in children with colobomas involving the optic nerve. J Pediatr Ophthalmol Strabismus. 1996；33（1）：47-51.

18. Beby F，Des Portes V，Till M，et al. Chromosome 6p25 deletion syndrome：report of a case with optic disc coloboma and review of published ophthalmic findings. Ophthalmic Genet. 2012；33（4）：240-248.

19. Georgalas I，Ladas I，Georgopoulos G，et al. Optic disc pit：a review. Graefes Arch Clin Exp Ophthalmol. 2011；249（8）：1113-1122.

20. Ohno-Matsui K，Hirakata A，Inoue M，et al. Evaluation of congenital optic disc pits and optic disc colobomas by swept-source optical coherence tomography. Invest Ophthalmol Vis Sci. 2013；54（12）：7769-7778.

21. Jain N，Johnson MW. Pathogenesis and treatment of maculopathy associated with cavitary optic discanomalies. Am J Ophthalmol. 2014；158（3）：423-435.

22. Meyer CH，Rodrigues EB，Schmidt JC. Congenital optic nerve head pit associated with reduced retinal nerve fibre thickness at the papillomacular bundle. Br J Ophthalmol. 2003；87（10）：1300-1301.

23. Codenotti M，Fogliato G，De Benedetto U，et al. Simultaneous vitreous hemorrhage and branch retinal artery occlusion after prepapillary arterial loop rupture. J Fr Ophtalmol. 2013；36（4）：e63-65.

24. McLeod D. Central retinal vein occlusion with cilioretinal infarction from branch flow exclusion and choroidal arterial steal. Retina. 2009；29（10）：1381-1395.

25. Heidary G，Rizzo JF 3rd. Use of optical coherence tomography to evaluate papilledema and pseudopapilledema. Semin Ophthalmol. 2010；25（5-6）：198-205.

26. Maruko I，Iida T，Sugano Y，et al. Morphologic choroidal and scleral changes at the macula in tilted disc syndrome with staphylomausing optical coherence tomography. Invest Ophthalmol Vis Sci. 2011；52（12）：8763-8768.

27. Yen MY，Wang AG，Wei YH. Leber's hereditary optic neuropathy：a multifactorial disease. Prog Retin Eye Res. 2006；25（4）：381-396.

28. Lenaz G，Baracca A，Carelli V，et al. Bioenergetics of mitochondrial diseases associated with mtDNA mutations. Biochim Biophys Acta. 2004；1658（1-2）：89-94.

29. Carelli V，Ross-Cisneros FN，Sadun AA. Optic nerve degeneration and mitochondrial dysfunction：genetic and acquired optic neuropathies. Neurochem Int. 2002；40（6）：573-584.

30. Sabet-Peyman EJ，Khaderi KR，Sadun AA. Is Leber hereditary optic neuropathy treatable? Encouraging results with idebenone in both prospective and retrospective trials and an illustrative case. J Neuroophthalmol. 2012；32（1）：54-57.

31. Newman NJ. Treatment of hereditary optic neuropathies. Nat Rev Neurol. 2012；8（10）：545-556.

32. Morgan IG，Ohno-Matsui K，Saw SM. Myopia. Lancet. 2012；379（9827）：1739-1748.

33. Skidd PM，Lessell S，Cestari DM. Autosomal dominant hereditary optic neuropathy（ADOA）：a review of the genetics and clinical manifestations of ADOA and ADOA +. Semin Ophthalmol. 2013；28（5-6）：422-426.

34. Lenaers G，Hamel C，Delettre C，et al. Dominant optic atrophy. Orphanet J Rare Dis. 2012；7：46.

35. Ho G, Walter JH, Christodoulou J. Costeff optic atrophy syndrome: new clinical case and novel molecular findings. J Inherit Metab Dis. 2008; 31 Suppl 2: S419-423.

36. Sitarz KS, Chinnery PF, Yu-Wai-Man P. Disorders of the optic nerve in mitochondrial cytopathies: new ideas on pathogenesis and therapeutic targets. Curr Neurol Neurosci Rep. 2012; 12 (3): 308-317.

37. Neuhann T, Rautenstrauss B. Genetic and phenotypic variability of optic neuropathies. Expert Rev Neurother. 2013; 13 (4): 357-367.

38. Finsterer J, Löscher W, Quasthoff S, et al. Hereditary spastic paraplegias with autosomal dominant, recessive, X-linked, or maternal trait of inheritance. J Neurol Sci. 2012; 318 (1-2): 1-18.

第四章
视盘的炎症性病变

　　临床上视神经炎泛指累及视神经的各种炎性病变，而不是单独的一种疾病，此时的炎症实际上包括了许多复杂病种，如脱髓鞘病、免疫介导的其他疾病、感染性疾病和特发性视神经炎，炎症性疾病如视网膜血管的炎症，相邻的鼻窦炎、脑炎和脑膜炎，颅底和眼眶的炎症累及视神经，肉芽肿的炎性浸润如结节病以及同时累及视网膜的视神经炎等。以受累部位为标准，可以分为4型：球后视神经炎（retrobulbar neuritis）——仅累及视神经眶内段、管内段和颅内段，视盘正常；视盘炎（papillitis）及前部视神经炎（anterior optic neuritis）——累及视盘，伴视盘水肿；视神经周围炎（neuroretinitis）——仅累及视神经鞘而不侵及视神经；视神经网膜炎（optic perineuritis，perioptic neuritis）——同时累及视神经球内段和视盘周围视网膜。以发病的缓急程度为标准，可分为急性、亚急性和慢性视神经炎。我们认为，视神经炎症累及视盘，表现出视盘的充血、水肿等炎症性改变，而其他继发与视网膜血管及视盘周围的炎性病变也可累及视盘。因此，我们针对可能引起视盘炎症性病变的各类疾病进行归纳。

第一节　视　神　经　炎

　　视神经炎（optic neuritis，ON）泛指累及视神经的各种炎性病变，是青中年人最易罹患的致盲性视神经疾病。以病因为标准，可以分为5种：①特发性视神经炎，包括特发性脱髓鞘性视神经炎（idiopathic demyelinating optic neuritis，IDON），亦称经典多发性硬化相关性视神经炎（multiple sclerosis related optic neuritis，MS-ON）和视神经脊髓炎相关性视神经炎（neuromyelitis optica related optic neuritis，NMO-ON）；②其他中枢神经系统脱髓鞘疾病相关性视神经炎；③感染性和感染相关性视神经炎；④自身免疫性视神经病；⑤其他类型的视神经炎。

一、特发性视神经炎

（一）特发性脱髓鞘性视神经炎

　　通常所说的视神经炎指的是原发性脱髓鞘性视神经炎，可孤立发生，亦可发生于多发性硬化患者。当患者缺乏多发性硬化（multiple sclerosis，MS）或者其他系统性疾病的表现而仅有视神经炎表现时，称为孤立性、单症状性或特发性视神经炎。特发性脱髓鞘性视神经炎（IDON）的病理生理机制通常被认为是与多发性硬化发病机制相似的脱髓鞘改变，进展为多发性硬化的风险较大。其包括三种类型：急性、慢性和无症状（亚临床）视神经炎。其中，急性脱髓鞘性视神经炎是全世界范围内最为常见的视神经炎类型，以人群为基础的研究提示急性视神经炎的人群年发病率为1/100 000～5/100 000。大多数患者的发病年龄为20～50岁，平均30～35岁。男女患病比例约为1:3。另外两种较为少见。

　　1. 临床表现　　典型表现：①中心视力下降。逾90%患者主诉中心视力损害，多数为单眼视力下降，但少部分患者，特别是儿童，双眼可同时受累。突发性较强，几小时至几天达高峰。视力损害程度不一，可从轻度下降至完全无光感。多数患者会主诉弥漫性视物模糊，但一些患者可意识到以中心视野模糊为主。有时患者可能描述周边视野部分缺损，如一侧的下半或上半视野缺损。②眼痛及眶周痛。超过90%

的患者有眼痛或眼球转痛，是区别于其他视神经病变的重要特征，如前部缺血性视神经病变、Leber遗传性视神经病变多为无痛。一般轻微，但也可能非常剧烈，常随眼动加剧。

其他表现：①色觉障碍及对比敏感度（contrast sensitivity）降低，亮度敏感度降低。色觉障碍以红、绿障碍为主，应用Ishihara或者Hardy-Rand-Rittler等标准色觉检查，或敏感度更高的Farnsworth-Munsell 100色彩试验，即可发现不同程度的色觉障碍，甚至双眼在色觉和亮度辨别上的差别。对比敏感度下降往往同步于甚至高于视力下降程度。②视野损害类型多样，可为弥漫性或局灶性缺损，表现为各种形式的神经纤维束型视野缺损。VEP检查表现为潜伏期延长和（或）波幅降低。③可能在运动、热水浴、特定声音等因素刺激下，出现视力模糊加重现象（Uhthoff征）、物体移动感（Pulfrich现象）和阳性视觉（positive visual phenomena）或称闪光幻觉（photopsias）。④单侧或两次以上发作后双侧病变程度不对称的视神经炎患者可见相对性传入性瞳孔功能障碍（relative afferent papillary defect，RAPD）即Marcus-Gunn瞳孔，其他患者可能仅有瞳孔对光反射迟钝。⑤多数患者视盘正常，所谓"患者看不见（物体），医生也看不见（异常）"，与视力损害和视野缺损的程度无直接相关性。视盘或盘周出血远较前部缺血性视神经病变少见。出现视盘水肿的患者中，水肿程度从轻度边界不清至重度隆起不等。

慢性脱髓鞘性视神经炎较为少见，一般无急性视力下降、眼痛等症状，但仍然可能出现相对静止的视力障碍、缓慢进行性或阶梯样单、双眼视力下降、单侧或双侧视神经功能障碍等症状。症状表现一般晚于MS其他症状、体征出现，少部分例外。

无症状（亚临床）视神经炎患者尽管自诉视力正常，但通过临床检查、体格检查和神经电生理检查等手段，可能发现轻度色觉障碍、单侧或双侧轻度视野缺损和相对性传入性瞳孔功能障碍或轻度视神经纤维层萎缩等。MRI检查可提示无症状眼的视神经强化，电生理检查可发现视通路的功能损害，其中视觉诱发电位（VEPs）是提示视神经或其他视通路功能障碍相当敏感的工具。

2. 检查　检查的主要目的在于确定病变类型究竟为炎性还是非炎性，尤其需要区分压迫性病变，探究是否存在脱髓鞘以外的其他病因，并为患者视功能和神经功能预后提供依据。应用磁共振成像技术（MRI），可明确中枢系统白质是否存在其他脱髓鞘病灶，尤其在侧脑室周围区域。由于存在多个脱髓鞘病灶的患者，10年内转化为MS的几率大大高于单一病灶患者，故MRI检查是预测患者转化为MS的重要依据。此外，由于其他辅助检查在区分IDON和其他一些视神经病方面缺乏特异性，结合具体病例确定排查病因就显得尤为重要，如排查梅毒、猫抓病、莱姆病等。脑脊髓液检查也可有助于排查其他炎性或者感染性病因，但在提示视神经炎转化为MS方面，并不如MRI应用价值大。

3. 治疗　肾上腺糖皮质激素是针对IDON的主要治疗方法。视神经炎治疗试验（optic neuritis treatment trail，ONTT）研究分三个治疗组，第一组口服泼尼松［1mg/（kg•d）］14天；第二组静脉滴注甲泼尼龙（250mg，每天4次，共3天），后续口服泼尼松［1mg/（kg•d）］11天；第三组安慰剂治疗14天。每组最后均将口服药快速减量（第15天口服20mg，第16天和18天口服10mg）。经临床观察和长期随访发现，静脉滴甲泼尼龙组患者的视力恢复快于其他两组，尤以最初15天恢复最明显，口服泼尼松组患者视功能恢复速度及程度与安慰剂组比较均无明显差异，但三组患者发病1年后的平均视力、对比敏感度、色觉和视野均无显著差异，证明激素治疗并不能改善视神经炎患者的视力预后。此外，ONTT还发现了另外两个十分重要的结论，一是单纯口服泼尼松组患者的视神经炎同侧眼复发或对侧眼再发的几率高于其他两组，二是静脉滴注甲泼尼龙在2年内可以显著延迟MS发生，但3年后的MS转化率没有显著差别。

在高危研究对象中用干扰素β-1a预防多发性硬化的研究（controlled high MS risk avonex MS prevention study，CHAMPS）是一项随机、双盲、对照研究，对象为发生了临床脱髓鞘病变和在头MRI中发现两个及以上MS病灶的患者。研究对象首先接受ONTT研究中静脉滴注甲泼尼龙组方案的治疗，然后被随机分配到干扰素β-1a（avonex）治疗组和安慰剂组。在3年随访时发现，接受干扰素治疗组相比干扰素组，不仅MS转化率降低了44%，而且头部新增病灶和强化病灶也较少。

4. 预后　IDON有自愈性，初期恢复很快，后进入平台期，但进一步的恢复可持续到发病1年后。ONTT研究中，安慰剂组79%和93%的患者视力分别在发病后3周和5周内开始恢复，80%～90%的患者视力恢复至0.5以上，对比敏感度、色觉及视野均可同步恢复。但同时，部分患者仍可能遗留Uhthoff现象，或者轻度的视物模糊和色觉较淡。有理由认为视神经炎是 MS 的顿挫型,大多数研究提示,至少 1/3～1/2 的 IDON 患者会进一步进展为 MS,女性、年轻、冬季发病和相关病史都可能是转化为 MS 的危险因素,特别是存在多个脱髓鞘病灶的 IDON 患者转化为 MS 的几率更可高达 70% 以上,故 IDON 又称为 MS-ON。

5. 处理建议　眼科医生在协助判断视神经炎预后中具有相当的重要性。对于具有视神经炎典型临床特征的患者,可以不借助辅助检查即做出临床诊断。孤立性视神经炎患者有转化为 MS 的可能性,特别是头部 MRI 检查异常者风险更高。此类患者应当考虑使用静脉糖皮质激素治疗,激素可以加速视功能恢复并延缓转化为 MS,但不能改善长期预后。对于高危患者可以考虑使用干扰素 β-1a 进行长期治疗,但应当结合患者的具体情况选择个体化治疗措施。

(二)视神经脊髓炎相关性视神经炎

视神经脊髓炎(neuromyelitis optica, NMO)是一种不同于 MS 的主要选择性累及视神经和脊髓的中枢神经系统炎性脱髓鞘疾病,是指急性或亚急性的单眼或双眼的视神经病变,合并视神经炎发生之前或之后数天至数周发生的横贯性或上升性脊髓炎。经典的 NMO 又称为 Devic 病,近十年来由于视神经脊髓炎抗体(NMO-IgG)(之后的研究发现该抗体为水通道蛋白 4 抗体,AQP4-Ab)的发现,随之提出了复发性 NMO 的概念。视神经脊髓炎相关视神经炎(NMO-ON)在各年龄段均可发病,但儿童和青年人更易发,且在亚洲国家比欧美更高发。NMO-ON 与 IDON 和 MS 均存在显著区别。与 IDON 不同的是,NMO-ON 患者在视神经和脊髓都可见散在的脱髓鞘改变,部分可能累及大脑,且在累及白质的同时也可累及灰质。与 MS 相比,NMO-ON 几乎不累及大脑皮质下白质内的弓形纤维以及小脑,也鲜见神经胶质增生。

1. 临床表现　多以低热为前驱症状。因前部视觉通路和脊髓病变,主要表现为视力下降和截瘫。①视力下降:双眼同时或相隔数小时至数周内出现迅速而严重的视力下降,甚至完全失明。单眼发病偶见,眼痛偶见。视野缺损形式多样,患者常因视力太差而不能完成视野检查,中心暗点常见。常见轻微视盘水肿,偶见严重视盘水肿,伴视网膜静脉迂曲扩张和广泛的视盘周围渗出。随病程延长,视盘苍白一般常见,部分可伴轻度视网膜血管狭窄。②截瘫:多见于视力下降后,部分发生于视力下降前,间隔一般为数天至数月。发病一般突然且严重。可出现因上升型麻痹引发的呼吸麻痹,进而在病程早期导致死亡。

复发性 NMO 相关的视神经炎多为单眼发病,易复发,视功能损害重且恢复差。NMO 的急性脊髓损害可于视力下降之前、之后甚至同时发生,二者可间隔数天、数周、数月甚至数年,表现为截瘫、感觉及括约肌功能障碍,重者可致呼吸肌麻痹。

2. 检查　患者在急性期时,脑脊液呈现炎性反应,一般有轻度淋巴细胞增多,蛋白含量增高,但 IgG 鞘内合成通常不增高,且寡克隆区带极少呈阳性。与 MS 相比,NMO-ON 某些血清学和影像学表现有一定的特异性,半数患者血清可检出髓鞘特异性抗原(NMO-IgG),除前部通路外的其他颅内病灶少见,但 MRI 检查可显示视神经、视交叉和脊髓的长 T2 信号及强化病灶。

3. 治疗　特异性治疗目前尚无。支持治疗对严重 NMO-ON 患者存活至关重要。静脉滴注甲泼尼龙在缓解病情和促进视觉及运动功能恢复上有一定效果。免疫抑制剂和静脉滴注丙种球蛋白亦可考虑。

4. 预后　NMO-ON 死亡率一度高达 50%,但得益于支持治疗的发展,现已大幅降低。一般为单病程,偶见视力下降和瘫痪的分别或同时复发。

视功能可有所恢复,但一般较差。视力在下降 1～2 周后,可有所恢复,并在数周至数月内达最大限度。周边视野恢复一般早于中心视野。多数患者会遗留双眼或至少一只眼的严重视力障碍(最终视力低于 0.1)。

运动障碍可有一定恢复,但常遗留下肢轻瘫,甚至持久、完全的瘫痪,完全恢复者鲜见。

二、其他中枢神经系统脱髓鞘病相关的视神经炎

(一)弥漫性硬化

弥漫性硬化(encephalitis periaxialis diffusa,又称 Schilder 病)比较少见,其症状类似 MS,同时具有非遗传性脱髓鞘疾病特征,故有学者认为是 MS 的一种变异型。多发于儿童和青年人,以无间歇性的慢性进行性发展为典型,部分为阶梯样进展性病程。视功能障碍常见,多表现为皮质盲、象限盲或同向性偏

盲，合并视交叉前损害较为少见，偶见视交叉脱髓鞘病变导致的双颞侧偏盲。智能障碍、精神错乱、不同部位和程度的瘫痪亦是常见表现。如蔓延至脑干和小脑，也可能出现眼球震颤、意向性震颤等症状。

经神经影像学检查，可见患者脱髓鞘病灶散布且巨大，一般边界清晰，且呈非对称、非连续性，与 MS 相当类似，同时伴有严重且高选择性的髓鞘崩解。常可累及整个脑叶或大脑半球，甚至通过胼胝体累及对侧大脑半球，偶见双侧大脑半球对称受累。脑脊液检查可见蛋白含量和淋巴细胞轻微增高，IgG 含量和指数亦可升高。偶见颅内压升高，鲜见视盘水肿。

本病死亡率高，病程多为数月至数年。糖皮质激素或免疫抑制剂治疗对部分患者有效，可减少或缩小病灶。

（二）同心圆硬化

同心圆硬化（encephalitis periaxialis concentrica，Balo 病）症状类似弥漫性硬化，且二者同样少见。由于炎性血管导致的髓鞘脱失和再生的交替进行，患者大脑白质病灶内髓鞘脱失带与保存带以同心圆带状排列，其命名即得于此。病程进展迅速且较短，发病数周～1 年内患者即可死亡。在病程早期，MRI 检查和脑脊液检查可能都难见异常，确诊难度较大。但如能早期给予肾上腺糖皮质激素系统治疗，预后效果可能较好。

三、感染性和感染相关性视神经炎

与视神经炎相关的病原体种类繁多，包括细菌感染，如梅毒、结核、莱姆病、猫抓病、布鲁杆菌病等，以及各种病毒，如肝炎病毒、人类免疫缺陷病毒 I 型、水痘带状疱疹病毒等。局部感染如眼内、眶内、鼻窦、乳突、口腔和颅内感染等，以及全身性感染均可能成为视神经炎的病因。

病原体可以通过直接蔓延、血行播散等途径直接侵犯视神经（感染性视神经炎，如梅毒视神经炎、结核感染性视神经炎），也可通过触发免疫机制导致视神经炎症（感染相关性视神经炎）。值得注意的是各种病原体感染，尤其是病毒感染可以作为特发性视神经炎的诱发因素，因此感染相关性视神经炎在概念和分类上与 IDON 有重叠之处，有待今后大规模病例研究以进一步明确。

感染性或感染相关性视神经炎可单眼或双眼急性、亚急性起病。临床可表现为视盘炎、球后视神经炎、视神经网膜炎或者视神经周围炎。因病原体及感染程度不同，预后差异较大。部分感染性视神经炎有自愈性（如视神经乳头炎、视神经周围炎），或者病情不严重时能早期诊断并给予针对性抗生素治疗，视功能恢复较好；部分病例（如梅毒螺旋体或结核分枝杆菌感染性视神经炎）或重症感染，如治疗不及时，则恢复不佳。感染相关性视神经炎多数视力恢复程度较好。

四、自身免疫性视神经病变

可以是系统性自身免疫性疾病（如系统性红斑狼疮、干燥综合征、白塞病、结节病等，具体见第十四、十六章）的一部分，也可作为系统性自身免疫病的首发表现。多见于青中年女性，单眼或双眼均可累及。与 IDON 相比，视力损害程度多较严重，且恢复较差；多数有视盘水肿，部分伴有少量小片状盘周出血；可合并多个系统和器官损害以及自身免疫抗体阳性；易复发，部分患者有糖皮质激素依赖现象。

自身免疫性视神经病治疗主要以原发病治疗为主。通常应用肾上腺糖皮质激素和免疫抑制剂等。由于自身免疫性视神经病变在发病机制上属于弥漫性结缔组织病的一部分，应用全身性肾上腺糖皮质激素治疗时，疗程较长，在进行大剂量冲击治疗后应逐渐减量，根据患者临床症状，口服中小剂量激素通常需维持 4～6 个月以上。局部治疗如球后注射等治疗疗效待评价。文献报道自身免疫性视神经病变的预后根据原发病的不同而不同，白塞病和结节病导致的视神经炎症性改变经适当治疗后预后较好，而继发于 Wegener 肉芽肿和系统性红斑狼疮的患者则预后较差。

五、其他类型的视神经炎

鉴于目前的检查和研究手段，尚有部分视神经炎患者找不到明确的病因。根据国内不同研究者的统计结果，在所有被检的视神经炎患者中约有 20% 左右未发现明确病因或诱因。值得注意的是，在一项研究报告中指出，30 例不明原因的视神经炎患者中 12 例发现 11 778 位点突变。因此，对于不明原因的视神经炎，除应进行认真详细的病史采集、体检、必要的辅助检查和长期随访外，进行 mt-DNA 突变筛查对不明原因的神经炎的诊断和鉴别有重要意义。

第二节 视盘血管炎

一、概述

视盘血管炎（optic disc vasculitis）又称视盘静脉炎（papollaphelibitis），是一种原发于视盘血管的非特异性炎症。视盘内有位于筛板前区的睫状血管系统和筛板后视网膜中央静脉，当前者出现炎症时，由于毛细血管渗出增加，往往以视盘水肿为主要表现，称为 I 型视盘血管炎；当炎症侵及后者时，以视网膜中央静脉阻塞为主要表现，称为 II 型视盘血管炎。一项流行病学调查发现，在 16 例视盘血管炎中，I 型占到 13 例，发病率远高于 II 型。患者多为 40 岁以下青年人，男性居多，单眼发病居多。有国外学者认为，此病可能与高血压和吸烟有关。

二、临床表现

1. I 型视盘血管炎 视力正常或轻中度下降，一般在 0.5 以上，偶见小于 0.5 者。生理盲点扩大。检眼镜检查可见视盘充血水肿，隆起度通常不超过 3D，视盘表面及边缘可见线状、火焰状出血斑，数量、大小不定。视网膜动脉管径正常或略微变细，静脉迂曲扩张。荧光素眼底血管造影（FFA）可见视盘表面毛细血管扩张及微血管瘤，视盘血管管壁着染有白鞘，晚期视盘血管荧光渗漏。

2. II 型视盘血管炎 依受累视网膜位置不同，可表现出不同程度的视力下降。若累及黄斑部，中心视力突然显著下降。中心暗点或旁中心暗点，周边视野常无影响，或与受累部位相关的不规则向心性缩小。视盘充血肿胀，边界模糊，视网膜动脉细，静脉迂曲、扩张，视网膜水肿，密集或散在线状、火焰状出血，黄斑区视网膜囊样水肿或放射状皱褶。FFA 检查可见视网膜动静脉充盈迟缓，出血灶处荧光遮蔽，视盘表面毛细血管扩张及微血管瘤，晚期近视盘处视网膜中央静脉着染及渗漏，有病例可见小动脉阻塞。

三、诊断及鉴别诊断

根据典型临床表现，即可做出临床诊断。视力下降一般较轻，仅有生理盲点扩大，可与视神经炎相鉴别。患者年龄一般较轻，无心脑血管、糖尿病病史，无视野缺损，可与前部缺血性视神经病和视网膜中央静脉阻塞相鉴别。颅压正常，一般单侧发病，可与颅内占位病变所引起的视盘水肿相鉴别。

四、治疗原则与进展

及时正确的治疗极为必要，可迅速改善病情直至恢复正常。但若治疗不当或延迟，也可能产生视神经萎缩等症状，甚至导致视力出现不可逆损害。

早期大剂量的糖皮质激素治疗对两种类型的视神经血管炎均有较好疗效，一般数周即可基本恢复，一般也可配合神经营养及改善微循环类药物治疗。有报道视盘血管炎与 Epstein-Barr 病毒感染有关，故用糖皮质激素、免疫球蛋白、阿昔洛韦治疗有效。另有报告玻璃体内注射抗 VEGF 药物治疗视盘血管炎引起的黄斑水肿，效果较好。少数病例可自愈。

第三节 视神经视网膜炎

一、概述

视神经视网膜炎是一种以视盘水肿伴随黄斑区星芒状渗出为眼底特征的临床少见的视神经病变。多发生于 10～50 岁,男女发病无差异。本病可在病毒感染后发生,与多发性硬化关系不大。对未找到感染源的视神经视网膜炎,又称为"Leber 特发性星芒状视神经视网膜炎"。

二、病因与病理

各种感染或非感染性(即免疫介导性)疾病均可能促发视神经视网膜炎。欧美国家文献认为,本病原因包括各种病毒感染、梅毒、猫抓病、螺旋体病、弓形虫病、弓蛔虫病、组织胞浆菌病及类肉瘤病等。

三、临床表现

常表现为单眼视力急剧下降,可降至仅存光感,一般不伴有眼球疼痛。色觉检查常发现严重的色觉障碍,有时自觉色觉异常比视力下降更明显。瞳孔检查发现患眼直接对光反射出现 RAPD。眼底表现为视盘充血水肿,严重者视盘区域有碎片状出血。发病几天或几周后有类脂类沉积物进入黄斑部外丛状层,及 Henle 纤维层,出现以黄斑中心凹为轴心的放线形分布的星芒状硬性渗出。该渗出灶持久不退,有时在视盘水肿消退后更明显。部分病例视盘周围视网膜水肿,并有黄斑区浆液性神经上皮层脱离。约90% 患眼有玻璃体浮游细胞及视网膜静脉伴白鞘。偶见患眼前房浮游细胞及房水闪辉。荧光素血管造影显示在急性期可见视盘内荧光素明显渗漏,但黄斑区血管结构多无异常。视野检查结果多以盲中心暗点居多,但中心暗点、弓形缺损及上下半盲类缺损也可见到。

四、诊断及鉴别诊断

本病结合眼底特征性表现可诊断,但鉴于不同病因导致的视神经视网膜炎,及时针对病因的治疗和预后直接相关。故应全面的调查病因,做必要的血清学检查及血、尿、脑脊液生化检查,并应熟悉不同病因视神经视网膜炎的全身体征及症状。

五、治疗原则与进展

临床上对可查到病因的视神经视网膜炎,采取针对性对因治疗,如对由梅毒导致本病的应用青霉素类抗生素治疗,而对猫抓病导致本病的应尽早使用环丙沙星、磺胺甲氧苄啶、多西环素和利福平等抗生素治疗,对莱姆病螺旋体感染引起本病的应及时予头孢曲松、多西环素等治疗,可达到较好的疗效。

第四节　Leber 特发性星芒状视神经视网膜炎

一、概述

Leber 特发性星芒状视神经视网膜炎(Leber's idiopathic stellate neuroretinitis),自 1916 年 Leber 首次报道以来,国内外均陆续有相关病例报道,但较为少见。1969 年 Francois 称之为 Leber 特发性星芒状视网膜病变,1984 年 Dreyer 改称为 Leber 特发性星芒状视神经视网膜炎,更为符合临床和病理实际,因而被广泛采用。本病为自限性疾病,原因不明,可能与病毒等病原微生物的感染有关。发病 2 周后,水肿可自行消退,至 8～12 周可完全消失。发病 1 周后出现黄斑星芒状斑,亦可随水肿消退而消退,残存一般不超过1 年,消失处有时可见色素紊乱。个别病例可见视盘褪色。视力一般恢复较好甚至完全恢复,最低一般不少于 0.5。

二、病因与病理

Gass 推测其发病机制为视盘深层毛细血管的异常渗漏。渗漏液蓄积于视盘并进入包括黄斑在内的视盘周围视网膜下及视网膜神经上皮层外层,引起视盘、视盘周围视网膜黄斑水肿混浊,液体吸收后,蛋白质、脂质残留,形成黄白色硬性渗出斑点,在黄斑沿 Henle 纤维层排列而呈星芒状斑。

三、临床表现

本病可发生于任何年龄，年轻人居多，无性别差异，大多累及单侧眼，左右无偏好。发病前常有头痛、发热、咳嗽、流涕等上呼吸道感染症状或类似病史。视力下降迅速且剧烈。眼底检查可见视盘水肿充血，视盘隆起一般不超过 4D。视盘周围及黄斑部视网膜水肿混浊、皱褶、出血斑和少数软性渗出斑，可伴有局限性神经上皮层浅脱离。视野缺损呈中心暗点、弓形缺损或垂直形缺损，周边视野缩小，无特异性。可伴色觉障碍。

四、诊断及鉴别诊断

FFA 检查：动脉期视盘荧光充盈，并逐渐增强，视盘及周围视网膜有荧光素渗漏，视网膜动静脉及黄斑周围小血管充盈迂曲，无荧光渗漏。OCT 检查：显示黄斑区浆液性视网膜脱离，视网膜下和视网膜外层积液。

本病为自限性疾病，预后良好或较好，易与视神经视网膜炎相鉴别。视力下降剧烈，FFA 星芒状斑特征明显，易与 I 型视盘血管炎相鉴别。结合病史、全身体检、眼底表现、实验室相关检查、FFA 检查等方面，可与原发性高血压、肾性高血压、糖尿病视网膜病变等全身病引起的黄斑部星芒状斑相鉴别。结合猫接触史、临床表现和血清学检查，可与猫抓病引发的视神经网膜炎相鉴别。

五、治疗原则与进展

本病以非特异性抗炎为主，首选糖皮质激素（如泼尼松龙）。同时应注意低盐饮食，配合维生素 B 族及改善微循环等药物。

第五节 视盘周围炎

视神经周围炎指仅累及视神经周围结构的炎症，属于眼眶炎性假瘤的一种类型，可孤立发生，也可合并巩膜炎、肌炎等其他症状。通常与梅毒等感染因素，或者结节病、Wegener 肉芽肿等系统性炎性疾病有关，与 MS 无明显相关性（详见第十五章）。由于视神经本身未受炎症累及，除双侧视盘水肿外，多数病例无其他眼部表现。但若累及双眼，则很难与视盘水肿相鉴别。

（袁冬青　刘庆淮）

参 考 文 献

1. 李凤鸣. 中华眼科学. 第 2 版. 北京：人民卫生出版社，2005.

2. 赵堪兴，杨培增. 眼科学. 第 7 版. 北京：人民卫生出版社，2008.

3. 褚仁远. 眼病学. 第 2 版. 北京：人民卫生出版社，2011.

4. 彭晓燕. 眼底病诊断思辨. 北京：人民卫生出版社，2009.

5. 童绎，魏世辉，游思维. 视路疾病，基础与临床进展. 北京：人民卫生出版社，2010.

6. 宋维贤，钟勇. 神经眼科讲座. 北京：人民卫生出版社，2012.

7. 安得仲. 实用神经眼科学概论. 北京：人民卫生出版社，1998.

8. 谢瑞满. 实用神经眼科学. 上海：上海科学技术文献出版社，2004.

9. 黄叔仁，张晓峰. 眼底病诊断与治疗. 第 2 版. 北京：人民卫生出版社，2008.

10. Chan JW. Early diagnosis, monitoring, and treatment of optic neuritis. Neurologist. 2012；18（1）：23-31.

11. de Seze J. Atypical forms of optic neuritis. Rev Neurol（Paris）. 2012；168（10）：697-701.

12. Kale N. Management of optic neuritis as a clinically first event of multiple sclerosis. Curr Opin Ophthalmol. 2012；23（6）：472-476.

13. Iyer A，Elsone L，Appleton R，et al. A review of the current literature and a guide to the early diagnosis of autoimmune disorders associated with neuromyelitis optica. Autoimmunity. 2014；47（3）：154-161.

14. Petzold A，Plant GT. Diagnosis and classification of autoimmune optic neuropathy. Autoimmun Rev. 2014；13（4-5）：539-545.

15. Toosy AT，Mason DF，Miller DH. Optic neuritis. Lancet Neurol. 2014；13（1）：83-99.

16. Pfeffer G，Burke A，Yu-Wai-Man P，et al. Clinical features of MS associated with Leber hereditary optic neuropathy mtDNA mutations. Neurology. 2013；81（24）：2073-2081.

17. Collinge JE，Sprunger DT. Update in pediatric optic neuritis. Curr Opin Ophthalmol. 2013；24（5）：448-452.

18. Petzold A，Plant GT. Chronic relapsing inflammatory optic neuropathy: a systematic review of 122 cases reported. J Neurol. 2014；261（1）：17-26.

19. You Y，Gupta VK，Li JC，et al. Optic neuropathies: characteristic features and mechanisms of retinal ganglion cell loss. Rev Neurosci. 2013；24（3）：301-321.

第五章
视 盘 水 肿

一、概述

视盘水肿（optic disc edema）不是一个独立的疾病，而是一个典型的体征。它是由眼球局部、眶内、颅内及全身性疾病多种因素引起的视盘的被动性、非炎症性水肿，眼底表现为视盘隆起、充血和边缘模糊，常伴有视网膜水肿、渗出、出血以及静脉怒张等继发性改变。视盘水肿（papilledema）特指颅内压增高导致的视盘水肿，对于判断有无颅内压增高价值极大，故是神经系统检查中最重要的体征之一。

二、病因

（一）眼部及眼眶疾病

1. 眼部及眼眶疾病　局限于眼球本身的一些眼部疾病经常发生视盘水肿。遗传性眼底病变如先天性视盘异常、Leber 病等，血管性眼底病变如视网膜中央静脉阻塞、静脉瘀滞性视网膜病变（缺血型）、青少年糖尿病性视网膜病变、玻璃体牵引、缺血型视神经病变等，炎症性眼底病变如视盘炎、视神经周围炎、视网膜血管炎、葡萄膜炎等，以及视神经的原发或转移性肿瘤都会发生视盘水肿。此外，眼内压的突然降低也常引起视盘水肿，这是由于眼内压下降，供应筛板前区的脉络膜血管扩张、渗漏造成的。临床上造成眼内压下降的常见原因有眼球破裂或穿孔、角膜瘘、白内障摘除和抗青光眼术后，非破裂性眼球钝挫伤也可造成持续性低眼压。眼内压的突然升高，如急性闭角型青光眼，也可引起视盘周围的毛细血管闭塞，视盘缺血缺氧，发生视盘水肿。

不少眼眶疾病也可引起视盘水肿，例如眶部压迫视神经的肿瘤（如肉瘤、纤维瘤、骨髓瘤）、眼动脉瘤、眼眶内血管瘤及血管畸形、眼眶炎症及脓肿、眶内寄生虫、副鼻窦炎、眶内蜂窝织炎等。一般由眼眶疾病引起的视盘水肿多半为单侧发病，只有极少数的双侧眼眶疾病才引起双侧视盘水肿。视盘水肿尚可见于内分泌性突眼症。

2. 颅内疾病　颅内压增高是视盘水肿的重要的原因，其中颅内肿瘤最为常见，其视盘水肿发生率据统计约为 60%~80%。但近年来颅内肿瘤引起视盘水肿的发生率有逐渐减低的趋势。这主要是因为现代检查技术如 X 线电子计算机断层扫描（CT）、核磁共振（MRI）等的使用，使颅内肿瘤在比较早的阶段就可能被诊断出的缘故。肿瘤的性质和大小与视盘水肿无直接关系，但肿瘤所在的位置与视盘水肿有一定关联。幕上肿瘤引起视盘水肿者较幕下肿瘤为少，其发生率分别为 53% 及 75%。这是由于幕下肿瘤容易引起脑脊液循环的阻滞，致使颅内压升高。一般说来，良性、生长缓慢地颅内肿瘤发生视盘水肿的机会较之恶性、生长迅速地颅内肿瘤为小，其程度也要轻一些。

一些非肿瘤性但伴有颅内压增高的神经系统疾病常伴有视盘水肿，诸如先天发育异常（如颅骨狭窄症、脑动静脉畸形）、假性脑瘤、颅内炎症（如脑炎、脑膜炎、脑脓肿、脑结核、脑囊肿、脑寄生虫病、梅毒性脑病、Guillain-Barre 综合征等）、颅内非肿瘤性占位性病变（如硬膜外及硬膜下血肿、蛛网膜下腔出血、脑内血肿、巨大的动脉瘤、脑积水）、颅内静脉窦血栓形成以及铅中毒脑病等。此外，也曾有个别的脊髓肿瘤伴脑脊液蛋白增加发生视盘水肿的报告。

3．全身性疾病 许多全身性疾病也常发生视盘水肿。尽管原因尚不完全清楚，但这些疾病常可造成脑水肿或脑缺血缺氧，引起颅内高压，进而发生视盘水肿。例如恶性高血压、先天性心脏病、肺囊样纤维化、肺气肿和慢性阻塞性肺病等心肺功能衰竭性疾病，重度贫血、白血病、淋巴瘤、多发性骨髓瘤、类蛋白血症等血液系统疾病，甲状腺功能亢进和甲状旁腺功能减退等内分泌性疾病，以及尿毒症、黏多糖症等代谢性疾病等。结节性多动脉炎和红斑狼疮等自身免疫性疾病的晚期可以发生视盘水肿。全身铅中毒或甲醇中毒，以及许多全身用药，诸如糖皮质激素强化治疗和长期使用口服避孕药也可发生视盘水肿。

总之，引起视盘水肿的疾病很多，应从多方面寻找其原发疾病，对视盘水肿的诊断及治疗具有重大意义。

三、病理

视盘水肿是神经纤维肿胀和间质液体浸润造成的视神经头部的单纯性水肿。肿胀的视盘与邻近的视网膜界限明显，通常起自视盘边缘外不远处，止于视网膜血管离开视神经的部位（相当于眼球后 10～12mm）。视盘筛板前的结构肿胀最明显。筛板低密度的脉络膜部分向前凸出，中央的神经纤维肿胀、高起，生理杯变小或消失，视盘组织突向玻璃体；周围纤维肿胀则向侧方弯曲，形成 S 形曲线，使邻近的视网膜向侧方移位，并向内形成小的皱褶，改变了光感受器细胞与色素上皮和脉络膜毛细血管的相对位置。邻近视盘的视网膜可有轻度水肿。不论是静脉或毛细血管，视盘血管总有扩张。视盘表面及周围常有出血，偶尔血液可扩散到玻璃体或邻近的视网膜下腔。筛板后的视神经纤维不参与水肿。视神经鞘腔明显扩张，在终止于巩膜时形成一膨隆的囊腔。

光镜下，肿胀表现为空泡形式，不易确定是细胞内还是细胞间的液体积聚，也不能分辨发生改变的是胶质细胞还是轴突。电镜下显示，尽管在神经纤维的间质中可出现液体，但视盘的体积增大主要还是源于轴突肿胀。肿胀在视神经头部表层最明显，一些轴突的直径可以增加到正常直径的 10～20 倍。轴突肿胀通常还伴有线粒体增多、视神经丝结构破坏，并出现细胞内致密的膜包裹体。当视盘肿胀严重时，神经纤维高度扭曲，常出现细胞样体。神经纤维继而发生 Walleria 变性，变性的神经成分最终由小胶质细胞吞噬，并被增生的星形细胞取代。在整个病理过程中，炎症性改变几乎可以忽略，偶尔在血管周围可见个别淋巴细胞浸润。由于炎性细胞数目极少，出现机会不多，可能是视神经结构破坏和变性的继发性反应。

四、发病机制

视盘的解剖位置特殊，它处于两个具有不同压力的腔隙之间，其前方承受着眼球内的压力，而后方则承受颅内蛛网膜下腔的压力。正常的眼内压约为 1.33～2.67kPa（10～20mmHg），而正常的颅内压侧卧位时为 15.68kPa（120mmH$_2$O）左右（相当于 9～10mmHg）。因此，在正常情况下，眼内压恒高于颅内压，视盘前方的压力恒高于后方。如果视盘前方的压力过于增高（例如青光眼），则视盘可以产生明显的凹陷。反之，如果视盘后方的压力增高（例如颅内占位病变使颅内压增高），则将引起视盘向前突出，也就是视盘水肿。此外，当眼球受到外伤或手术，眼内压骤然急剧下降时，这时虽然颅内压不高，但相对来看，视盘后方的压力明显地高于其前方的压力，因而也可以发生视盘水肿。如果视神经的蛛网膜下腔与颅内的蛛网膜下腔不通（例如视神经颅内段受压），那么即使颅内压力再高，也不会发生视盘水肿。

20 世纪 70 年代后期，很多学者对颅内压增高所致的视盘水肿的发病机制进行了更深入的研究。现代的概念是，视盘水肿是由于视神经的轴浆流的运输受到了阻滞之故。正常视网膜神经节细胞的轴突的轴浆应从眼内向视神经方向运行，称为轴浆流（axoplasmic flow）。然而这种轴浆流的运输，有赖于眼内压和视神经内压两者所形成的生理压力差。当颅内压增高时，视神经鞘膜内蛛网膜下腔压力也随之增高，破坏了眼压与视神经内压之间的正常压力差，导致轴浆运输被阻滞于筛板区，因而筛板前区视盘内的神经纤维由于这种轴浆流的阻滞而发生肿胀，使视盘的体积增大，并将视盘周围的视网膜神经纤维向外推移，从而形成视盘水肿。同时由于轴浆流阻滞致使神经纤维发生肿胀，增加了组织间隙的压力，从而反过来促使轴浆流的阻滞更为严重，因而更加重了神经纤维的肿胀，而且由于视盘内的组织间隙的压力增加，致使视盘内的小静脉遭受这种压力以及肿胀的轴突压迫，而使视盘内的毛细血管扩张、渗漏，因此使组织间隙液体的吸收发生障碍，形成组织间隙液体的潴留，更增加了组织间隙的压力，因而形成了一个恶性循环,促使视盘水肿不断发展。也有人认为,蛛网膜下腔的压力增高,引起视神经的轴浆流运输障碍,从而导致轴浆、水分及蛋白质的渗漏,使这些物质聚积于筛板前区的细胞外间隙,这些富含蛋白质的液体增加了细胞外间隙的渗透压,因而引起视盘水肿。视神经原已发生萎缩的患者,由于神经纤维已经变性或被胶质所取代,因而不会发生轴浆流的阻滞,也就不会出现视盘水肿。这就是现代对视盘水肿发病机制的最新理论。但是迄今尚无任何一种学说能够圆满地解释所有视盘水肿的发病机制。

五、临床特征

视盘水肿的早期不易判断,但到中、晚期则呈现典型的水肿征象。此外,视盘水肿特指颅内压升高引起的一种继发性视盘水肿,而我们所指的视盘水肿还包括眼部疾病本身导致的水肿。两者临床特征稍有不同(表5-1)。

表5-1 视盘水肿与视盘水肿鉴别要点

	视盘水肿(眼部疾病导致)	视盘水肿
症状累及	单眼 > 双眼	累及双眼或无症状
早期中心视力下降	常见	少见
典型视野缺损	中心性或旁中心性盲点,弧形或垂直视野缺损	生理性盲点扩大,弧形缺损,鼻侧阶梯状缺损,颞下方视野缺损,视野向心性缩小
自发性静脉搏动(SVP)	可有	无
非对称瞳孔	累及单眼时有	无症状性视力丧失时可有
荧光造影示视盘渗漏	可有	有,且多早期即出现
伴随症状	眼球运动疼痛,其他眼部疾病相关症状	头痛,复视、畏光、恶心、呕吐,其他颅内病变相关神经症状;偶无症状

(一)眼部特征

绝大多数视盘水肿患者除因颅内原发疾病引起的头痛、呕吐等颅内压增高等症状以外,即使视盘水肿很严重,甚至病程相当长,患者也可以完全没有自觉症状,其视力和视野可以完全正常。这种视功能长期保持正常的特点,是视盘水肿的一个最大特征。很多时候,当检眼镜下不易区分究竟是视盘水肿抑或是视盘炎时,常可利用这一特点作出鉴别诊断。然而,也有少数视盘水肿的患者有很明显的视觉症状,甚至有时一些位于大脑"静区"的肿瘤常以这些视觉症状为其首发症状而求治。

视盘水肿的症状非常特殊,患者多叙述有阵发性眼前发黑或阵发性视力模糊等症状。每次发作时间短暂,大约持续几秒钟到1分钟左右,发作时间持续数分钟以上者极为少见。每天发作次数不定,发作以后视功能完全恢复。这种所谓的"阵发性黑蒙"(amaurosis fugax)多发生于视盘水肿程度较重、病程较久的患者。如果视盘水肿持续时间太久,使视神经发生继发性萎缩时,则视功能即可有明显障碍,甚至完全失明。

(二)眼底表现

视盘水肿的检眼镜观察,可因其发展程度而表现不同,一般可分为早期轻度的视盘水肿、发展完全的视盘水肿以及晚期萎缩性视盘水肿3期(图5-1)。

1. 早期轻度的视盘水肿 视盘水肿在早期水肿程度较轻,临床上常常不易被发现。所以对视盘轻度的水肿改变尤须重视。以下是早期轻度的视盘水肿常出现的特征,但不是十分可靠的特征。

(1)视盘变红:视盘的颜色变得很红,以致其色调几乎与周围的视网膜颜色一致。然而这一体征有时并不十分可靠,因为有不少远视眼以及假性视盘水肿患者,其视神经乳头颜色也较红,所以视盘颜色变红,并不是视盘水肿独有的特征。视盘变红的原因是视盘肿胀,使视网膜中央静脉回流受阻,从而引起视盘中的毛细血管扩张。

(2)视盘边界模糊:视盘水肿时,最初阶段也仅限于视盘上方和下方以及鼻侧边界变得模糊,但不久之后,视盘颞侧边界也开始变得模糊。应该注意,假性视盘水肿的视盘边界也是各个方向都模糊不清的。

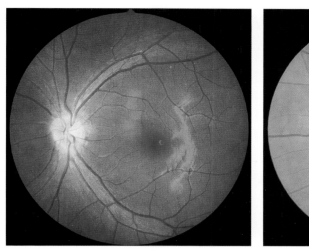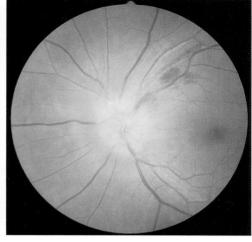

图 5-1 早期视盘水肿（左）与发展完全的视盘水肿（右）

（3）生理凹陷消失：视盘水肿的视盘生理凹陷消失是早期视盘水肿的体征之一。然而这一征象也不是绝对可靠的，因为不少正常人特别是远视眼和假性视盘水肿的视盘也见不到生理凹陷。

（4）视网膜中央静脉充盈、粗大：视网膜中央动静脉比例从正常的 2：3 增至 2：4，视网膜中央静脉搏动消失，是视盘水肿的重要体征。如果患者有上述的视盘充血、边界模糊、生理凹陷消失、视网膜中央静脉变粗等体征，再加上视网膜中央静脉的搏动消失，尤其是在用手指轻压眼球，仍见不到搏动时，视盘水肿的可能性就大大增加。

（5）视盘周围灰白色水肿环：这一体征在大多数早期视盘水肿都可以见到紧邻视盘周围的视网膜变成青灰色，从而眼底可观察到在充血发红的视盘与暗红色的视网膜之间，形成围绕视盘周围一圈的视网膜灰白色水肿环，这是一种较为醒目的体征，很容易用检眼镜查出。

2．发展完全的视盘水肿　早期的视盘水肿一般经过大约两周的时间，即可发展成比较明显的视盘水肿。此时检眼镜下的改变十分显著，视盘除了边界模糊、颜色变红、生理凹陷消失、静脉充盈及搏动消失和视盘周围灰白色水肿环等体征变得更加明显外，还有：

（1）视盘的直径变大：这是因为视盘由于其本身的肿胀，以及水肿向周围的视网膜延伸，使视盘在检眼镜下看起来比正常大得多，但其外形仍维持成圆形。在检眼镜下视盘直径加大的同时，平面视野计的检查，可发现其生理盲点的扩大更加明显（图 5-2）。

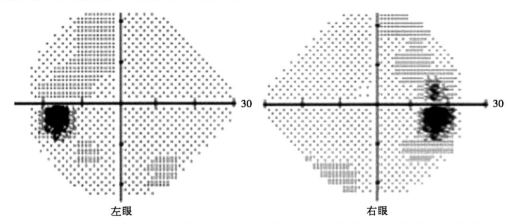

图 5-2 示颅高压患者出现右眼视盘水肿，视野检查显示左眼视野正常，右眼生理盲点扩大

（2）视盘呈菌形隆起：随着病程的进展，视盘水肿的程度也日益加重，视盘明显地向前突起，其中央部分突起最高，而其周边部分则缓缓地成斜坡状逐渐变低。因此，检眼镜下的视盘很像一个伸入眼内的小蘑菇。视盘水肿的隆起程度可用检眼镜测定。虽然这是一种比较粗略的方法，但从临床的角度来说，这种方法已经够用，而且简便可行。具体方法是：先拨动检眼镜上的屈光盘，用某一屈光度看清视盘最突起部分的最细小的血管，然后再拨动屈光盘，用另一屈光度看清视网膜平面黄斑区附近最细小的血管，前后两个屈光度之差，即代表视盘隆起的高度，通常每相差 3 个屈光度约合 1mm。一般说来，视盘水肿的程度，与其病程发展相一致，严重者可高达 8、9 个屈光度或更多一点。然而大多数视盘水肿，多在 5、6 个屈光度以下。早期视盘水肿，多在 1 个屈光度以下，而 2 个屈光度以上的视盘水肿，诊断多无太大困难。

（3）视盘外观松散：发展完全的视盘水肿，由于水肿使神经组织彼此发生分离，因而使视盘外形松散，失去正常视盘那种平滑、紧密的外观，而显示出一些细微的条纹或成不规则的网状，甚至整个视盘形成一团绒毛状的外观。视盘的这种松散的外形，是视盘水肿的一个很特殊的征候。

（4）视网膜静脉怒张、迂曲：随着视盘水肿程度的加剧，视网膜静脉的充盈变得更加明显，以致形成静脉怒张，甚至迂曲，但动脉一般无明显改变。因此，动-静脉比例有时可达 2:5。同时由于视盘的明显前突，致使位于视盘边缘部分的血管从检眼镜下看起来，似乎是从视网膜平面爬上视盘一样。如果视盘隆起程度很高，其边缘上的血管像几乎可以呈垂直的角度爬上视盘一样，因而该段血管在检眼镜下，可能因看不见血管壁的红色反光而显成黑色。而且由于视盘及其附近的视网膜的水肿，血管的某些节段可被埋于水肿组织中，因此常使血管的一些节段隐匿不见，从检眼镜下观察，好像血管有了间断。视盘边缘上的血管呈爬坡状，是视盘水肿的特征之一。

（5）视盘表面及其邻近视网膜的出血：由于视网膜静脉充血的缘故，视盘表面及其附近的视网膜可发生一些出血。视盘水肿的出血，通常多呈放射状，分布于视盘的周围，靠近视网膜静脉的大分支旁，有时出血也可位于视盘的表面，出血多者甚至使视盘部分或全部被血块遮盖。然而一般说来，距视盘越远，出血的机会越少，这一点可以作为与视网膜中央静脉阻塞的区别诊断时最重要的特征之一，后者出血可远达视网膜的周边部。视盘水肿时的出血，似无明显规律性，有时在很早期的时候就有出血，但是，也有一些发展很完全的、病程很久的视盘水肿完全没有出血。一般说来，急骤的颅内压增高发生出血的机会多一些，缓慢的颅内压增高发生的出血机会就少得多。出血的形状也不一定，多数呈火焰状（出血位于视网膜神经纤维层），但也有少数呈小点状（出血位于视网膜深层）。但是，视盘的表面或其邻近区域的出血，并不是视盘水肿的特殊征象。

（6）视盘表面及其邻近视网膜上的白色棉绒斑：视盘水肿一般发生渗出物的机会不多，但有时也可见到一些白色棉绒状"渗出物"位于视盘邻近的视网膜上，这种情况多半发生在比较晚期的视盘水肿时。实际上这些白色棉绒状物并不是真正的渗出，而是视网膜毛细血管前小动脉的阻塞，引起小区域的缺血，致使视网膜神经节细胞轴突的轴浆运输阻塞，胞浆碎屑堆积于神经纤维层所形成。另外一些视网膜上的黄白色小点，是出血或渗出液吸收后遗留下的脂肪小体。如果水肿严重，水肿延及视网膜黄斑区，可使小滴状的积液累积于视盘与黄斑之间的内界膜下，因此，在检眼镜下就可以见到一些排列成扇形的放射状发亮的小白点。通常这种黄斑区的扇形小白点，多在黄斑的鼻侧，位于视盘与黄斑区之间，而围绕黄斑一周排列成星芒状者较为少见。视盘水肿消退时，视网膜上的棉绒斑、硬性脂肪渗出及黄斑区的扇形小白点均可完全吸收。

（7）视盘周围的同心性弧形线：由于视盘水肿，使其邻近的视网膜向周围移位，从而引起视网膜的皱褶，有时这些视网膜皱褶在检眼镜下可以见到，表现为在视盘旁有 3～4 条纤细的同心性弧形线纹，这种视盘周围的同心性弧形线，也被称为 Paton 线（Paton's lines）。

3. 晚期萎缩性视盘水肿　如果不及时解除引起视盘水肿的病因，任凭视盘水肿长期发展，最终势必导致继发性视神经萎缩。一旦视神经发生萎缩，患者除了有进行性的视力减退、不断发展的视野缩小，最后引起完全失明等视功能丧失的自觉症状外，检眼镜可观察到的改变是：

（1）视盘颜色变白：视盘由原来水肿时的充血、发红逐渐变成灰白色，最初阶段仅为视盘边缘变成灰白色，晚期其中心也变成白色，视盘变色是因为长期的水肿引起神经纤维的退行性变，从而使胶质增生的结果。视盘的变白，是视神经发生萎缩的早期体征之一。因此，一旦发现患者的视盘由水肿开始变白，应该立即想到该眼视神经已经开始发生萎缩。

（2）视网膜血管变狭窄：视神经一开始萎缩时，另外一个重要的体征就是视网膜中央动脉变狭窄，视网膜中央动脉变得非常细,同时视网膜中央静脉的充血也逐渐减少,静脉管径由原来水肿时的充盈、怒张、迂曲,逐渐变细,恢复到原来正常的管径大小,甚至变得更细。

（3）视盘的隆起度逐渐减低:尽管引起视盘水肿的病因仍然存在(例如颅内压力仍高),视神经一旦发生萎缩,视盘的隆起度必然日益减低,逐渐形成一个边界模糊不清、颜色苍白、同时仍有微隆起的晚期萎缩性视盘水肿。最终视盘必将完全变平,呈现典型的继发性视神经萎缩(详见第七章)。

（三）视盘水肿的 Frisén 分级

临床上根据视盘水肿的眼底改变对视盘水肿的进展及严重程度进行分级,称为 Frisén 分级。分级包括 0 级正常视盘,1 级极早期视盘水肿,2 级早期视盘水肿,3 级中度视盘水肿,4 级显著视盘水肿,5 级重度视盘水肿(表 5-2、图 5-3)。

表 5-2　视盘水肿 Frisén 分级

Frisén 分级	眼底特点
0 级 正常视盘	视盘形态正常 视盘周围神经纤维层(nerve fiber layer, NFL)呈放射状分布,无扭曲 主干血管清晰,偶见模糊,通常位于视盘上方
1 级 极早期视盘水肿	鼻侧视盘边界模糊不清 视盘表面无隆起 NFL 排列紊乱,神经纤维层失去其特有的线样反光,呈灰色,无光泽 视盘颞侧边缘清晰 视盘颞侧边缘开始出现 Paton 线(在视盘颞侧以垂直方向与其同心排列的条纹,由于视盘肿胀视网膜从其颞侧移位,引起内界膜皱褶,产生折光改变的表现,最好用间接检眼镜检查) 同心圆或放射状脉络膜皱褶
2 级 早期视盘水肿	视盘边缘灰暗模糊不清 鼻侧边缘隆起 可见完全性视盘旁光晕(Paton 线)
3 级 中度视盘水肿	视盘边缘灰暗模糊不清 视盘直径扩大 一支或多支离开视盘的主干血管影模糊,视盘旁光晕外边缘不规则,呈指样扩大
4 级 显著视盘水肿	视盘完全升高 视盘边缘模糊 视盘中心主干血管模糊
5 级 重度视盘水肿	视盘呈现圆形隆起,凸向玻璃体腔 完全性视盘旁光晕变细小光滑,界线明显 视盘处主干血管模糊或无 视杯结构消失

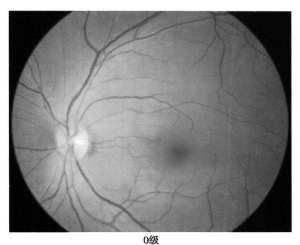 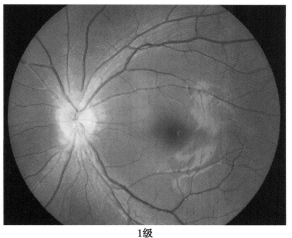

0级　　　　　　　　　　　　　　　　　　　　　1级

图 5-3　Frisén 分级各级视盘水肿的眼底特征

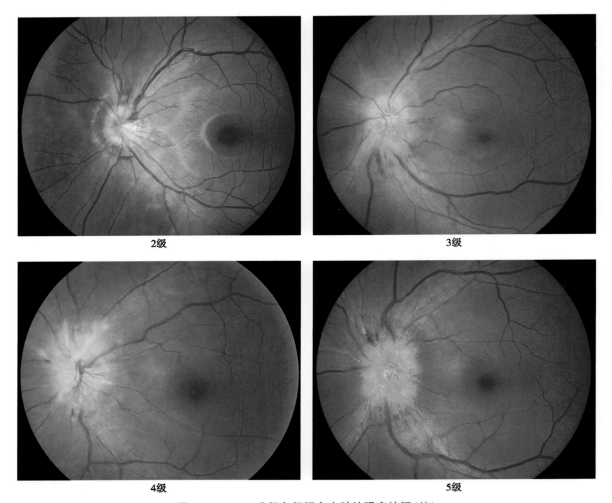

2级　　　　　　　　　　　　　　3级

4级　　　　　　　　　　　　　　5级

图 5-3　Frisén 分级各级视盘水肿的眼底特征（续）

六、诊断及鉴别诊断

（一）诊断

发展完全的视盘水肿的诊断困难不大，一般只要看过几次典型的视盘水肿者，都能比较正确地作出诊断，尤其是结合患者视功能完好以及具有特征性"阵发性黑蒙"等特点，再结合其他颅内压增高的表现，诊断是较为容易的。

然而，早期轻度的视盘水肿的诊断却常常不那么容易，检眼镜下的改变也常常似是而非，真假难辨。即使很有经验的医生也很难单凭检眼镜下的表现，诊断早期视盘水肿。对于早期视盘水肿的诊断，不能单独依靠检眼镜的检查，而忽略了系统的临床表现，在诊断早期视盘水肿时，应该结合患者全部的神经症状以及其他的检查结果。如果不能明确地肯定有无早期视盘水肿，而患者的病情又许可，最好是一两周以后再复查眼底，那时就可以看到明确的视盘水肿。应该强调指出，为了对比的目的，在连续观察的过程中，最初检查时作完整详细的记录是极为重要的。如能在不同时期内做立体眼底摄影，则对诊断帮助更大，常可在较早期就发现视盘水肿。另一个诊断早期视盘水肿的方法，就是仔细地做平面视野的检查，记录其生理盲点的大小。正常人生理盲点位于固视点颞侧 13°～18.5° 之间，其宽度为 5.5°，高为 7.5°。如果生理盲点加大，尤其是水平径线的扩大，常有很重要的诊断价值（垂直径线因有血管暗影，因而诊断价值不高）。因此，对于疑有早期视盘水肿的患者，定期复查眼底和生理盲点，有助于视盘水肿的诊断。

眼底荧光血管造影（FFA）对视盘水肿的诊断有着很重要的价值。在血管造影的动脉期，可见视盘表层辐射状毛细血管有着极为醒目的扩张,同时可见很多微动脉瘤。荧光素很快就从这些扩张的毛细血管向外渗漏,使视盘及其周围染色,显现一片强荧光,持续很长时间(约数小时)才逐渐减退。然而对最早期视盘水肿病例,血管造影的早期常无明显改变,因此不能因为荧光血管造影阴性,而排除最早期的视盘水肿,对这种患者仍需追踪观察,定期再做血管造影。在造影后期,由于视盘的边缘轻微染色,而造成视盘呈一片边界不清的朦胧状强荧光区。所以,Hayreh 等强调立体彩色眼底照相观察最早期的视盘水肿远比荧光血管造影敏感。

(二)鉴别诊断

视盘水肿的鉴别诊断主要是病因之间的鉴别诊断,应注意视盘炎、视盘血管炎、玻璃膜疣、缺血性视神经病变、高血压性视网膜病变、视网膜中央静脉阻塞、小视盘、视盘倾斜综合征等疾病间的相互鉴别。另外还应与假性视盘水肿相区别(表 5-3)(具体鉴别诊断的要点,将在各有关疾病章节中讨论)。

表 5-3　假性视盘水肿与视盘水肿的鉴别要点

假性视盘水肿 (pseudopapilledema)	视盘水肿 (optic disc edema)
1. 通常视杯直径小,似无视杯	1. 视杯多有保留,水肿严重扩大时视杯可消失
2. SVP 常有,也可能消失	2. 视盘毛细血管增多
3. 视盘顶端视网膜中央血管增多、分支异常	3. Paton's 线,放射状脉络膜皱褶
4. 深层玻璃膜疣时视盘呈扇形或多块状边界	4. FFA 示视盘渗漏
5. 视盘肉眼可见玻璃膜疣	5. 视盘水肿残端可见微小的假性玻璃膜疣
6. 视网膜出血少见	6. 伴棉绒斑、视网膜出血

七、治疗及预后

一旦患者视力明显下降并有视盘水肿征象,应减轻视盘水肿,并积极处理原发病。治疗方法包括视神经鞘减压术、CSF 分流、脱水治疗和激素治疗等。

如果能及时解除引起视盘水肿的原发疾病,视盘水肿的预后很好,其视力、视野可以完全恢复正常,眼底的改变也可在 1～2 个月以内全部恢复,不留任何痕迹。虽然文献上曾有视盘水肿持续 14 年之久而视功能完全正常的报告,然而,一般都认为长时间的视盘水肿,可能引起严重的视功能障碍,尤其是视盘水肿发展迅速,水肿程度长期高于 5 个屈光度以上者,对视功能的威胁更大。一般说来,检眼镜下见到的视网膜静脉明显的怒张、迂曲,视网膜上广泛而大片的出血,以及棉绒斑的出现,特别是黄斑部扇形白点的出现,常常是视功能已濒临危急关头的征象,应立即设法除去病因,以抢救视力。

检眼镜下见到视网膜动脉明显的狭窄、变细,是一个更为危险的信号,多表示视神经已经发生了严重的病变,如不立即治疗,终将发生视神经的完全萎缩。一旦视盘的颜色开始变白,则表示视神经已经发生了萎缩,发生了不可逆的改变,此时即使立即开始进行手术治疗,其视力也将不断减退,终将失明,很少有例外者。这一点与仅有视盘苍白而无水肿的患者(如因垂体肿瘤压迫视交叉引起的原发性视神经萎缩)迥然不同,后者由于视交叉等直接受压,而使视力发生严重障碍,但只要视盘还没有发生萎缩性凹陷,一经手术切除肿瘤,其视力多于短期内迅速增加,甚至完全恢复到正常。由此可见,长期、严重的视盘水肿的预后十分恶劣,因而必须在视盘水肿还没有发展到开始萎缩以前,积极进行治疗。

因此,必须强调应该及早地抓住视神经萎缩的早期征象。视盘水肿开始萎缩的最早征象之一,就是周围视野的向心性缩窄。对于长期视盘水肿的患者,应该经常检查视力和周围视野,以估计其预后。阵发性黑蒙的频繁发生,以及视力的逐渐减退,也是视神经开始萎缩的另一个早期征兆。凡是患者叙述有频繁的阵发性黑蒙发生,或在观察的过程中发现视力开始减退,都应该提高警惕,及时进行减压等手术治疗,否则视力预后十分不好。

(许译丹)

参 考 文 献

1.　Colin J. Randy H. Andrew G. et al. Diagnosis Grading of Papilledema in Patients with Raised Intracranial Pressure Using Optical Coherence Tomography vs Clinical Expert Assessment Using a Clinical Staging Scale. Arch Ophthalmol，2010，128（6）：705-711.

2.　Friedman D I. Papilledema and Idiopathic Intracranial Hypertension[J]. Lifelong Learning in Neurology，2014，20：857-876.

3.　Frisén L. Swelling of the optic nerve head：a staging scheme. J Neurol Neurosurg Psychiatry，1982，45（1）：13-18.

4.　Weber AL1，Caruso P，Sabates NR. The optic nerve：radiologic，clinical，and pathologic evaluation. Neuroimaging Clin N Am，2005，15（1）：175-201.

5.　Zhang J，Foroozan R. Optic disc edema from papilledema. Int Ophthalmol Clin，2014，54（1）：13-26.

6.　Van-Stavern，GP. Optic disc edema. Semin Neurol，2007，27（3）：233-243.

7.　MN M，GT F，CL. T. OCT measurements in patients with optic disc edema. Investigative Ophthalmology and Visual Science，2005，36（10）：3807-3811.

8.　AC A，MA B，RS H. Fluorescein angiography in nonischemic optic disc edema.. Archives of Ophthalmology，1996，27（3）：293-298.

9.　Marcel N. Menke. Gilbert T. OCT Measurements in Patients with Optic Disc Edema. Invest Ophthalmol Vis Sci，2005，46（10）：3807-3811.

10.　Anthony C. Maha A. Robert S. et al. Fluorescein Angiography in Nonischemic Optic Disc Edema. Arch Ophthalmol，1996，114（3）：293-298.

11.　Rosenberg MA，Savino PJ，Glaser JS. A clinical analysis of pseudopapilledema. I. Population，laterality，acuity，refractive error，ophthalmoscopic characteristics，and coincident disease. Arch Ophthalmol，1979，97（1）：65-70.

12.　Savino PJ，Glaser JS，Rosenberg MA. A clinical analysis of pseudopapilledema. II. Visual field defects. Arch Ophthalmol，1979，97（1）：71-75.

13.　李凤鸣. 中华眼科学. 第3版. 北京：人民卫生出版社，2014.

14.　杨景存. 视神经病学. 郑州：河南科学技术出版社，1996.

15.　葛坚，赵家良，杨培增，等. 眼科学. 第3版. 北京：人民卫生出版社，2010.

第六章
缺血性视神经病变

缺血性视神经病变（ischemic optic neuropathy，ION）是由于视神经的营养血管发生急性循环障碍所致的缺血缺氧性病变。一般以筛板区为界线，临床上可分为：前部缺血性视神经病变（anterior ischemic optic neuropathy，AION）和后部缺血性视神经病变（posterior ischemic optic neuropathy，PION）。前者由于后睫状动脉循环障碍造成的视神经乳头供血不足，使视盘发生急性缺氧水肿，以视盘苍白水肿、视盘周围毛细血管出血为特征；后者是筛板后至视交叉间的视神经血管发生急性循环障碍，因缺血导致视神经功能损害，而视盘不出现水肿现象。PION 病因不明，发病率极低，确诊主要通过排除诊断，我国尚未有病例报道。本节主要重点讲述 AION。AION 又根据其有无动脉炎症，分为两种临床类型：非动脉炎性前部缺血性视神经病变（non-arteritis anterior ischemic optic neuropathy，NA-AION）和动脉炎性前部缺血性视神经病变（arteritis anterior ischemic optic neuropathy，A-AION）。NA-AION 是最常见的类型，患者出现典型的单侧无痛性视力下降，而 A-AION 患者多伴有明显的头痛和眼痛。而且不同类型 AION 其治疗不同，因此在临床诊断中对两者的鉴别非常重要。

第一节　非动脉炎性前部缺血性视神经病变

一、概述

NA-AION 是最常见的 AION，约占 AION 患者的 95%，流行病学调查显示美国 50 岁以上的人群 NA-AION 的年发病率是 2.3～10.2/10 万，中国成年人 NA-AION 的年发病率约 1∶16 000，多为 55～65 岁人群发病，因此是危害中老年人视力的重要原因。该病没有明显的性别差异，但白种人发病率高于其他种族。NA-AION 发病与高血压、糖尿病、动脉粥样硬化、高脂血症及心脑血管疾病有关。典型临床特征是突然无痛性单侧视力减退，双眼常先后发病，常伴有视野缺损、色觉下降、相对性传入性瞳孔障碍、视盘水肿等。

二、病因

（一）心血管危险因素

1. 糖尿病　糖尿病被认为是诱发 NA-AION 最危险的因素之一，大约 1/4 的 NA-AION 患者伴有糖尿病。长期的糖代谢紊乱，导致组织水肿，引起组织压力增加，造成毛细血管微循环障碍，毛细血管内皮细胞增生，组织缺血缺氧，易发生视神经的缺血性病变。

2. 高血压　高血压可能是年轻人患 NA-AION 的危险因素。长期高血压可导致视神经供应动脉的病理性损害，包括小动脉内皮损害、中膜增厚、管腔狭窄，视神经供血减少，导致视神经缺血性病变的发生。血管内皮损害可引起血管活性因子异常释放，进一步影响视神经的血流状态。但是，有研究认为 NA-AION 组和年龄相匹配的对照组的高血压患病率没有显著差异。甚至，Jacobson 等研究认为高血压对 NA-AION 有一定的保护性作用。

3. 高脂血症　高脂血症是 NAION 发病的危险因素之一。高脂血症患者血液流变学中多项指标异常，血液黏稠度增加。若存在眼局部循环障碍，更易发生血管调节障碍，导致血管阻塞。在临床治疗时，降血脂等对症处理对控制 NA-AION 病程延续和预防对侧眼的发病有重要价值。

4. 高凝状态　各种凝血机制障碍的患者也可能发生 NA-AION，这些血栓危险因素包括同型半胱氨酸血症、狼疮抗凝物、抗心磷脂抗体、凝血因子 V 突变、蛋白 C 缺乏、蛋白 S 缺乏和抗凝血酶Ⅲ等。血液成分改变及血液黏稠度增加，导致血流减慢，促使血栓形成，从而阻塞血管而引起 NA-AION。但目前没有可以预测 NA-AION 的常规血栓检测指标应用于临床。

（二）颈动脉疾病

由于颈动脉狭窄或阻塞、侧支循环较差以及视神经血液循环的局部改变，导致视神经血供受到影响，从而发生视神经缺血性梗死，出现眼部症状。如果颈动脉壁粥样斑脱落下来的各种栓子进入视网膜循环，则可引起急性栓塞而产生视网膜中央动脉阻塞或分支阻塞，也可进入后睫状动脉而引起缺血性视神经病变。虽然颈动脉疾病（主要是动脉粥样硬化性）并不是一种普遍的 NA-AION 易感因素，但是颈内动脉发育不全可能是导致患者发生 NA-AION 的因素。

（三）小视盘

很多学者认为 NA-AION 的发生与视盘结构异常密切相关，大约有 97% 的 NA-AION 患者视盘较小（小于 1.2mm），杯盘比小于 0.2 或无视杯，与正常人群的视盘结构差异明显。临床上部分 NA-AION 患者视盘水肿出现较早，单纯用血管性因素较难解释，认为局部的解剖异常可能就是重要的发病因素。Beck 等认为小视盘对 NA-AION 的发生有重要作用。当视盘出现亚临床缺血、缺氧，视神经通过拥挤的视盘时，轴浆流阻滞于视神经纤维内，继而发生无症状视盘水肿，轴浆阻滞在筛板水平，水肿的轴索压迫视神经束毛细血管，微血管事件进一步加重缺血、缺氧，形成恶性循环，诱发 NA-AION。现研究认为多种因素参与 NA-AION 发生，无视杯或小视杯只是一个促成因素，而不是首要因素。

（四）睡眠呼吸暂停综合征（sleep apnea syndrome，SAS）

SAS 和 NA-AION 的发生有密切联系。Palombi 等对 27 例新确诊的 NA-AION 患者进行多导睡眠监测，其中 24 例（89%）伴有 SAS，是一般人群伴有 SAS 的 4.9 倍，同时还发现伴有 SAS 比 NA-AION 典型的血管风险因素（如高血压、糖尿病、高脂血症）高 1.5～2.0 倍。SAS 引起 NA-AION 的确切机制还不是很清楚，推测是由于 SAS 患者的血压升高、颅内压增高与夜间低氧血症等因素导致视盘的缺血或缺氧造成的。

（五）长期手术、失血、低血压

急性、严重的失血常引起视力下降，尽管部分患者是继发于视网膜病变、枕叶梗死和外侧膝状体等视觉系统的多处损害，但大多数病例与 NA-AION 有关。NA-AION 发生多见于两种情况：一些患者视力丧失继发于自发性出血；另一些则发生于术后并发的出血、贫血、低血压，例如脊髓或心脏搭桥手术约 0.03%～0.1% 发生 NA-AION。NA-AION 可被视为是在严重失血、低血压情况下发生的创伤。因此迅速、有效、及时地对低血压、贫血进行治疗可能对预防术后 NA-AION 的发生有利。

（六）药物

有些药物也能造成血管的灌注不足，如昔那地芬、α-干扰素、磷酸二酯酶抑制剂等，导致 NA-AION。

三、发病机制

NA-AION 的发病机制是多因素的，包括血流和结构异常。NA-AION 是由视盘的急性缺血造成的，这种缺血通常是由于供应视盘的睫后动脉暂时无灌注或低灌注所致，极少数 NA-AION 是由于供应视盘的动脉或小动脉栓塞所致。视神经乳头的无灌注或低灌注绝大多数是由于血压的暂时性下降，最常见于睡眠时的夜间低血压或者白天打盹时导致的视盘毛细血管低灌注（全身低灌注），更少见的是眼部缺血、严重的颈内动脉和（或）眼动脉狭窄或阻塞（眼局部低灌注）。任何原因所致的休克也可导致血压暂时下降。眼内压的迅速升高（如新生血管性青光眼合并眼缺血、青光眼等）也可导致灌注压的暂时下降（灌注压 = 平均血压 - 眼内压）。视盘毛细血管的灌注压下降到其自身调节范围的临界值以下，在一些敏感的人群将导致视盘的缺血并进而导致 NA-AION 的发病。此外，视盘分水岭区的位置和范围在鼻侧视盘周围脉络膜变异很大，研究认为分水岭区位于鼻侧视盘周围脉络膜的视盘结构对缺血易感性更高。目前一致认为，最后的共同通路是结构拥挤的视盘发生轴突水肿、轴突变性、视网膜神经节细胞凋亡等一系列过程，而导致轴突水肿机制仍有争议且未被证实。

四、临床特征

（一）眼部特征

NA-AION 的典型临床特点是突发无痛性单侧视力减退，通常在觉醒后或当天第一次需要特别用眼时发现，当视力下降加重时，往往是在清晨觉醒时发现视力进一步下降。患者常双眼先后发病，患者双眼受累时常有畏光，12% 的 NA-AION 的患者有眼痛或头痛，难以与视神经炎相鉴别。NA-AION 患眼的视力差异较大，但视力一般都高于 20/200，罕见无光感。Hayreh 比较 50 岁以上的 NA-AION 和年龄匹配的一般人群，发现视力没有显著差异，特别是当缺血位于视盘鼻侧时中心视力可不受影响，因此视力正常也不能排除 NA-AION。患者常主诉鼻侧视野丢失，其次是水平视野丢失。单眼受累者或双眼病变程度不一致者，可出现视力丧失伴有相对瞳孔传入障碍（relative afferent pupillary defect，RAPD）和色觉障碍，色觉下降的程度常与视力下降的程度直接对应。

（二）眼底表现

当视力下降刚出现时，检眼镜观察到受累的一部分视盘水肿（对应于视野缺损的位置）而视盘的其余部分正常或轻微水肿，数天后整个视盘出现典型的扇形肿胀、充血，视盘边缘表面神经纤维层出血。发病 2～3 周后视盘水肿逐渐吸收消退，最先受累的那一部分视盘开始变苍白，而未受累得那一部分视盘（对应于正常视野）变得比缺血部分水肿得更厉害，之后视盘水肿逐渐变消退，出现视盘受累区域苍白或整个视盘苍白，再后来受累区域有可能苍白更明显或不明显（图 6-1）。因此，只有在很早期视盘水肿的部分才和视野缺损的部位相对应。视盘水肿消退后，视盘苍白的分布也并不总是视野和神经纤维丢失的部位和程度对应。患者视盘缩小、结构紊乱，出现生理性凹陷，视盘内部中央静脉血管增多，患者在此情况下常出现明显的远视。视盘和黄斑之间有时可出现轻微的浆液性视网膜脱离并扩展到黄斑区产生黄斑水肿。对侧眼也存在小或无生理性视杯的"易感视盘"。晚期视神经萎缩部分病例可呈明显的视盘凹陷、苍白，类似晚期青光眼的视盘改变。部分患者视盘水肿消退后在视盘周围或黄斑区会出现一些脂质沉积。少数患者的 NA-AION 是由于睫后动脉的栓塞导致，这与上述典型性 NA-AION 不同，视盘水肿常呈白垩样外观，与 A-AION 类似。

（三）视野检查

NA-AION 患者视野缺损普遍存在，因此视野检查是评价视功能受损非常重要也是必需的视功能检查。患者可出现各种视神经相关的视野缺损，最常出现相对的下方水平缺损，合并绝对的鼻下缺损，上方视野缺损也较常见。

（四）荧光素眼底血管造影

眼底血管造影示 NA-AION 有 3 种特征性图像（图 6-2）。

1. 视盘周围脉络膜延迟或充盈延迟　早期研究发现视盘及周围脉络膜血管充盈延迟。然而，最近研究普遍认为脉络膜充盈延迟仅发生在 A-AION。而 NA-AION 患者仅有病灶区延迟，而且充盈时间与对照组相似。Hayreh 曾报道过大量脉络膜无灌注的 A-AION 患者。他认为这种脉络膜改变在 NA-AION 中罕见。同样地，在 ICGV 和 FFA 的对比分析研究中发现 NA-AION 没有明显的视盘周围脉络膜分水岭区充盈延迟。近年研究发现 NA-AION 只有在血管造影眼底染料充盈动脉期的极早期才可看到特征性的循环受损以及部位，表现为视盘的局限性或弥漫性充盈迟缓，伴有筛板前区、视盘周围脉络膜和（或）脉络膜分水岭区的充盈缺损及迟缓，这种充盈障碍在 NA-AION 发病的早期（4 周内）较易见到。在判断视盘的荧光充盈缺损时要注意排除眼底拍摄时光线投照不均匀造成的假象。

2. 视盘渗漏　视盘出现弥散或局灶的渗漏时 FFA 示高荧光，而 ICGV 无法显示视盘渗漏。

3. 视盘充盈缺损　FFA 示高荧光区周围有环状的低荧光区域，主要反映局部视盘缺血，高荧光反映视盘水肿所致的渗漏。

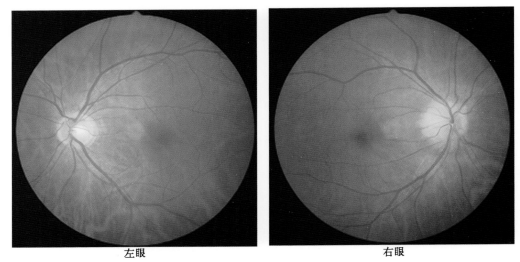

左眼　　　　　　　　　　　　　右眼

图 6-1　NA-AION 患者眼底照相示右眼视盘水肿、苍白，边界模糊，动脉变细。左眼小视盘，又称"易感视盘"，动脉比正常稍细

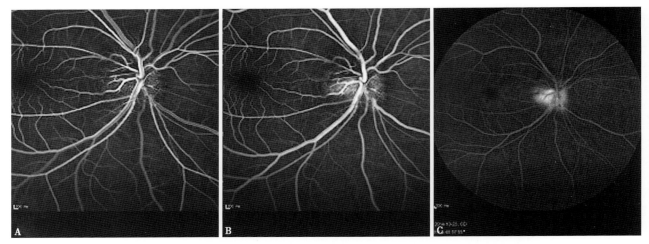

图 6-2　NA-AION 患者急性视力丧失及颞上方视野缺损时眼底荧光血管造影

A. 造影早期视盘动脉血管无明显充盈延迟，但出现颞上方视盘微血管充盈延迟。B. 造影中期视盘不均匀充盈明显，颞上方视盘充盈缺损。C. 血管造影显示视盘缺血所致的颞上方低荧光及环绕缺血区的视盘下方水肿渗漏所致的颞下方高荧光

（五）视觉电生理检查

视觉诱发电位（visual evoked potentials，VEP）检查常表现为振幅下降、潜伏期延长，常以振幅下降为主。视网膜电图常无异常。

（六）其他化验和检查

建议行血沉、C 反应蛋白检查以除外动脉炎的可能。此外还可以行颈动脉超声检查、球后血管血流超声检查、24 小时动态血压监测、睡眠监测等进行病因学诊断。

五、诊断及鉴别诊断

（一）诊断标准

1. 凡年龄大于 40 岁，突然出现无痛性视力下降或视野缺损；

2. 视野检查示视野缺损与生理盲点相连的象限性视野缺损者，特别是下方水平相对暗点合并鼻下绝对暗点；

3. 存在相对性传入性瞳孔障碍和（或）视觉诱发电位异常；

4. 眼底改变特别是视盘水肿改变；

5. 有全身或局部的危险因素；

6. 除外压迫性视神经病变、脱髓鞘疾病及遗传性疾患等视神经和视路病变及功能性视力下降。

（二）鉴别诊断

1. A-AION　该病较 NA-AION 少见，主要为巨细胞动脉炎（giant cell arteries，GCA）所致的缺血性视神经病变，70～80 岁的老年人多见。大约 7%～18% 的 A-AION 患者一过性黑蒙先于视力下降，60%～80% 的患者的患眼视力低于 6/60，20% 患者可无光感。典型的 FFA 见视盘呈"垩白"斑，视神经纤维层出血，大约 21% 可见睫状 - 视网膜动脉阻塞。A-AION 的视力丧失严重程度、病程以及缺血的范围都要超过 NA-AION，视盘水肿较 NA-AION 更明显，且可双眼同时发生。若从症状、体征或血沉而怀疑为巨细胞动脉炎时，可做颞动脉活组织检查。

2. 视神经炎　病史对于鉴别特发性脱髓鞘性视神经炎和 NA-AION 尤其重要。该病发病急，常在 2 周内出现亚急性进行时视力下降，而 NA-AION 在急性视力下降后通常不再出现连续进行性加重的过程。视盘红色水肿并有出血及多量的渗出，常波及黄斑部，视野主要是明确的中心暗点，FFA 早期视盘无区域性低荧光等，不难与 NA-AION 鉴别。但 12% 的年轻 NA-AION 患者伴有眼痛，与视神经炎的鉴别困难，MRI 有利于鉴别，视神经炎患者多有 MRI 异常。视觉诱发电位可以帮助鉴别 NAION 和视神经炎，NAION 患者的 VEP 振幅下降、潜伏期正常，而神经炎 VEP 潜伏期延长，视神经炎患者对侧眼多不正常。图形视网膜电图 N95 也有差异，NAION 患者的 N95 振幅下降，而视神经炎 N95 潜伏期缩短。

3. 压迫性视神经病变　该病变多见于眶内或颅内肿瘤或转移癌直接压迫或浸润所致，临床上有时常掩盖原发病症状，应引起警惕。由于颅内肿瘤（特别是额叶底部嗅沟脑膜瘤）可压迫同侧视神经引起视神经萎缩，后期由于颅内压增高对侧眼视盘水肿，临床上常称为 Foster kennedy 综合征，发病缓慢，多有颅内压增高的症状和体征，如头痛、呕吐以及其他神经系统损害体征，而且视盘水肿程度较重，无 NAION 的视野改变，且伴有嗅觉障碍等特征，易于鉴别。

4. 中毒性或代谢性视神经病变　该病变特征为进行性、无痛性双侧视力丧失，可能继发于酒精、营养不良、贫血以及各种毒素如乙胺丁醇、异烟肼、氯磺丙脲、胺碘酮、重金属等。

六、治疗及预后

对 NA-AION 的治疗，目的在于促进患眼视功能恢复，减少其病程发展，同时降低另眼发生 NA-AION 的危险。但是目前尚没有找到有效的治疗 NA-AION 的方法。神经组织对缺血缺氧的耐受性差，因此对 NA-AION 治疗宜早不宜迟，病程越短疗效越好。NA-AION 是一种多因素致病的视神经疾病，尽可能消除或减轻任何引起 NA-AION 的因素，对治疗及预防 NA-AION 的发生具有极其重要的意义。可采取的治疗措施有玻璃体腔注射曲安奈德、抗 VEGF 药物、全身糖皮质激素治疗及经典内科治疗（如激素、抗凝血剂、抗血小板药物、苯妥英钠、左旋多巴和高压氧等）、视觉康复治疗和中药配合针灸或复方樟柳碱穴位注射治疗等。

1. 控制全身病及其他危险因素　特别防控夜间低血压，尤其注意位于正常血压低限的患者，以及不规范用药的高血压患者（如晚上用药、用药过多等）出现医源性低血压。

2. 糖皮质激素治疗　病程在 2 周内的患者，全身使用糖皮质激素治疗可显著改善视力和视野，视盘水肿的吸收也明显变快，建议口服治疗。不建议玻璃体腔内注射曲安奈德等糖皮质激素治疗 NA-AION。由于视盘的循环依赖灌注压，玻璃体腔内注射可增加眼球的体积，导致短暂的眼内压增高。另外，玻璃体腔注射曲安奈德数天或数周后也可能出现眼内压的明显上升。在 NA-AION 的患眼，视盘循环已经处在崩溃的边缘，任何原因导致的即使很小的眼内压的升高都会进一步危害视盘循环，加重病变。而口服激素对 NA-AION 进行治疗在短期治疗内对眼内压没有影响。

3. 其他辅助治疗

（1）改善微循环药物：如樟柳碱等，可能对 NA-AION 治疗有一定辅助作用。使用前需明确眼的供血情况，对于全身低血压、颈动脉低灌注或眼部低灌注的患者不宜使用。

（2）改善水肿吸收药物：可以使用一些降低毛细血管通透性，或者促进水肿吸收的药物辅助治疗。

（3）营养神经药物：如 B 族维生素（甲钴胺等）、神经生长因子、神经节苷脂等，可能对 NA-AION 治疗有一定辅助作用。

视盘水肿超过 6～12 周后，视盘色苍白、萎缩。如能及时给予治疗，视功能预后较好。假如未能及时治疗，可能将留下不同程度的视神经萎缩。小于 50 岁 NA-AION 患者视力恢复的预后较好，没有明显的杯盘比增大。值得注意的是，某些患者视力的明显改善可能是对视野缺损或偏中心注视的适应。患眼 3 年复发风险为 3%～8%，对侧眼 5 年发病的风险为 15%～24%。伴有糖尿病或第一只眼基线视力低于 6/60 的患者复发及 5 年对侧眼发病风险增加。

鉴于 NA-AION 双眼先后发病率高，许多学者已关注预防健眼发病的药物治疗。目前尚不清楚阿司匹林是否能够降低健眼发病的风险。一项回顾性研究显示服用阿司匹林 2 年降低对侧眼 37% 发病风险，但 5 年风险率无明显改变。故认为阿司匹林可短期内预防健眼发病，但无长期保护作用。

第二节　动脉炎性前部缺血性视神经病变

一、概述

动脉炎性前部缺血性视神经病变（A-AION）主要是由于动脉炎症引起的后睫状动脉循环障碍，最常见的病因是巨细胞动脉炎（giant cell arteritis, GCA）。虽然 GCA 亦可引起后段缺血型视神经病变、视网膜动脉阻塞和脉络膜缺血，但 GCA 导致的 A-AION 是视力丧失的最主要原因。该病几乎都发生于 50 岁以上老年人，发病年龄在 50～90 岁之间，小于 50 岁者极少。美国的一项近 50 年流行病学调查发现 GCA 平均发病率为 18.8/100 000。女性发病高于男性，民族、地域和种族也是重要的发病因素。该病在我国罕见。

二、病理

A-AION 的炎症反应集中于大、中动脉壁中层与内弹力层。50% 病例其动脉管壁有局灶性或散在的肉芽肿性炎症改变，组织学特点是有典型的巨细胞浸润。其他病例则表现为以大单核细胞浸润为主的混合型炎症，不伴有巨细胞形成。也有及少数病例其病变累及颞动脉周围的小血管。病变动脉管壁内炎症反应致弹力层消失，中层可有肉芽组织增生、组织坏死致血栓形成阻塞。

三、临床特征

（一）全身症状

A-AION 发病可能是突发性的，但多数患者确诊之前已有几个月病程和全身症状，如发热（低热或高热）、乏力及体重减轻。发热无一定规律，多数为中等度（38℃左右）发热，偶可高达 40℃左右。根据血管受累部位和程度而有不同程度的全身临床表现。头痛最常见，约半数患者为首发症状。头痛表现为新近发生的、偏侧或双侧或枕后部剧烈疼痛，呈刀割样或烧灼样或持续性胀痛，并伴有头皮触压痛或可触及的痛性结节，头皮结节如沿颞动脉走向分布，具有诊断价值。头痛可持续性也可间歇性发作，头痛剧烈程度与血管炎严重程度不一定一致。典型的颞动脉受累表现为动脉屈曲、怒张、搏动增强。也可因血管闭塞而搏动消失。其他常见症状包括风湿性多肌痛、厌食症，以及与受累动脉炎相关的症状。常有血沉（ESR）、C 反应蛋白（CRP）或血小板计数增高。

（二）眼部特征

A-AION 患者常出现眼痛、视物变暗、一过性黑矇，然后在几周内逐渐发生视神经病变，可能导致不可逆性的视力丧失。眼动脉或后睫状动脉受累导致的视力丧失最为严重，视力多低于 20/200。视力丧失可以是初发症状，但一般出现在其他症状之后数周或数月。视觉障碍初始可为波动性，以后变为持续性，可呈单侧或双侧，一侧视力丧失如未积极治疗，对侧可在 1～2 周内被累及。因此 55 岁左右患者出现单眼短暂的视觉障碍要考虑到 GCA 可能。其他症状包括眼肌麻痹、复视、幻视等。

（三）眼底表现

眼底检查示早期常为缺血性视神经炎改变。视盘苍白、水肿，视盘周围脉络膜缺血致苍白、静脉曲张，可见棉絮样斑及小出血点。后期可见视神经萎缩等。

（四）视野

视野缺损常与生理盲点相连，因视神经纤维的缺血损害是从视盘开始，其缺损大约占视野的一个象限或一半范围，多见于下方视野缺损，但不以水平正中线或垂直正中线为界，是一个与生理盲点相连的弧形缺损，有特征性。由于视野缺损绕过注视区，故无中心暗点或偶见。

（五）荧光素眼底血管造影（FFA）

眼底造影示眼底呈显著地脉络膜延迟相，包括筛板血流延迟和静脉充盈延迟。A-AION 患者 FFA 示疾病的急性早期，后睫状动脉供应的脉络膜因其阻塞而不充盈，静脉期脉络膜逐渐开始从涡静脉逆向充盈。涡静脉内含氧量很高，因此可以避免脉络膜梗死和视盘周围萎缩的发生。而且发病数天后，被阻塞供应的脉络膜血管开始重建侧支循环，FFA 示脉络膜充盈逐渐正常化。此外，有些 A-AION 患者视盘因后睫状动脉暂时的血栓栓塞而出现视神经头部的完全性梗死，伴随大量神经元和神经头部其他组织的丧失。有时晚期会出现筛板后区的纤维化。

四、诊断及鉴别诊断

根据患者临床表现，临床上怀疑 A-AION 的患者，除注意其颞动脉区有无变、粗压痛等外，应进一步检测 ESR、CRP 及血小板计数，如增高则有一定参考意义。ESR 一项升高对诊断意义不大，但若同时伴有血小板计数增高，则 ESR 具有特异性。血小板增多症也能提高 CRP 对疾病诊断的特异性。ESR 和 CRP 同时增高对 GCA 的诊断特异性达 97%。

该病确诊需要进行颞动脉活检。对怀疑 A-AION 而排除其他可能性疾病的患者都建议进行颞动脉活检以确诊，因有 5% 结果呈假阴性，故对临床上高度怀疑的患者可再取另侧颞动脉活检以确诊。

五、治疗及预后

A-AION 治疗需早期使用大剂量糖皮质激素。初始剂量为静注甲泼尼龙（1000mg/day）或者口服泼尼松（>60mg/day）。有研究表明静注方式更能降低健眼 A-AION 的发病率，且提高患眼视力恢复的发生率。一般治疗方案是先口服高剂量激素数周，然后逐渐减药量至维持剂量以维持 ESR 和 CRP 在正常范围。

对于激素抵抗的患者，肝素和肿瘤坏死因子抑制剂可能具有一定的治疗效果。肝素用于抑制血管内血栓形成，防止缺血损伤发生，而肿瘤坏死因子抑制剂可以直接阻断血管壁内 I 型细胞因子介导的前炎症反应。

A-AION 的治疗目的是控制炎症发展，保护健眼，同时防止其他血管并发症如脑卒中、心肌梗死等的发生。一旦 A-AION 患者出现明显的视力下降，其视力很难恢复，尽管给予高剂量激素治疗，仍有 30% 患者出现不可逆的视力下降，最终导致视神经萎缩。

（许译丹）

参 考 文 献

1. Dr. Sohan. Singh Hayreh. Pathogenesis of Classical Non-arteritis Anterior Ischemic Optic Neuropathy. Ischemic Optic Neuropathies，2011，265-316.

2. Beck RW1，Servais GE，Hayreh SS. Anterior ischemic optic neuropathy. IX. Cup-to-disc ratio and its role in pathogenesis. Ophthalmology，1987，94（11）：1503-8.

3. Hayreh SS1，Zimmerman MB，Podhajsky P. et al. Nocturnal arterial hypotension and its role in optic nerve head and ocular ischemic disorders. Am J Ophthalmol，1994，15；117（5）：603-24.

4. Edward J. Atkins MD，FRCPC. Non-arteritis Anterior Ischemic Optic Neuropathy. Current Treatment Options in Neurology，2011，13（1）：92-100.

5. Singh Hayreh. Bridget Zimmerman. Non-arteritis Anterior Ischemic Optic Neuropathy: Natural History of Visual Outcome. Ophthalmology, 2008, 115(2): 298-305.e2.

6. J. Fernando Arevalo, Reinaldo A. Garcia, Juan G. Sanchez. et al. Angiography of Optic Nerve Diseases. Retinal Angiography and Optical Coherence Tomography, 2009, 155-177.

7. Salomon O1. Huna-Baron R. Kurtz S. et al. Analysis of prothrombotic and vascular risk factors in patients with non-arteritis anterior ischemic optic neuropathy. Ophthalmology, 1999, 106(4): 739-742.

8. Ghanchi FD, Dutton GN. Current concepts in giant cell(temporal)arteritis. Survey of Ophthalmology, 1997, 42(2): 99-123.

9. Keltner J L. Giant-Cell Arteritis: Signs and Symptoms. Ophthalmology, 1982, 89: 1101-1110.

10. Ness T, Bley T A, Schmidt W A, et al. The Diagnosis and Treatment of Giant Cell Arteritis. Dtsch Arztebl Int, 2013, 15(21): 376-386.

11. Strady C1. Arav E. Strady A. et al. Diagnostic value of clinical signs in giant cell arteritis: analysis of 415 temporal artery biopsy findings. Ann Med Interne(Paris), 2002, 153(1): 3-12.

12. Hayreh SS1. Podhajsky PA. Raman R. et al. Giant cell arteritis: validity and reliability of various diagnostic criteria. Am J Ophthalmol, 1997, mol, 2000, 48: 171-194.

13. 毛晓婷. 非动脉炎性前部缺血性视神经病变危险因素分析. 当代医学, 2013, 11.

14. 李凤鸣. 中华眼科学. 第3版. 北京: 人民卫生出版社, 2014.

15. 杨景存. 视神经病学. 郑州: 河南科学技术出版社, 1996.

16. 葛坚, 赵家良, 杨培增, 等. 眼科学. 第3版. 北京: 人民卫生出版社, 2010.

▌第七章▐
视神经萎缩

第一节　总　论

一、概述

视神经萎缩（optic atrophy，OA）不是一个独立的疾病，而是指各种原因导致的从视网膜神经纤维层到外侧膝状体的前视路损害后、视神经纤维轴索发生退行性变，导致的视神经纤维数量减少及体积缩小的一种临床病理状态。临床上按病变的本质和视盘的表现将视神经萎缩分为两大类：原发性视神经萎缩和继发性视神经萎缩（表 7-1）。原发性视神经萎缩病变处于球后，为下行性萎缩，形成的原因多是外伤、肿瘤或炎症压迫、球后视神经炎、遗传性疾病、中枢神经系统脱髓鞘性疾病，烟草、酒、甲醇、铅中毒等因素同样会引起原发性视神经萎缩；继发性视神经萎缩原发病变在眼内，多由视神经炎、视盘水肿、视网膜脉络膜的病变以及视网膜血管疾病转变而来。按病因分，现代神经眼科学将其分为眼球内损害性、球后视神经炎性、高度近视性、遗传性、压迫性、脱髓鞘性、中毒性以及外伤性 8 大类。中华眼科学将其分为视网膜神经节细胞或神经纤维性、视神经脱髓鞘性、炎症性、缺血性、视盘水肿性、中毒及营养障碍性、压迫性、遗传性、肿瘤性、梅毒性、外伤性、青光眼等 12 类。第 8 版眼科学将其分为颅内高压或颅内炎症性、视网膜病变、视神经病变、压迫性、外伤性、代谢性、遗传性、营养性 8 大类。视神经萎缩是视神经变质的最终结果，以视神经纤维变性和消失的形式出现，传导功能障碍最终表现为视野改变，视力减退甚至丧失。

表 7-1　视神经萎缩分类

原发性	外伤性及压迫性（肿瘤、炎症）
	球后视神经炎
	遗传性
	脊髓性（脱髓鞘）
	营养性
	中毒性（烟、酒、甲醇、铅中毒等）
继发性	视神经炎
	视网膜脉络膜及血管病变
	青光眼性
	视盘水肿

二、病因病理

原发性视神经萎缩为视神经纤维退化，神经胶质细胞沿退化纤维排列方向递次填充，一般是由球后段视神经，视交叉或视束受压、损伤、炎症、变性或血液供给障碍等所引起。继发性视神经萎缩为视神经纤维化，神经胶质和结缔组织混合填充视盘所致。任何原因（如缺血、炎症等急性病变或遗传、中毒、压迫

77

等慢性病变)导致的外侧膝状体前的视路损害或者后视路病变的跨突触变性均可表现为视盘颜色变淡变白。视盘颜色变淡变白从发生机制上讲,仅提示视盘存在某种程度的神经纤维变性、坏死、胶质增生。但视盘颜色变淡变白不等同于视神经完全萎缩。研究表明,及时发现并尽早处治原发病因可以阻止正在病理损害中的或仍未被侵害的神经纤维病变。如对颅咽管瘤或脑垂体瘤导致的视神经萎缩尽早手术,可以挽救生命,甚至恢复有用视力;青光眼性视神经病变在视野已明显缺损时进行有效干预,能长期稳定视功能;药物中毒引起的视神经萎缩在及时发现并终止毒源后,也可挽救部分视力。

三、临床特征

视神经萎缩的临床特点是视力逐渐下降,最终失明。眼底表现为视盘颜色变淡或者苍白(图7-1),视野向心性缩小或呈扇形缺损,部分眼底无暗色,部分相对或者绝对暗点。视神经萎缩患者早期可没有任何症状,直至中心视力下降以及发生色觉障碍时才察觉。色觉异常表现为先发生红色觉障碍后发生绿色觉障碍。

(一)原发性视神经萎缩

临床上将其分为全部和部分萎缩,前者整个视盘呈白色或灰白色,边界清楚,生理凹陷轻度下陷,筛板小点清晰可见,周围视网膜正常,视网膜血管无白鞘,常见于不合并有颅内压增高的颅内肿瘤(垂体肿瘤等)、颅脑外伤(颅底骨折等)、奎宁或甲醇中毒及绝对期青光眼等;后者因视神经损害部位不同,可出现视盘颞侧半或鼻侧半苍白,其中以颞侧半苍白最常见,主要是因为从颞侧进入的视神经束最易受损,常见于球后视神经炎和多发性硬化症等。正常视盘在颞侧的神经纤维较细,血管也较少,故颜色略淡,诊断时必须结合视野改变来决定。

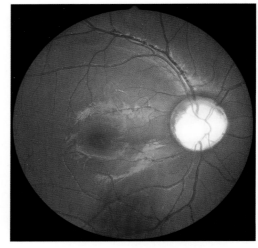

图7-1　视神经萎缩眼底像

(二)继发性视神经萎缩

视神经炎型萎缩多发生于晚期视盘水肿或视盘炎之后,视盘被渗出物结缔组织遮盖,呈灰白色或灰红色,边缘不清,生理凹陷模糊甚至消失,筛板小点不见,动脉变细,静脉狭窄弯曲,血管伴有白鞘;视网膜型萎缩常见于视网膜色素变性、弥散性脉络膜视网膜炎等,多继发于广泛性视网膜病变性,视盘呈蜡黄色,边缘不清晰,血管很细,后极部视网膜可残留硬性渗出或未吸收的出血。

四、诊断及鉴别诊断

视盘色调是由多种因素决定的。正常情况下,视盘颞侧颜色大多数较鼻侧淡,而视盘颞侧颜色主要与生理杯的大小有关。特别注意婴儿视盘色常淡,可能是检查时压迫眼球引起视盘缺血所致。临床工作中不能仅凭视盘的结构和颜色是否正常诊断视神经萎缩,必须观察视网膜血管和视盘周围神经纤维层有无改变,特别是视野色觉等检查,综合分析,才能明确视盘颜色苍白的程度。

视盘周围神经纤维层病损时可出现裂隙状或楔形缺损,前者颜色较黑,为视网膜色素层暴露,而后者较红,为脉络膜暴露。如果损害发生于视盘上下缘区,则较易识别,因该区神经纤维层特别厚;如果病损远离视盘区,由于这些区域神经纤维变薄,则不易发现。视盘周围伴有局灶性萎缩常提示神经纤维层有病变,主要由于神经纤维层在该区变薄。

五、治疗

视神经萎缩并不意味着丧失治疗价值。其治疗原则主要是针对病因治疗以及挖掘残余视功能。早期视盘炎症、水肿可以针对病因积极运用激素治疗,配合神经营养药物、活血化瘀扩张血管等。残余视功能的挖掘主要依靠各种低视力康复技术、药物以及通过适当刺激部分损害的视觉系统(如视觉体验、视觉训练及电流刺激等)。还有一些仍处于实验阶段的方法如人工视网膜或皮层组织植入物、视网膜或皮层组织移植、神经再生、干细胞移植以及基因治疗等。这些新技术都为将来攻克视神经萎缩打下了很好的基础。

当前，多种手段和途径已经为治疗视神经萎缩提供了可能，尽全力挽救或稳定患者残存视功能，是当代神经眼科医师的责任和义务。本章将几种常见的视神经萎缩概述如下，其中视神经炎和视盘水肿引起的视神经萎缩见本书第四章及第五章相关内容，不在此章详细展开。

第二节　外伤性视神经萎缩

一、概述

外伤性视神经萎缩由外伤性视神经病变发展而来，虽不常见，也并非罕见。多发生于青壮年男性，以车祸、高处坠落常见，这类患者较多有昏迷史，视力损害往往十分严重。因此应加强对车祸、高处坠落等外伤患者的眼部检查，颅脑损伤患者常规应行眼部检查。具体外伤类别请参看本书第九章相关内容。

二、病因病理

颅脑外伤可导致直接或间接的视神经损伤。直接损伤侵犯视神经纤维，包括眼球穿透伤、球部神经撕脱、视神经挤压伤和骨碎片撕裂伤，一般较间接损伤严重；而间接损伤较直接损伤常见，通常因眶内或颅内产生的加速或减速暴力导致视神经牵拉，继发眼内出血、视神经鞘血肿、轴突断裂可使眼压升高。绝大多数外伤性视神经病变涉及管内段的损伤，由类似弥漫性轴突剪切性损伤引起，伴有的反应性水肿和外伤性炎症可进一步导致缺血性损伤。

三、临床表现

外伤患者可出现视力轻度损伤甚至无视力，色觉障碍，视野缺损，相对传入瞳孔阻滞等症状。眼底见视神经水肿伴或不伴前部视神经出血，而球后损伤可以无异常表现。视神经损伤早期导致局部视神经萎缩，数周后全部萎缩。

四、诊断及鉴别诊断

临床检查和神经影像学检查对定位损伤和明确病程具有至关重要的作用。然而对不能配合的急性头部外伤患者，与视神经病变有关的视力减退、视野缺损和相对传入性瞳孔阻滞需等待患者清醒时才能被检测出。眼部 CT 用于检测球后出血，视神经鞘血肿，骨碎片压迫或撕裂视神经等。MRI 较少应用，可无异常表现，主要用于预测视力损害。

五、治疗

外伤患者病因明确，关键是尽快诊断有无视神经损伤。对外伤后怀疑有视神经损伤，而眼底正常，又不能做其他检查者，若出现眉弓额部损伤、鼻出血及患侧瞳孔直接对光反射异常，可初步诊断有视神经损伤，需采取进一步的检查。若明确有视神经损伤应及时行视神经管减压术或其他对应治疗措施。目前对外伤性视神经病变仍缺乏有效的治疗方法。治疗手段包括观察，全身糖皮质激素运用，视神经管减压术，或者激素治疗联合减压术。

第三节　肿瘤性视神经萎缩

一、概述

肿瘤可直接或间接影响视神经。直接影响视神经的肿瘤包括视神经自发性肿瘤以及转移的继发性肿瘤，前者主要有视神经胶质瘤、视神经脑膜瘤、髓上皮瘤等，后者主要包括邻近肿瘤如视网膜母细胞瘤和脉络膜黑色素瘤直接侵犯和其他部位肿瘤的远处转移。间接影响即继发的压迫性肿瘤，主要发生于球后，包括床突脑膜瘤、垂体大腺瘤、颅咽管瘤、鞍上脑膜瘤等。各类肿瘤的临床特征，请参看本书第八章及第十五章相关内容。

二、病因病理

直接影响所致的视神经萎缩主要表现为相关肿瘤的病理特点，而间接影响所致的视神经萎缩主要病理早期就可表现为原发性视神经萎缩。特别是球后鞍区病变，因为与视神经、视交叉和视束相邻，可压迫视神经，在缺乏全身症状时极易误漏诊。

三、临床特征

肿瘤病变可累及眶内、颅内及视交叉前部视神经，典型视觉改变发展缓慢，一般需要数周至数月，早期诊断困难，晚期可发展为视神经萎缩。少数患者可因瘤内出血或坏死压迫视神经而突发视力改变。

最早期症状有同侧相对传入瞳孔障碍和视野缺损，短暂性偏盲、中心暗点向周边扩展等体征都强烈提示压迫性视神经损伤。眼底改变因肿瘤位置不同而表现各异。颅内、椎管内及球后段的压迫性损伤不出现视盘肿胀。眼内段视神经肿瘤则多见视盘肿胀，伴有分流血管，将视网膜中央静脉分流入涡静脉和睫状循环。视神经脑膜瘤和胶质瘤也可见此分流血管。

垂体瘤和其他鞍区占位可引起颅内及视交叉压迫损伤。影响到视交叉前角及视神经末梢的占位病变可使同侧眼出现颞侧视野缺损、视力损伤，对侧颞上视野缺损，但无视力损伤。累及所有交叉至对侧的神经纤维时出现同侧眼颞侧偏盲，若仅累及黄斑部的交叉纤维时仅见暗点。

四、诊断及鉴别诊断

神经影像学对诊断肿瘤压迫性视神经病变引起的视神经萎缩有较大意义。脑部MRI可用于探测眼球、视神经始端、视神经鞘、眼外肌和眶尖的病变，对管内段和颅内段视神经、垂体窝和海绵窦的影像学评估也优于CT检测。患者出现无法解释的视神经病变表现时应怀疑肿瘤压迫，除非有明确病因，均应做影像学检查确诊。

鞍区病变压迫视交叉或视神经导致的视神经萎缩在眼部表现中很常见，包括鞍区病变在内的各种非青光眼性视神经萎缩均可出现"大视杯"（cupping）。在临床工作中如不特别关注则可能与青光眼性视神经病变的大视杯混淆，导致治疗的差异，尤其在涉及鞍区病变时，会关系到颅内肿瘤对于患者除视功能以外的神经功能乃至生命的影响。垂体肿瘤较少表现为单侧视神经病变，仅视交叉位置异常者可出现单侧病变（位于脑垂体后方，使其易受压迫损伤）。肿瘤压迫性视神经病变是多种导致视觉神经功能障碍疾病中最容易治愈的疾病，去除视路上的压迫可使症状大幅改善。应特别加强对鞍区病变相关眼部表现的正确认识，重视眼底表现和视野改变以及影像学检查，避免或减少鞍区肿瘤的误诊。

五、治疗

本病因肿瘤类型，位置，大小，视神经功能障碍程度不同，治疗也不相同。视力预后与压迫时间、视神经节细胞和视网膜神经纤维层完整性有关。部分严重视神经萎缩患者在去除压迫后可获得少许恢复，但大多数患者视力预后较差。早期诊断可提高生存率，改善肿瘤后视力恢复。加强神经眼科医师和专注肿瘤治疗的神经外科医师间的交流有助于选择最优的治疗手段。

第四节　遗传性视神经萎缩

遗传性视神经病变与中毒性视神经病变、营养不良性视神经病变有相似的临床特征（表7-2），最终都可能发展为视神经萎缩。遗传性视神经病变发病机制大多与线粒体能量代谢异常有关。按照遗传方式、发病年龄、初期症状、其他神经症状和全身症状可将遗传性视神经病变分为以下几类：不伴有其他视神经症状的单症状性视神经病变；伴相关视神经功能缺陷的视神经病变；继发于某些疾病过程中的视神经病变（腓骨肌萎缩症，脊髓小脑共济失调等）。相关临床特征请见本书第十章相关内容。常见的遗传性视神经萎缩有 Leber 遗传性视神经病变，Kjer 病（显性视神经萎缩）。

表 7-2　中毒性、营养性、遗传性视神经病变临床特征

临床特征	临床特征
1. 渐进性，对称性发展	5. 视力大于手动
2. 初期无痛	6. 无视盘肿胀
3. 色觉障碍	7. 无黄斑病变（视物变形，视敏度降低，视物变小）
4. 中心视野缺损	8. 除去毒物或药物和补充营养可得到改善

一、Leber 遗传性视神经病变

（一）概述

Leber 病又称家族性遗传性视神经病变（Leber's hereditary optic neuropathy，LHON），由德国眼科医生 Leber 于 1871 年首先系统描述此病并以他的名字命名。Leber 病是一种典型的线粒体 mtDNA 遗传病，好发于青壮年，男性多于女性。

（二）病因病理

Leber 病的遗传方式属于细胞质遗传，目前公认的原发突变位点有 11 778、3460、14 484 共 3 个，继发突变位点有 4917、4216、13 708、7444 等 10 个。

（三）临床特征

视力通常呈急性或亚急性进行性下降，常为 20/200 或更差。如单眼发病或双眼不对称可出现相对传入性瞳孔障碍（RAPD）。色觉障碍以红绿色盲多见，次为全色盲。视野缺损，多为中心暗点，周边视野相对保存。视觉诱发电位（VEP）表现有：轻者峰潜时延长，峰值减少；重者无反应或接近熄灭。眼底特征：急性期或早期眼底以视神经炎为主，出现血管扩张、弯曲，视盘充血，神经纤维层混浊，但荧光血管造影无视盘渗漏。后期则出现视神经萎缩。视盘周围毛细血管扩张为 LHON 特征性改变。眼底检查正常也不能排除 LHON 的诊断。在一些 LHON 患者中常见预激综合征，某些患者可有类似多发性硬化的疾病。

（四）诊断及鉴别诊断

一般家族内有 2 人以上发病，视力障碍严重；双眼同时或先后、突发或逐渐视力减退，严重者多有中心暗点；急性期出现视盘充血、水肿，视网膜血管弯曲、异常扩张；后期呈现不同程度的视神经萎缩即可确诊。对可疑 Leber 病患者可进行深入基因水平的检测，无家族史且病因不明的视神经萎缩患者也可进行基因诊断。由于 Leber 病具有明显的母系遗传特性，因此有必要检测其母亲的 mtDNA。主要需与以下疾病鉴别：

视神经炎：许多患者最初因单眼视力下降、视盘水肿和年轻发病而被误诊为视神经炎。但短时间内另一眼受累在视神经炎中少见，可与之鉴别。

缺血性视神经病变：在 LHON 患者年龄段中少见。

视盘水肿：当出现双侧视盘水肿时要考虑此诊断。视盘水肿中除了慢性患者外，其余不会出现明显的视力受损。

（五）治疗

Leber 病多数预后较差。少数患者可在数月或数年后视力有所恢复。主要通过中心暗点逐渐变淡，或在中心暗点中央出现一小片清晰区域，使患者视力提高。在 3 个原发突变位点中，仅 14 484 位点视力恢复最好且只有 37% 的视觉恢复率，其次是 3460 位点，11 778 位点突变患者的视力恢复最差。Leber 病至今尚无特效疗法，有人试用发热疗法、维生素 B_{12}、垂体后叶素或糖皮质激素，但疗效不明。也有称应用辅酶 Q_{10} 可以阻止本病视力下降，同样无足够证据。另外部分患者治疗过程中所称视力改善，可能是较

长病程中，患者利用残存视野注视目标的能力提高，而非真正的视功能改善。因此，本病重点在于如何预防，做好医学遗传咨询工作。凡有此病家族史者禁止近亲结婚，有同样病史的后代禁止通婚，否则建议不要生育。男性患者可与正常女性结婚和生育，但女性患者和携带者最好不要生育，以免生育的后代有患此病的痛苦和传递此病的危险。

二、显性视神经萎缩

（一）概述

显性视神经萎缩，又称 Kjer 病，是一种常染色体显性遗传病，多见于儿童，双眼视神经对称性发病，一般于视力筛查时被发现。视力损害不一，多数患者逐渐出现视力下降，并保持在 0.5～0.1。大多数 Kjer 病的视力损害较 Leber 病稍轻，平均视力为 0.25～0.1。

（二）病因病理

60% 患者由于位于常染色体 3q28-29 的 *OPA1* 基因发生突变。该基因编码跨于线粒体嵴内膜面的 GTP 酶 OPA1 蛋白，多种线粒体功能损伤与 OPA1 蛋白缺陷有关，例如线粒体融合，膜固化，氧化磷酸化及凋亡。氧化应激在显性视神经萎缩发病机制中占主导作用（同 Leber 病）。*OPA1* 基因突变检测目前已开展，在有相关遗传史的家族中其检测灵敏度较高，而在无相关家族史的患者中其灵敏度较低。

（三）临床特征

Kjer 病临床特征与其他线粒体视神经病变相似。常在 10 岁开始出现视力下降，因视力下降程度轻而未被引起足够重视。可表现为获得性色觉障碍，主要色觉异常为蓝黄色盲。部分患者可有非特异性色觉混乱，双眼中心或中心生理盲点性暗点。累及乳头黄斑束可见视盘颞侧萎缩。大多病例可出现显著视盘苍白，杯盘比增大。由于不完全外显率和变异性，家族中特异性表型变化很大。超过 67% 患者出现进展性视力损害，其损害程度表现不一，通常为每 10 年视力下降一行。本病不出现视力的自然恢复。与 Leber 病相似，20% 的患者出现相关综合征，多数合并感觉神经性听力障碍，肌病，周围神经病变，共济失调，眼肌麻痹等。

（四）诊断及鉴别诊断

可采用 D15 或 Farnsworth Munsell 100 色彩检查，记录蓝黄色盲。应与其他双眼视神经病变相鉴别，主要为中毒性或营养性视神经病变导致的视神经萎缩。

（五）治疗

遗传咨询，无有效治疗。目前研究使用艾地苯醌（idebenone）和线粒体辅因子类似物治疗显性视神经萎缩，但其疗效尚未公认。

第五节　脱髓鞘性疾病引起的视神经萎缩

中枢神经系统的脱髓鞘性疾病可引起视神经萎缩，此类疾病主要有多发性硬化、视神经脊髓炎、急性播散性脑脊髓炎和弥散性轴周围脑炎。

一、多发性硬化

（一）概述

多发性硬化（multiple sclerosis，MS）是一种常见的以中枢神经系统白质脱髓鞘病变为特点的自身免疫性疾病。MS 常侵犯脑室周围的白质、视神经、脊髓的传导束、脑干和小脑等处。本病好发于 25～40 岁的中青年，儿童少见，女稍多于男。病灶常多发，可见多灶性脱髓鞘斑，缓解和复发交替迁延。

（二）病因病理

通常认为该病属自身免疫性疾病，由病毒等感染诱发全身免疫反应激起机体对自身神经髓鞘的超敏反应。人类白细胞表面抗原（HLA）检测提示该病与免疫调节有关。多灶性脱髓鞘斑位于视神经、视交叉、视束、脊髓的白质内和脑室周围。髓鞘斑常围绕一条静脉并沿着静脉分布，急性发病者有淋巴细胞浸润。该病在我国起病急、病程短、软化坏死灶多见。周围神经不受累，其他器官无异常。

（三）临床特征

MS患者眼部多数呈急性或亚急性起病，出现视力障碍、运动和感觉障碍或脑神经受累。视神经炎、球后视神经炎是MS患者最多见的眼部表现，患者多呈急性单眼视力下降，一段时间后侵犯另一眼，亦有患者在较短时间内双眼受累。视神经的异常可以是MS的最初表现，并可预示其他部位脱髓鞘病变的发生。部分患者出现视力下降时常伴眼球疼痛。常见一过性复视，持续时间短，数小时或数日后消失。眼底早期无异常，或有视盘轻度肿胀，随之视盘颞侧苍白或全萎缩，视盘苍白程度和视力减退不一定相关。视野检查有中心、旁中心或哑铃状暗点等。视交叉、视束和视放射的受累可引起同侧或颞侧偏盲，但少见。由于病灶多发，视野改变不规则。色觉障碍以红绿色觉明显。

眼球运动异常是MS常见的眼部体征。包括眼肌麻痹、眼球震颤，患者表现为复视、振动幻视、立体视觉的丢失及阅读疲劳等。

（四）诊断及鉴别诊断

MS患者伴随的眼部异常发生率较高，表现复杂，眼部体征对MS的定位诊断具有重要的临床价值。长期随访显示，就中心视力而言，尽管部分MS可以有较好的预后，但患者会残留显著的对比敏感度和色觉的异常，因此有必要对视神经炎和可疑为MS的患者，进行标准、系统的眼科检查，包括常规进行色觉和对比敏感度的检查，这有助于早期发现MS的视神经病变。眼震和核间性眼肌麻痹提示MS，若年轻人两者并存可提示脑干病灶，应高度怀疑MS。视觉诱发电位是反映视皮层对视觉刺激发生反应的电信号，能够反映视路的功能，MS患者如合并视神经脱髓鞘病变，则导致视觉神经冲动传导速度降低。视野也是诊断MS的一项重要眼部检查，视野缺损与MS的持续时间和伤残程度具有较高的相关性。MRI是检出MS高敏感性的理想方法，可发现小脑、脑干、视神经和脊髓的无症状性MS的斑块，目前已被列为诊断MS的首选辅助检查。头部和脊髓MRI的联合应用能发现更多的病灶，不仅可进行定位、定性的诊断，连续MRI检查还可动态观察病灶进展、消退及转归。脑脊液生化检查、VEP及MRI对MS的诊断和随访具有重要意义。

临床确诊标准为：

1．临床上有两个或两个以上中枢神经系统白质内好发部位的病灶，如视神经、脊髓、脑干等损害的客观体征；

2．病程呈缓解复发，两次发作间隔至少1个月病程超过半年；

3．起病年龄在10～50岁间；

4．能排除引起这些神经损害的各种其他原因，如脑瘤、脑血管性疾病、颈椎病等。

4项标准均具备者则可诊断为"临床确诊"，如1、2缺少一项者，则诊断"临床可能是多发性硬化"，如仅有一个好发部位首次发作，则只能作为"临床可疑"。

（五）治疗

急性期多采用免疫治疗，可静滴氢化可的松200～300mg/d或地塞米松5～10mg/d，约一周后改为相应剂量的泼尼松口服，在病情稳定后再逐渐减量至停服。泼尼松因其半衰期较地塞米松短，对肾上腺皮质抑制作用较小，为减少长期服用激素的副作用，可采取隔日疗法，即隔日早晨一次服用一定剂量的激素，对促进病情缓解，减少复发的频度有益，如无效时可改用硫唑嘌呤，常用量为100～200mg分次服用，应特别注意骨髓抑制和肝、肾功能损害。其他ACTH和环磷酰胺在病情严重者亦可选用。免疫疗法只能缩短急性发作期限，不能预防复发，对于慢性进行性发作无效。表现为视神经炎时除一般对症治疗外，球后或球旁注射激素亦有一定效果。由于本病可自然缓解，对于MS眼病疗效判断一般较困难。其他支持疗法及理疗对改善病情亦有益，恢复期可配合中药治疗。

二、视神经脊髓炎

（一）概述

视神经脊髓炎（neuromyelitis optica，NMO）也称Devic病或Devic综合征，是一种中枢神经系统特发性炎性脱髓鞘病变，主要累及视神经和脊髓。

（二）病因病理

本病发病机制主要与自身抗体NMO-IgG密切关联，患者病情易反复，预后较差。

（三）临床特征

急性或亚急性起病多见，病程中缓解和复发交替。发病前可有头痛、咽痛、低热、周身不适等上呼吸道感染症状；或有腹痛、腹泻等消化道症状；或有疫苗接种史。眼部首发症状以视力减退为最多见，多为双眼受累，也可仅累及一眼，在数天或数周内加重；危重患者视力迅速减退，数小时或数日内完全失明。早期眼底无异常，提示为球后视神经炎，可发展为视神经萎缩；或眼底有视盘炎症改变，最后也可致视神经萎缩。视野检查有中心暗点、向心性缩小或两颞侧偏盲。

（四）诊断及鉴别诊断

视神经脊髓炎是一种临床上较难早期诊断的疾病，多好发于中年女性，首发症状多为视神经炎。可根据患者的性别、年龄、临床表现，结合视觉诱发电位、脊髓MRI、脑脊液的检查来辅助早期正确诊断。

（五）治疗

NMO较MS预后差，其早期诊断和治疗尤为重要，缓解期需要积极采取措施来预防复发。虽然MS和NMO急性复发期的处理方法都是静脉内大量注射甲泼尼龙，但是维持治疗的标准做法却不同。部分NMO患者对糖皮质激素有一定依赖性，在减量过程中病情可再次加重甚至复发，因此对激素依赖的NMO患者，激素减量过程要慢，可每周减5mg，至维持量（15～20mg/d），小剂量激素维持时间应较MS长。对于甲泼尼龙反应差的患者可行血浆置换治疗。在缓解期，预防NMO复发以免疫抑制剂为主，硫唑嘌呤、麦考酚酸莫酯、利妥昔单抗、米托蒽醌、静脉注射免疫球蛋白、他克莫司等有益于减少NMO的复发。用利妥昔单抗治疗时，监测血液循环B淋巴细胞计数可指导利妥昔单抗的重复给药剂量。

三、弥漫性轴周性脑炎

（一）概述

弥漫性轴周性脑炎（encephalitis periaxialis diffusa）是由schilder于1912年首先报道的，故又称为Schilder病。该病以视力障碍、进行性精神紊乱、痉挛性瘫痪、惊厥发作等为主要症状。

（二）病因病理

本病以大脑半球白质界限分明的广泛脱髓鞘为主要病理特征，皮质下U形纤维和轴突受累较轻或无变化，以一侧枕叶较重。

（三）临床特征

眼部最突出的症状是双眼视力丧失。早期检查可见同向偏盲，大多数呈皮质盲，是病变累及枕叶所致。累及视神经可有视力减退、中心暗点、视神经萎缩；视交叉受损时可致视神经萎缩及双颞侧偏盲。急性进展者，由于颅内高压导致的视盘水肿约占15%～20%。当大脑半球病变累及视束时则出现同向偏盲，如视力下降无法检查视野时，对比法检查也可粗略显示有该征。脑干受损可引起核性、核上性或核下性眼肌麻痹及眼球震颤。其他尚可见注视不能、失读、视失认及视失定向空间等。

（四）诊断及鉴别诊断

儿童或青年人急性发病或呈现逐渐进展的皮质盲，伴有精神障碍、痉挛性瘫痪及惊厥时，诊断并不困难。如起病部位不在枕叶，无视力障碍，或仅晚期出现视力减退，则诊断有一定困难。急性起病时应与散发性脑炎鉴别，有颅内高压表现时需同脑瘤鉴别。脑电图及麻疹病毒补体结合试验对鉴别亚急性包涵体性脑炎有一定价值。本病脑脊液检查细胞数正常或略增高，γ球蛋白增高，胶体曲线呈中带型。EEG表现为弥漫性慢波。头颅CT及MRI检查可发现大脑半球，特别是枕叶和顶叶的白质有大片边界清晰的脱髓鞘病灶。MRI示典型的孤立性病灶存在于视神经和脑干中。

（五）治疗

无特殊治疗，主要是对症治疗，糖皮质激素试用无明显疗效。

四、急性播散性脑脊髓炎

（一）概述

急性播散性脑脊髓炎（acute disseminated encephalomyelitis）是一种急性起病的具有播散性脑、脊髓损害的炎性脱髓鞘疾病。发生在疫苗接种后的称为疫苗接种后脑脊髓炎；发生于感染性疾患，尤其是伴有皮疹的病毒性感染疾患的，称为感染后脑脊髓炎；发病前无明显诱因的称为特发性播散性脑脊髓炎。

（二）病因病理

本病发生于体液和细胞免疫障碍基础上，不是中枢神经系统的直接病毒感染，而是细胞免疫介导感染的并发症。

（三）临床特征

主要临床特征是弥漫性脑、脊髓和脑膜损害的神经症状，因此分为脑型、脊髓型和脑脊髓型三种。少数患者眼部表现为视网膜和视盘水肿，视网膜中央动、静脉阻塞，视盘炎症或球后视神经炎，视神经萎缩，核性眼外肌麻痹，展神经麻痹，动眼神经不全麻痹，眼球同向运动麻痹，瞳孔双侧不等大，同向偏盲或象限盲等。

（四）诊断及鉴别诊断

有疫苗接种史或发疹史者较易诊断，需与病毒性脑脊髓炎、感染中毒性脑病等鉴别，特发性需与首次发病的多发性硬化症鉴别。实验室检查发现早期中性粒细胞、后期淋巴细胞增多。脑脊髓型患者脑脊液单核细胞增多，蛋白增高，多为γ球蛋白和IgG。脑电图提示弥漫性高波幅慢波活动。

（五）治疗

早期宜用大剂量糖皮质激素，可取得较好效果。运用神经营养药物及对症支持疗法是治疗本病的主要手段。恢复期行理疗和体疗。

第六节　中毒性视神经萎缩

一、概述

中毒性视神经病变为外源性药物侵犯视神经引起的视神经功能障碍，同营养性视神经病变一样，多种药物、毒物及放射性物质与视神经病变有关，可发展为视神经萎缩（表7-3）。

表7-3　引起视神经萎缩的相关药物与毒物

相关药物	相关毒物
乙胺丁醇 ethambutol	一氧化碳 carbon monoxide
利奈唑胺 linezolid	甲醇 methanol
异烟肼 isoniazid	乙二醇 ethylene glycol
苯砜 dapsone	烟草 tobacco
环孢素 cyclosporine	顺铂 cisplatinum
他克莫司 tacrolimus	亚硝基脲 nitrosoureas
紫杉醇 paclitaxel	
胺碘酮 amiodarone	
双硫仑 disulfiram	
西地那非 sildenafil	
磷酸二酯酶抑制剂 phosphodiesterase inhibitors	

二、病因病理

大多数病例的发病与药物或毒物影响线粒体氧化磷酸化有关，特别是毒物引起的视神经病变。其病理特点主要表现为继发性视神经萎缩。

三、临床特征

药物或毒物与视神经病变的联系仅有部分病例报道，其因果关系并不明确。其主要临床表现请见本书第十一章药物中毒性视盘改变相关内容。

四、诊断及鉴别诊断

药物中毒性视神经萎缩的发生提示我们在患者服用相关药物的同时，应注意定期检查视功能。不明原因的视神经萎缩多发生于 30～50 岁，与颅内肿瘤、原发性青光眼、AION、部分视神经炎、部分 LHON 发病年龄重叠，应注意排除。LHON 一般在青少年时期双眼发病，视力 0.1 以下，致病基因的筛查提高了本病的诊断。药物中毒性视神经萎缩诊断要点如下：有明确的发病机制，存在相应临床剂量 - 效应曲线；长期暴露于某药物为发病的危险因素；发生于长期用药之后，药物呈现毒性效应，去除药物作用后症状有一定的改善；双侧发病，如为单侧，可排除。

五、治疗

治疗原则是终止外源性药物或毒物的使用。临床上需尽可能早期明确药物或毒物对视力的影响。

第七节　视网膜脉络膜疾病引起的视神经萎缩

眼内视网膜脉络膜疾病若侵及视神经，也可以引起视神经萎缩。常见的视网膜病变有：①血管性：视网膜中央动脉或静脉阻塞，视神经本身的动脉硬化，正常营养血管紊乱、出血；②炎症：弥散性脉络膜视网膜炎；③青光眼后；④视网膜色素变性；⑤黑矇性家族性痴呆。部分内容详见本书其他章节相关内容，本节主要介绍前部缺血性视神经病变、视网膜中央动脉阻塞及青光眼导致的视神经萎缩。

一、前部缺血性视神经病变（anterior ischemic optic neuropathy，AION）

前部缺血性视神经病变（anterior ischemic optic neuropathy，AION）由于血管、血液成分以及血流动力学异常造成视盘供血不足，导致视神经纤维缺血缺氧而发生视神经萎缩。糖尿病、高血压和动脉硬化的中老年患者是 AION 的高危人群。AION 可合并腔隙性脑梗死。本病有部分患者发病年龄在 35～45 岁，这与颅脑肿瘤、部分视神经炎、部分 Leber 遗传性视神经病变（Leber hereditary optic neuropathy，LHON）等疾病的发病年龄有一定重合，应注意鉴别。正常视盘毛细血管来自睫状后短动脉，前部缺血性视神经病变主要与睫状后动脉病变有关，故视神经萎缩时荧光血管造影表现为视网膜血管充盈正常，视盘受睫状后动脉支供应部分表现为低荧光。

二、视网膜中央动脉阻塞后视神经萎缩

本病眼底表现除视盘苍白外，还可伴有视网膜血管极度缩窄。动、静脉均较细，动脉出现白鞘、呈银丝状。一般不伴有视盘凹陷变深。相反，由于神经纤维大量消失和星形细胞增生，视盘亦可轻度隆起或视盘界限变得模糊不清。荧光血管造影表现为视网膜血液循环迟缓，但有荧光充盈；动静脉狭细；视盘因缺乏毛细血管床为低荧光；有时围绕视盘可见到睫状视网膜血管短路（cilio-retinal shunt）。

三、青光眼性视神经萎缩

慢性青光眼由于持续性高眼压常导致神经轴突纤维和筛板前星形细胞完全萎缩、消失，使筛板裸露，且逐渐形成较深的病理性视盘凹陷可扩展到视盘边缘，血管呈屈膝状。视盘周围的视网膜色素上皮和脉络膜亦相应萎缩，形成青光眼晕。急性青光眼发作导致视神经纤维急性缺血性坏死。坏死组织中出现许多大小不一的囊性腔隙，内含透明质酸物质，称为海绵状视神经萎缩。低眼压性青光眼视神经萎缩表现为视盘和视野的变化，但眼压为正常水平，或与灌注压低下有关。荧光血管造影由于神经组织的丧失和

血管减少,造影早期为低荧光,晚期呈低度高荧光。

第八节　营养缺陷引起的视神经萎缩

一、概述

常见的营养不良性视神经病变包括维生素 B_{12} 缺乏性视神经病变,其他营养物质缺乏也能引起视神经病变,包括维生素 B_1,核黄素,烟酸,叶酸,吡哆醇等,严重者可出现视神经萎缩。发达国家营养不良性视神经病变患病率较低,其发病率可因胃旁路手术例数的增加及继发的维生素吸收减少而增加。

二、病因病理

视神经功能障碍与多种营养缺陷有关,其相互作用的机制仍未明确。维生素相关性营养不良性视神经病变与细胞内线粒体氧化磷酸化有关,可导致能量缺失和自由基累积。多种营养缺陷常并发,因此明确为何种营养缺陷导致的视神经病变十分困难。目前并无哪种营养不良被证明明确导致视神经病变,也无合适的动物模型验证。

三、临床特征

不同类型的营养不良性视神经病变的临床表现相似,部分病例进展较快。营养不良性视神经病变常累及双眼,一般不会出现单眼视力丧失而另一眼无异常。视力丧失程度不一,低于手动的视力较罕见。早期出现色觉异常,但眼底可正常,异常眼底见暂时视盘水肿,严重时可出现视神经萎缩。

四、诊断及鉴别诊断

本病诊断要点如下:长期营养不良,机体营养储备已耗尽;有营养不足的证据,如减肥,厌食;有维生素水平降低的明确病因(如 Crohn 病导致的维生素 B_{12} 缺乏)。其他临床发现可辅助诊断,如周围神经病变,角膜炎,皮肤或黏膜改变等。实验室检查包括血清维生素水平,血清蛋白浓度,血细胞计数(维生素 B_{12} 缺乏引起的大细胞性贫血)等。

五、治疗

临床上一旦诊断营养性视神经病变,应及时给予补充,营养性物质的充足供应不仅可防止其进一步恶化,而且可使视力下降得到反转。

(丁瑜芝)

参 考 文 献

1. 李凤鸣. 中华眼科学. 第2版. 北京:人民卫生出版社,2005.
2. 杨景存. 视神经病学. 郑州:河南科技出版社,1996.
3. 中国医学科学院首都医院眼科,北京工农兵医院眼科编. 眼底病. 北京:人民卫生出版社,1978.
4. 刘家琦,李凤鸣. 实用眼科学. 北京:人民卫生出版社,1984.
5. Van Stavern GP. Metabolic,hereditary,traumatic,and neoplastic optic neuropathies. Neuro-ophthalmology,2014,20(4):877-906.
6. La Morgia C,Carbonelli M,Barboni P,et al. Medical management of hereditary optic neuropathies. Front Neurol,2014,5:141.
7. Alavi MV,Fuhrmann N. Dominant optic atrophy,OPA1,and mitochondrial quality control:understanding mitochondrial network dynamics. Mol Neurodegener,2013,8:32.
8. Lenaers G,Hamel C,Delettre C,et al. Dominant optic atrophy. Orphanet J Rare Dis,2012,7:46.

9. Newman NJ. Treatment of hereditary optic neuropathies. Nat Rev Neurol，2012，8（10）：545-556.

10. Silva RA，Doshi A，Law SK，et al. Post filtration hypotony maculopathy in young chinese myopic women with glaucomatous appearing optic neuropathy. J Glaucoma，2010，19（2）：105-110.

11. Mikelberg FS，Drance SM，Schulzer M，et al. The normal human optic nerve. Axon count and axon diameter distribution. Ophthalmology，1989，96（9）：1325-1328.

12. Kerrison JB，Arnould VJ，Ferraz Sallum JM，et al. Genetic heterogeneity of dominant optic atrophy，Kjer type：Identification of a second locus on chromosome 18q12.2-12.3，Arch Ophthalmol，1999，117（6）：805-810.

13. Votruba M，Fitzke FW，Holder GE，et al. Clinical features in affected individuals from 21 pedigrees with dominant optic atrophy. Arch Ophthalmol，1998，116：351-358.

14. Sawicka-Pierko A，Obuchowska I，Mariak Z. Nutritional optic neuropathy. Klin Oczna，2014，116（2）：104-110.

▌第八章▐
视 盘 肿 瘤

临床上视盘肿瘤比较少见，以良性居多，常合并视网膜和视神经通路上的肿瘤。视盘肿瘤可以是原发的，也可以是继发的(表8-1)。原发性肿瘤多见于儿童和青年，女性多于男性，按发病部位不同，主要包括视盘血管瘤、星形细胞错构瘤、黑色素细胞瘤、视神经胶质瘤、视神经脑膜瘤、髓上皮瘤和更罕见的纤维瘤。继发肿瘤包括邻近组织侵犯和远处转移，邻近组织侵犯的肿瘤主要是视网膜母细胞瘤和脉络膜黑色素瘤，远处转移的肿瘤主要有小细胞肺癌、B细胞淋巴瘤、子宫肉瘤、鼻咽癌、前列腺癌和肾细胞癌等。本章根据以上分类，逐个介绍相关肿瘤的遗传性、病因病理、眼部表现、诊断及鉴别诊断以及治疗手段等。

表 8-1　视盘肿瘤分类

原发性	
	视盘血管瘤
	星形细胞错构瘤
	黑色素细胞瘤
	视神经胶质瘤
	视神经脑膜瘤
	髓上皮瘤
继发性	
邻近组织侵犯	视网膜母细胞瘤
	脉络膜黑色素瘤
远处转移	实体癌
	白血病

第一节　视盘血管瘤

视盘血管瘤(vascular tumors)是由血管构成的侵及视盘的错构瘤，主要包括毛细血管瘤、海绵状血管瘤和葡萄状血管瘤(表8-2)。

表 8-2　几种常见视盘血管瘤的鉴别

	毛细血管瘤	海绵状血管瘤	葡萄状血管瘤
病变部位	视盘缘，累及部分视网膜，单眼或者双眼受累	视盘和全层视网膜，单眼受累	视盘和全层视网膜，单眼受累
良恶性	良性	良性	良性
病理	血管内皮增生，有网眼孔；见大空泡间质细胞，延伸至视盘旁的视网膜全层	多发性衬有内皮细胞的薄壁血管，大小不等，未见动静脉直接吻合	先天性动-静脉畸形，血管中层肌纤维变异，视神经组织受挤压，并由许多血管取代

续表

	毛细血管瘤	海绵状血管瘤	葡萄状血管瘤
临床特征	早期无症状，累及黄斑部可影响视力，无痛性视力减退。内生型眼底表现为瘤体向玻璃体内生长，肿瘤呈微红或者橙色，隆起，边界清楚有包膜。外生型位于视网膜深层，边界不清，橘黄色渗出	生理盲点扩大，很少呈进行性。眼底见葡萄样丛生的扩张动脉瘤，呈深红色小囊，部分或全部遮盖视盘，累及邻近视网膜	侵犯视束时引起偏盲
并发症	继发视网膜脱离，网膜下出血，玻璃体积血，葡萄膜炎，继发性青光眼	玻璃体积血，少见视网膜下间隙受累	眼部并发症少见，中枢神经系统血管畸形易引起脑血管意外
常见并发症	中枢神经系统肿瘤	其他组织血管畸形	其他组织血管畸形
FFA	早期瘤体迅速高荧光，晚期出现强荧光，毛细血管动脉期充盈	瘤体早期弱荧光，静脉期或晚期完全充盈；少见瘤体血管外荧光素渗漏，可轻度着色	明显的直接动静脉交通，早期高荧光，无渗漏
治疗	不发展——定期观察 进展——电凝，光凝，冷凝	生长缓慢，不予处理；影响视力时，早期光凝，冷凝，透热治疗	不发展，无需处理
预后	差	较好	佳

一、视盘毛细血管瘤

（一）概述

视盘毛细血管瘤（capillary hemangioma）较少见，发生在视盘缘，可沿视神经进展，是先天性发育异常的良性肿瘤。约 25% 与中枢神经系统血管瘤并存，单眼或双眼同时发病。常合并 VHL 综合征（Von Hippel-Lindau 病）的其他表现。

（二）病因病理

本病是先天发育异常性血管肿瘤，一般为常染色体显性遗传，主要发生于 15～40 岁之间的青年人，20%～50% 具家族遗传性。视盘毛细血管瘤的组织病理表现为血管内皮细胞增生，其间充满血液，可延伸到视网膜的全层，视网膜内有许多圆形含有类脂质的细胞及大量增生的神经胶质纤维。血管瘤边界不清，由衬以内皮的毛细血管构成，多数肿瘤内出现变形的星形胶质细胞，含大量空泡，邻近的视网膜外丛状层出现囊样变性。超微结构显示内皮细胞有网眼孔。

（三）临床特征

视盘毛细血管瘤分内生型和外生型两种。前者也称局限型，较多见，瘤体向玻璃体腔内生长，呈微红或者橙色，隆起，边界清楚有包膜，可侵犯部分或者整个视盘，甚至邻近视网膜；后者即弥散型，多位于视盘偏中心部位并遮挡视盘边缘，境界不清，呈橘黄色，从视盘边缘向外延伸至邻近的视网膜下间隙，和视盘周围视网膜下新生血管膜相似。本病早期可无任何症状，累及黄斑时影响视力，出现无痛性视力减退。患眼可因肿瘤增长而失明，或发生非孔源性视网膜脱离，其他主要并发症有视网膜下出血、玻璃体积血、葡萄膜炎和继发新生血管性青光眼等，导致失明。

（四）诊断及鉴别诊断

眼底表现及荧光血管造影检查可辅助诊断（图8-1）。荧光素眼底血管造影在早期表现为瘤体迅速形成高荧光，其大小形态保持不变。肿瘤处的毛细血管在动脉期充盈，晚期由于荧光素渗漏，肿瘤呈明

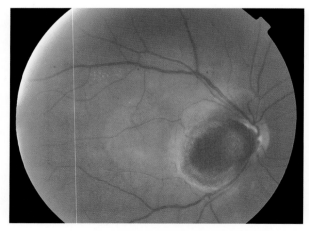

图8-1　视盘毛细血管瘤。视盘颞侧见红色球形隆起肿物

显强荧光。应注意与下列疾病鉴别：

1. 视盘炎症　患者远近视力减退，可有眼前暗点，眼球转动时疼痛。眼底见视盘充血，伴不同程度水肿，但均不超过 3D。

2. 视盘水肿　患者眼底检查视盘充血，隆起高度可超过 3D。视野检查发现生理盲点扩大。

（五）治疗

视盘毛细血管瘤为良性肿瘤，一般不发展，可定期观察，无需治疗。如果瘤体发展，或并发视网膜血管瘤出血，可用电凝、光凝或者冷凝视网膜的血管瘤，但效果欠佳。本病视力预后较差。

二、视盘海绵状血管瘤

（一）概述

视盘海绵状血管瘤（cavernous hemangioma）较罕见，为常染色体显性遗传，有不同的基因表现度和外显率。常伴随其他组织的血管畸形。约 30% 海绵状血管瘤可侵犯视盘。

（二）病因病理

组织病理学主要表现为视盘及其周边视网膜上多发大小不等的衬有内皮细胞的薄壁血管，无动静脉直接吻合。病变占据视盘周围的全层视网膜，通常不侵犯脉络膜，也不向巩膜筛板后方的视神经延伸。

（三）临床特征

本病常单眼发病，出现葡萄样丛生的扩张动脉瘤，呈深红色小囊，白色胶质或纤维组织覆盖其上。血管瘤可部分或全部遮盖视盘，累及邻近视网膜。病变累及黄斑部时出现视力下降。视野检查发现非进行性生理盲点扩大。少见并发出血并向玻璃体或视网膜下间隙扩散。与视盘及视网膜毛细血管瘤不同，本病无视网膜内和视网膜下渗出。

（四）诊断及鉴别诊断

本病罕见，结合临床特征和辅助检查可帮助诊断（图 8-2）。主要辅助检查为荧光素眼底血管造影，造影早期呈弱荧光，因血液流过海绵状血管瘤时比较缓慢；静脉期或晚期荧光完全充盈瘤体。有些肿瘤囊腔完全被荧光素充盈，另一些在红细胞分层液面上方的血浆层有荧光素蓄积，部分血管瘤在整个造影期间始终表现为弱荧光。瘤体的血管外荧光素渗漏少见，但可出现轻度着色。

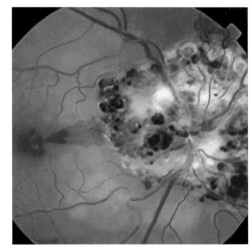

图 8-2　视盘海绵状血管瘤

（五）治疗

本病属良性肿瘤，生长缓慢，原则上不予处理。对可能影响视力的海绵状血管瘤，早期做光凝、冷凝或透热治疗，并可预防并发的玻璃体积血。

三、葡萄状血管瘤

（一）概述

葡萄状血管瘤（arteriovenous malformations）也称曲张血管瘤、动 - 静脉交通、动 - 静脉畸形，是一段充盈的视网膜血管。该血管由视盘进入眼内，在周边视网膜上经过一段距离后再经视盘出眼外。

（二）病因病理

本病是一种罕见的先天性动 - 静脉畸形，常单侧发病。组织病理学上，由于瘤体血管的中层肌纤维变异，难以判断血管是动脉还是静脉。瘤体血管可挤压视神经组织，甚至取代部分组织。在视网膜内大的血管瘤可占据视网膜全层。

（三）临床特征

病眼侧三叉神经分布区皮肤可出现血管痣，伴颅内血管瘤者可侵犯视束而产生偏盲。血管畸形可发生于其他眼外组织如脑、视交叉以及下颌骨、面部和头皮等。约 1/3 葡萄状血管瘤患者伴发中枢神经系统

动 - 静脉畸形,后者可引起脑血管意外。

(四)诊断及鉴别诊断

荧光素眼底血管造影检查可辅助诊断本病。造影可见明显的直接动 - 静脉交通,荧光素迅速通过葡萄状血管瘤且无渗漏。

(五)治疗

本病属动 - 静脉畸形,一般不会发展,故无需处理。

第二节　视盘星形细胞错构瘤

一、概述

视盘星形细胞错构瘤(astrocytic hamartoma)又称视盘星形细胞瘤,多为先天性,青少年多见,患者常伴发结节性硬化或神经纤维瘤病。本病无肿瘤特性,预后较好。

二、病因病理

视盘星形细胞错构瘤常位于巩膜筛板前,也可延伸至筛板后视神经,由大量良性星形细胞紧密聚集,表现为无定形物质和钙质堆积。

三、临床表现

患者一般无自觉症状,瘤体较大或累及黄斑时出现视力下降。患者出现黑影遮挡感,为瘤体内血管破裂造成玻璃体积血所致。眼底检查将视盘星形细胞错构瘤分钙化型和非钙化型两种。前者较多见,呈白色混浊、结节状隆起,桑葚样,由大量闪辉的钙球组成(图 8-3)。后者呈半透明胶质状,灰黄色、轻微隆起、边界模糊、表面较光滑。两种类型可发生在同一眼内,被一些学者认为是同一种肿瘤的不同发育阶段。

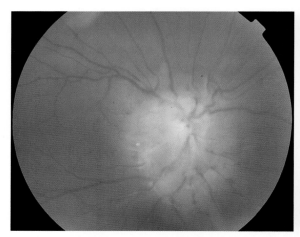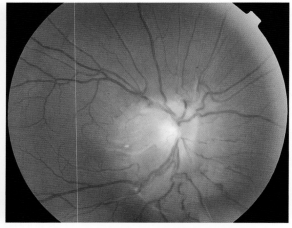

图 8-3　视盘星形细胞错构瘤眼底相。病变区为半透明胶质状,灰黄色、轻微隆起、边界模糊、表面较光滑

四、诊断及鉴别诊断

结合临床表现、眼底检查、荧光血管造影及其他影像检查可对本病作出初步诊断。眼底可见病变部位桑葚状或白色球形结节;荧光血管造影显示瘤体逐渐充盈,静脉期可见瘤体内血管网,晚期表现为强荧光;超声可发现钙化型肿瘤的钙化斑;钙化型肿瘤在 CT 上表现的钙化影像类似于脉络膜骨瘤或视网膜母细胞瘤,伴发结节性硬化者颅内可见结节状钙化灶。本病常伴发癫痫,智力障碍,部分患者面部有皮脂腺

瘤，躯干部咖啡色斑块。应详查神经系统，必要时辅助检查排除结节性硬化。

本病需与视盘玻璃膜疣，视盘血管瘤，转移性肿瘤，视盘肉芽肿，视盘水肿等疾病鉴别。B 型超声、眼底自发荧光造影、荧光素眼底血管造影、OCT、脑部 CT 等检查可将该病与上述疾病区分。患儿需与视网膜母细胞瘤鉴别，两者的检眼镜检查和荧光血管造影表现均相似。视网膜母细胞瘤呈进行性生长，可见暗淡的石灰色钙化灶；星形细胞错构瘤生长缓慢，可在数年中保持稳定，可见黄色闪烁的钙化小体。

五、治疗

本病为良性肿瘤，生长缓慢，较稳定且不影响视力，常不需治疗，但应定期随访观察。检查全身并发症很重要，如伴有结节性硬化者在癫痫发作时应予对症治疗。

第三节　视盘黑色素细胞瘤

一、概述

视盘黑色素细胞瘤（meningeal melanocytoma，melanocytoma）是痣的变异形式，发病年龄在 14～79 岁，黑种人和女性居多。常单眼发病，多位于视盘，也可位于葡萄膜，左右眼发病率无差异。视盘黑色素细胞瘤生长极慢，呈良性改变。

二、病因病理

本病为先天性病变，未见遗传性报道。组织病理学上，视盘黑色素细胞瘤表面呈黑色，向后延伸至巩膜筛板后，可侵犯邻近的视网膜和脉络膜，47% 混有盘周脉络膜成分，77% 的病灶因累及神经纤维层而使边缘呈羽毛状。光镜检查若发现瘤细胞色素浓密，漂白切片见细胞肥大，呈圆形或多角形，胞浆丰富，核小且核仁不显著，此型细胞具有潜在的低生长趋势；若观察到瘤细胞所含色素较少，呈较小的梭形，伴有细长的核及清楚的核仁，则此型细胞具有较高的潜在生长趋势，同时伴有较高的代谢活性。

三、临床特征

本病患者大多无明显不适，常于体检时意外发现，易与脉络膜黑色素瘤混淆而误摘眼球。部分患者可因瘤体侵犯黄斑中心部分而出现视力下降；部分患者有传入性瞳孔反射障碍但视力可保持正常，偶见神经纤维束状损害。观察数年有 15% 可见病变范围轻度扩大，少数可见色素细胞周围种植，但视网膜无异常表现。晚期患者可出现以下症状和体征：

（1）视力下降，视野缺损：瘤体较大时可有轻度视物不清，由于肿瘤内组织坏死阻塞供养血管，可出现急性视力丧失。视野改变与病变范围有关，病变若超过视盘边缘则生理盲点扩大。视野缺损或鼻侧阶梯也可见于肿瘤增大压迫视网膜中央动脉或压迫浸润视神经纤维。

（2）眼前浮动黑影，视物遮挡感：当肿瘤坏死，黑色素脱落于玻璃体，或视盘附近神经胶质血管破裂致视网膜反复出血时，出现眼前黑影飘动，视物有遮挡感。出现此症状应特别注意与恶性黑色素瘤鉴别。

（3）眼部胀痛：缺血性坏死或视网膜缺氧导致继发新生血管性青光眼可导致眼部胀痛。

（4）瞳孔改变。

四、诊断及鉴别诊断

眼底检查、荧光素眼底血管造影检查及视野检查可辅助诊断本病。眼底可见视盘深黑色或棕色隆起，多位于视盘颞下象限，边界清楚，直径多小于 2D，可隆起 1～4D（图 8-4）。肿瘤质地均匀，表面无血管。可向视网膜脉络膜发展，也可沿视神经纤维延伸至筛板。少数患者有黑色素颗粒播散于后极部视网膜或后玻璃体中。较大的肿瘤可伴有视盘水肿及少量视网膜下积液。荧光素眼底血管造影过程中瘤体始终遮蔽荧光（图 8-5）。视野检查可见生理盲点扩大。本病应与恶性细胞色素瘤、视网膜色素上皮增生、视盘周围脉络膜痣等鉴别。但最重要的是与脉络膜恶性黑色素瘤侵入视盘鉴别。

（1）脉络膜恶性黑色素瘤：原发的视盘恶性黑色素瘤较罕见。多为脉络膜黑色素瘤侵犯视盘，瘤细胞经脉络膜逐渐侵入视神经的纤维中，无纤维增生样边缘。瘤体生长较快，色泽淡，多呈灰斑或黄白色，较视盘色素细胞瘤大。视盘附近常见视网膜脱离，有视力减退及视野改变。眼底荧光造影检查较易鉴别，黑色素细胞瘤造影时无渗漏。

（2）视网膜和视网膜色素上皮联合错构瘤：此病为视盘、视网膜和色素上皮内黑色或者灰色轻度隆起的肿块，常见瘤体周围血管明显扭曲和黄斑部皱褶，因肿瘤内面收缩使周围的血管和视网膜被牵拉向中心所致。而视盘黑色素细胞瘤在检眼镜下为境界清晰、色黑的肿物，周围视网膜无改变。

（3）视网膜色素上皮炎性增生：多有炎性历史，眼底呈黑色，先天性患者色素上皮肥厚扁平边缘清楚，不侵及视盘，病损处有典型的脱色素区域或脱色素晕状边缘。

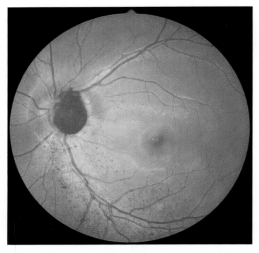

图 8-4　视盘黑色素细胞瘤眼底照相。可见突出于视盘表面的占位性改变，棕褐色，表面似有包膜，大小约 80% D，下方视网膜表面见播散性色素样沉着物

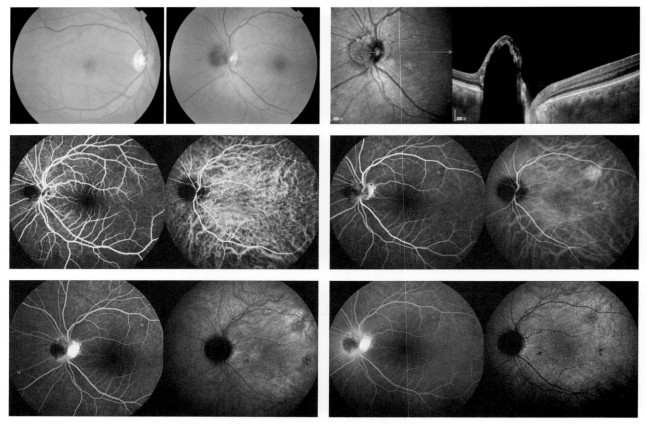

图 8-5　视盘黑色素细胞瘤。眼底相示视盘鼻上部隆起物。OCT 隆起物表面中高不均匀反射，内低反射。黄斑颞上 RPE 萎缩。眼底荧光造影检查和吲哚菁绿血管造影检查示病变区持续荧光遮蔽。隆起物 FFA 静脉期周围毛细血管扩张，晚期未渗漏。FFA 黄斑区多片透见荧光。病变 ICGA 晚期低荧光。未见其他明显异常荧光

五、治疗

本病为良性肿瘤，发展缓慢，较少恶变，预后佳。定期行眼底照相及超声检查，不需任何治疗。随访多年可发现部分肿瘤明显长大。本病有恶性变报道，但未发现转移病例。

第四节　视神经胶质瘤

一、概述

视神经胶质瘤（optic nerve glioma）是视神经胶质细胞增生性肿瘤，属视路胶质瘤，良性或低度恶性，部分可合并神经纤维瘤病Ⅰ型。本病在临床较为少见，多发生于儿童，75%发生于10岁之前。发生于视盘的视神经胶质瘤的组织来源主要是视盘处视神经胶质网，向前发展至视盘；也可来源于视神经本身，但因筛板阻隔，此种情况在临床上较少见；或来源于视盘旁的视网膜神经胶质支持组织，这种情况更罕见。本病发病年龄越小，病程发展越迅速，肿瘤向玻璃体、视盘旁视网膜和筛板扩展，可引起眼压过高，甚至失明。本病多为单侧性，发展缓慢，不引起血行和淋巴道的转移。

二、病因病理

瘤细胞以低级别星形胶质细胞为多见，病理多为毛细胞型星形细胞瘤，其间可混有星形细胞或极少散在的星形细胞。也可有少突胶质细胞及单极或双极成胶质细胞。组织色较灰红，视神经变粗呈梨形、圆柱形或S形。

三、临床特征

位于视盘的视神经胶质瘤可导致视力障碍，视野缺损（中心、旁中心暗点，周边视野缩小，双颞侧偏盲等），眼痛，随肿瘤增大，眼球向正前方突出，眼球运动障碍，斜视，复视，眼震等。眼底主要表现为视盘边界不清，视神经萎缩，部分见视盘水肿（图8-6）。肿瘤大小不等，一般较小，表面不规则似桑葚，较大的肿瘤可以完全遮盖视盘，并隆起几个屈光度。较大的肿瘤可向眼球内突入于玻璃体内，因压迫眼球后部使眼底表现为放射状条纹。晚期增大的肿瘤使眼球由正前方突出变为偏外下方突出。

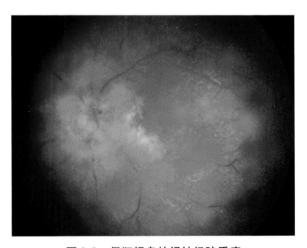

图8-6　侵犯视盘的视神经胶质瘤

四、诊断及鉴别诊断

眼眶及头颅X线拍片，B超及CT检查对诊断视神经胶质瘤有重要临床价值。视野检查既有助于诊断，也可了解肿瘤的范围。视盘的视神经胶质瘤眼底表现有助于诊断，需与其他疾病鉴别：如视盘结核瘤，其位于视盘边缘，为淡黄色圆形隆起的结核小结节形，境界不清楚，较大的结核瘤常超越视盘。临床较罕见的视盘梅毒性树胶瘤表现为单侧性灰白色渗出，或形似假性肿瘤。结节病神经综合征（Besnier-

Boeck-Schaumann 病）在视盘表现为视盘肉样瘤病，呈单侧灰白色境界模糊的渗出块质，表面凹凸不平，有新生血管，向前突出可进入玻璃体内。此类疾病均需与本病相鉴别。

五、治疗

视神经胶质瘤作为一种少见的肿瘤，应给予积极治疗。手术、放疗及化疗可取得较好疗效，但仍需进一步临床观察。肿瘤连同眼球摘除术后一般很少复发。

第五节　视神经脑膜瘤

一、概述

视神经脑膜瘤（meningioma of optic nerve）又名蛛网膜成纤维细胞瘤或硬脑膜内皮细胞瘤，是起源于蛛网膜成纤维细胞或硬脑膜内皮细胞的一种中胚叶性肿瘤。属良性肿瘤，生长缓慢，也可恶变，恶变后发展迅速。原发于眼眶内视神经蛛网膜上生长缓慢的良性肿瘤，多见于 40 岁后女性，年龄越小，恶性程度越高。肉瘤型脑膜瘤属于恶性，多见于幼儿，发展迅速，短期内可将骨质破坏。

二、病因病理

肿瘤为淡红色，具有包膜，与周围组织有明显界限，晚期瘤组织常充满眶内空隙，侵犯眶内组织而呈浸润性生长。其组织形态以砂粒型最多见，其次为内皮细胞型、成纤维细胞型、混合型以及合体细胞型等。

三、临床特征

本病原发于眶内的较少见，可由颅内蔓延至眼眶。原发于眼眶内的肿瘤可向前穿过筛板而入眼内；向后可进入颅内；向周围可穿破硬脑膜而侵入眶内，并迅速充满眼眶。眼内肿瘤可先引起眼球突出，随后视力下降，视野缩窄，晚期眼球运动受限。有的病例在眼球突出很久后，尚可保留良好视力。眼底可因视神经受机械性压迫导致视盘水肿、继发性视神经萎缩（图 8-7）。起源于视神经管内的脑膜瘤常是先有视野向心性收缩和视神经孔扩大的 X 线改变。位于眶尖部的脑膜瘤容易侵犯肌圆锥内的神经组织，使早期产生眼球运动障碍。原发于颅内的脑膜瘤多见于蝶骨嵴，头痛症状比较明显。眼球高度突出者，常并发暴露性角膜炎，以致引起角膜溃疡穿孔。

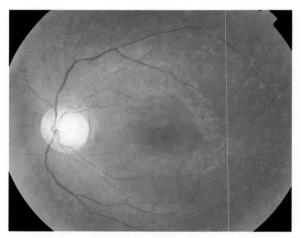

图 8-7　侵犯视盘的视神经脑膜瘤眼底照相。可见典型视神经萎缩

四、诊断及鉴别诊断

临床影像学检查对本病诊断有重要意义。眼眶或头颅 X 线片上可见眼眶扩大、视神经孔扩大；或骨质增生、钙化等阳性表现，CT 及 MRI 检查可见视神经增粗或呈梭形及圆形肿块，在肿瘤中央可见视神经线状阴影（铁轨征），CT 扫描亦可见钙化灶。眼科超声对诊断本病也有重要临床价值。

五、治疗

视神经脑膜瘤原发于眶内视神经者可做肿瘤切除，由眶外侧缘切口进行手术，由于眼球血运被切断，术后眼球多萎缩。这种肿瘤也可由前面连同眼球一并切除，保留其他眶内容物及结膜囊，术后可安装义眼。因术中容易误伤视神经而失明，对于视力较好，肿瘤不大，突眼不明显者应先保守观察。若肿瘤累及颅内，则需与神经外科医生协同手术。若肿瘤有恶性变，则需做眶内容物剜除术。放射治疗在控制肿瘤增长和保存视力方面有良好的效果。

第六节 髓 上 皮 瘤

髓上皮瘤（medulloepitheliomas）又称神经上皮瘤（neuroepitheliomas），来自胚胎神经上皮的原基，由前脑和视泡的胚胎神经上皮发生，是极罕见的侵犯视神经的恶性肿瘤，多发生于中枢神经系统和睫状体。原发于视神经的髓上皮瘤没有包膜，有未分化的间充质细胞，呈侵袭性生长。其管状和乳头状结构是由立方上皮细胞和柱状上皮细胞构成的，类似于原始的髓板和神经管。累及视盘的病变在眼底表现为白色球状肿块，与星形细胞瘤相似，但其生长较快，不伴结节性硬化或神经纤维瘤病，可因正常神经组织被肿瘤替代而失明。广泛累及球后段视神经的病变可致眼球突出。肿瘤恶变时有眼眶转移。

第七节 视网膜母细胞瘤

视网膜母细胞瘤（retinoblastomas）具有亲视神经性，是主要发生在视网膜核层的可累及视盘的肿瘤，其也易发生颅内及远处转移，危及患儿生命。原发于视网膜的肿瘤可侵犯视盘及其周围的视网膜，眼底表现为单个或数个类圆形边界清楚的白色或黄色结节状隆起，大小不一，有新生血管及出血点。裂隙灯下可见前房内的瘤细胞集落，出现假性前房积脓、角膜后沉着物，虹膜表面灰白色肿瘤结节。视盘肿瘤生长缓慢，通过巩膜筛板后可迅速扩散至筛板后视神经，沿视神经向颅内蔓延，此为肿瘤的直接转移。也可见肿瘤沿血液及淋巴向全身转移。

本病早期发现、早期诊断及早期治疗是提高治愈率、降低死亡率的关键，因此，全面细微的询问与检查是必要的。本病多为婴幼儿，多有瞳孔内黄光反射病史。眼底检查在视网膜上见到很多特殊黄白色或灰白色隆起肿块，表面布以怒张血管或出血，玻璃体内有大小不等的颗粒状混浊；荧光素眼底血管造影发现动脉期肿瘤即显荧光，静脉期增强，且可渗入瘤组织内；超声检查探测到实质性肿块；转移的肿瘤若在眼眶 MRI 检查显示细碎的钙质阴影，则诊断基本可以肯定（图 8-8）。前房细胞学检查已作为光化学治疗前明确诊断及治疗后疗效观察指标。

本病是性质最严重、危害性最大的一种恶性肿瘤，手术疗法仍是目前较好的治疗手段。术后病理检查如发现肿瘤已侵及视神经残端，则应进行放疗，如眶内容亦受累还应进行眶内容剜除术，术后放疗加化疗。其他辅助治疗手段包括化学疗法、光动力疗法、免疫疗法等，常与放疗、光凝、冷凝等疗法合并应用，以提高疗效。也可用特异性 Rb 转移因子、基因工程 Rb 单克隆抗体及其生物导弹，细胞因子（rIL-2、rIFN、rTNF）、TIL、LAK 细胞等联合治疗可获较好效果。

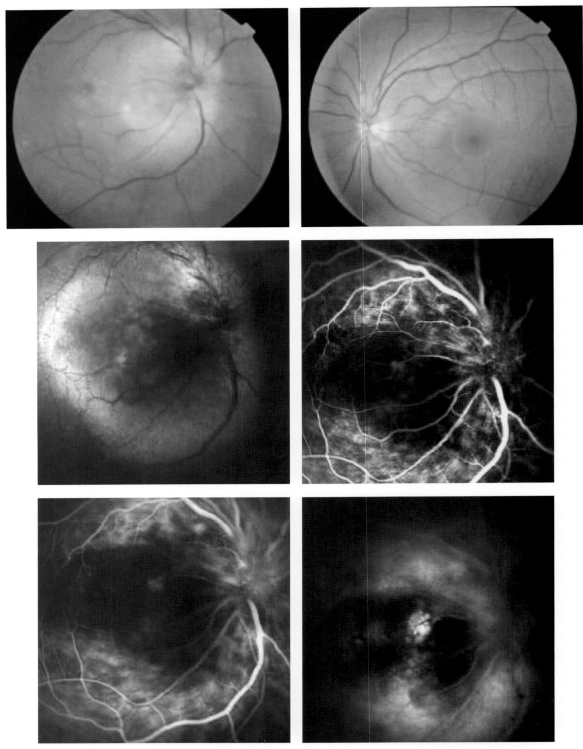

图 8-8　侵犯视盘的脉络膜黑色素瘤。眼底相显示后极部圆形隆起肿物；眼底荧光造影示视盘边界不清，背景期可见视盘表面血管扩张，颞上明显，随后增强，晚期渗漏。断层扫描见后极肿物中部低荧光，其间混杂几处浅淡斑驳荧光，肿物周围环绕片状高荧光。晚期肿物中部低荧光区内多结节状高荧光，境界清晰，肿物周围高荧光扩大融合

第八节　脉络膜黑色素瘤

一、概述

大多数视盘的脉络膜黑色素瘤（choroidal melanomas）由邻近的脉络膜组织转移而来，原发于视盘的黑色素瘤极为罕见，可通过连续组织切片证实。

二、病因病理

组织病理学上，肿瘤在脉络膜层挤压视盘，但并不大量侵入视盘，对视神经的挤压可引起视盘水肿。肿瘤的细胞学特征和其他葡萄膜黑色素瘤相同。

三、临床特征

局限的或弥散的脉络膜黑色素瘤均可侵犯视盘。前者逐渐挤压神经组织，但通常不侵犯神经和蛛网膜下腔；相反，后者则往往侵犯视盘及蛛网膜下腔，并且有高度恶性。

四、诊断及鉴别诊断

检眼镜检查，可见弥散性脉络膜黑色素瘤表现为视盘旁视网膜下有棕色或黄色病变，其表面有数量不等的色素沉着，视盘常呈水肿并随肿瘤的进展而加重。视神经萎缩可引起视力丧失。荧光素眼底血管造影可见圆顶状黑色素瘤因内部色素含量的不同而使荧光显影表现不同：肿瘤色较淡或无色素者呈强荧光，侵犯视盘的肿瘤由于充血常呈强荧光或强、弱荧光相间。

五、治疗

累及视盘的脉络膜黑色素瘤应做眼球摘除。

第九节　转移性视盘和视神经肿瘤

目前公认的从身体其他部位转移至视盘的肿瘤有实体癌和白血病两大类，主要原发灶包括小细胞肺癌、B细胞淋巴瘤、子宫肉瘤、鼻咽癌、前列腺癌和肾细胞癌等。男性多由肺癌转移，偶发胰腺转移；女性多由乳癌转移，以带蒂肿瘤的形式附着于视神经。累及视盘的肿瘤在眼底表现为视盘灰黄色改变，表面不规则，微细新生血管和出血以及扩张的视网膜静脉，可合并脉络膜转移及视网膜脱离。转移病灶的病程多迅速，患者视力减退，预后较严重。原发肿瘤的治疗可稳定甚至提高视力。免疫抑制剂治疗也有一定疗效。

一、癌

眼的转移性癌可见于视盘、视神经及眼眶，但最多见于脉络膜。视盘转移癌患者常有视力减退病史，眼底检查显示视盘黄白色肿块，伴水肿。玻璃体细胞学检查可发现肿瘤细胞。若肿瘤压迫视网膜静脉可出现视网膜中央静脉充血或阻塞，甚至引起虹膜红变和新生血管性青光眼；偶尔有视网膜中央动脉阻塞；肿瘤坏死可继发视神经内出血。伴脉络膜转移时眼底表现为视网膜下黄色鳞片状病变，视网膜浆液性脱离。荧光素眼底血管造影的视盘肿瘤组织在造影早期表现为弱荧光，肿瘤血管可有荧光渗漏，充血的视盘荧光渗漏更明显。视网膜静脉回流障碍时表现为静脉充盈延迟。据报道，发现视盘转移性癌后患者平均存活时间短于一年。转移性视盘和视神经肿瘤早期可采用化疗，为预防视力永久性损害可合并放疗。

二、白血病

急性白血病患者眼部转移几率较慢性白血病患者更大，其中最常侵犯的组织为脉络膜，其次为视盘视神经。白血病细胞浸润视盘时可替代正常视神经组织，最终破坏视盘的正常形态，出现出血性坏死，并在水肿的视盘内以及巩膜筛板后神经元间隙中发现肿瘤细胞。浸润视盘并不表明白血病已弥散至中枢神经系统。白血病性视盘浸润开始为视盘水肿，颜色苍白，可伴出血。当视盘浸润进行性加重，破坏视网膜色素上皮时，黄色沉着物明显，出血加剧，视网膜下可有积液。视神经组织的损害可引起视力减退。

（丁瑜芝）

参 考 文 献

1. 李凤鸣. 中华眼科学. 第2版. 北京：人民卫生出版社，2005.

2. 王鸿启. 现代神经眼科学. 北京：人民卫生出版社，2005.

3. Shields JA. Tumors and pseudotumors of the optic disc. Acta Ophthalmol Scand.2000. 78（2）：156-163.

4. Mitropoulos PG，Chatziralli IP，Peponis VG，et al. Photodynamic therapy for juxtapapillary retinal capillary hemangioma [J]. Case Rep Ophthalmol Med. 2014.2014：756-840.

5. Heimann H，Jmor F，Damato B. Imaging of retinal and choroidal vascular tumours. Eye. 2013. 27（2）：208-216.

6. Vela JI，Garcia-Vilaró M，Buil JA. Haemorrhage of a cavernous haemangioma of the optic disc in pregnancy[J]. BMJ Case Rep. 2010. 29. pii: bcr0320102806.

7. Loukianou E，Kisma N，Pal B. Evolution of an Astrocytic Hamartoma of the Optic Nerve Head in a Patient with Retinitis Pigmentosa - Photographic Documentation over 2 Years of Follow-Up. Case Rep Ophthalmol. 2011. 2（1）：45-49.

8. Pusateri A，Margo CE. Intraocular astrocytoma and its differential diagnosis. Arch Pathol Lab Med. 2014；138（9）：1250-1254.

9. Zografos L，Gonvers M. Ocular melanocytosis and cavernous haemangioma of the optic disc. Br J Ophthalmol. 1994；78（1）：73-74.

10. Nair AG，Pathak RS，Iyer VR，et al. Optic nerve glioma: an update. Int Ophthalmol. 2014. 34（4）：999-1005.

11. Shields CL，Shields JA. Clinical features of small choroidal melanoma. Curr Opin Ophthalmol. 2002. 13（3）：135-141.

12. Pandey AN. Retinoblastoma: An overview. Saudi J Ophthalmol.2014. 28（4）：310-315.

13. Beccari S，Cima L，Posenato I，et al. Pediatric optic nerve sheath meningioma. J Neuroophthalmol. 2014.34（3）：315-316.

14. Chavez M，Mafee MF，Castillo B，et al. Medulloepithelioma of the optic nerve. J Pediatr Ophthalmol Strabismus. 2004. 41（1）：48-52.

第九章

外伤性视盘改变

第一节　外伤性视神经病变

一、概述

由于眼球在头面部的位置暴露，因而极易受到外力的损伤，不同原因的眼球外伤可导致不同程度的视力丧失，给患者的正常生活带来严重影响。眼外伤（ocular trauma）是指眼球及其附属器受到外来物理或化学性因素的侵蚀，造成的眼组织器质性及功能性损害。眼外伤是视力损害的主要原因之一，尤其是单眼失明的首要原因。临床上将外伤所导致的视神经损伤称为外伤性视神经病变（traumatic optic neuropathy，TON），是指视神经的任何部位受到直接或间接外力的侵袭而发生损伤，从而造成视力的下降甚至丧失。TON 最常发生在视神经管的薄弱处，因其活动度差，易出现视神经挫伤或离断、视神经鞘内出血等多种临床表现。近年来，随着工伤、交通事故的增加，TON 的发病率逐年增高。头部外伤，尤其是眉弓或额部撞伤，是造成间接性视神经损伤的主要原因。TON 的主要表现为视力下降、色觉障碍、相对性传入性瞳孔阻滞（relative afferent papillary defect，RAPD）和眼底改变。视野、视觉诱发电位（visual evoked potential，VEP）以及影像学检查有助于辅助诊断。而对 TON 迄今尚无公认的金标准治疗方案，对治疗方式的选择及手术时间仍有争议。

二、病因病理

TON 的发病机制主要分为原发性和继发性：

原发性损伤，又称直接损伤，是指外力通过骨骼变形及传导作用于视神经，使其受到牵拉及剪切，引起视神经微循环缺血，从而导致视网膜神经节细胞（retinal ganglion cell，RGC）的不可逆性变性坏死（图 9-1）。由于管内段视神经同骨膜紧密相连，可以直接损伤视神经轴突和（或）影响视神经的血液循环而造成视神经挫伤性坏死。

继发性损伤，又称间接损伤，是指机械性外伤作用于面部骨骼的力量瞬间减弱引起蝶骨弹性变形，这一改变直接把力量传向视神经管，引起视神经及其血管损伤后，继发视神经水肿，挤压造成 RGC 血流灌注减少或不足而发生凋亡。视神经全长 42～47mm，按其部位可分为 4 段：眼内段、眶内段、管内段和颅内段。眼内段视神经损伤较少见，通常表现为视神经撕脱。长约 20～30mm 的眶内段视神经呈 S 形，具有一定活动度，同时周围有海绵样的眶脂肪及肌锥包裹，除非外伤骨折时骨片直接插入，否则间接损伤少见。颅内段视神经上方为大脑的额叶覆盖，下方为蝶窦，仅在发生严重脑外伤时，可损伤此段。长约 4～10mm 的管内段视神经位于蝶骨的骨性视神经管内，视神经走行于狭窄的视神经管内，且该段视神经硬鞘膜分为两层，外层为视神经管内衬骨膜的延续，硬膜与骨膜融合，视神经固定于视神经鞘内，活动受限，可动性差，该解剖特征使得任何外力或冲击力很容易通过骨质传导到视神经或其营养血管，最易造成视神经的间接损伤。

视神经损伤导致眼动脉、睫状后动脉血流动力学改变，眼底供血大幅度减少，造成营养血管功能的障碍，引起视神经功能的部分或全部丧失。原发性损伤是因头面部创伤使轴浆流运输阻滞，部分轴突电传导功能障碍导致。继发性损伤在原发性损伤的基础上发生，其病理机制包括：视神经缺血导致的水肿进一步加重缺血，使病变范围逐渐扩大，病变程度逐渐加重；局部血管受压或循环障碍引起炎性因子释放以及与血管阻塞（痉挛、血栓形成）相关的视神经梗死。因此，早期轻度的原发性损伤随着病程发展，神经元损伤数量增加，临床症状会逐渐加重，导致明显的继发性损伤，晚期甚至可能出现视神经萎缩。

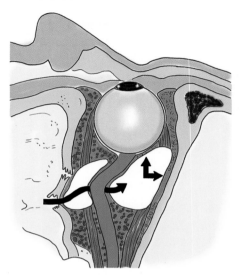

图 9-1　眼外伤眶壁骨折后眼眶气肿导致视神经损伤示意图

TON 的细胞损伤机制：视神经损伤后，神经结构和周边微环境遭到破坏，细胞轴突发生离断、水肿以及凋亡；自由基产生增多，RGCs 轴索及细胞膜受自由基攻击而发生脂质过氧化反应，使得 RGCs 内超氧化物增加，同时，自由基还可介导 Ca^{2+} 超载、蛋白质损伤等途径导致细胞凋亡；损伤的 RGCs 及邻近细胞释放谷氨酸，其与谷氨酸受体结合后可促进细胞外 Ca^{2+} 内流，激活诱导细胞凋亡的物质，引起细胞凋亡；半胱氨酸蛋白酶（Caspase）是 RGCs 继发性死亡的主要介质，视神经损伤后 caspase-6 及 caspase-8 上调、caspase-2 激活，从而加速了 RGCs 凋亡的过程，由于破坏后不能再生，防止伤后 RGCs 继发性凋亡是挽救 TON 患者视力的唯一途径。此外，神经营养因子缺失、一氧化氮（Nitric oxide，NO）毒性作用、过氧化物阴离子增加、K^+ 门控通道 KV1 家族出现、JNK 信号通路激活、轴突残端有毒物质渗漏、硫苷脂增加等影响因素的出现，均不利于视神经的修复。视神经损伤后因存在自身固有的修复能力，会产生一些有助于视神经修复的调节活动，如自我吞噬功能上调以保护神经元存活、再生 RGCs 中上调的晶状体蛋白 β2 通过增强睫状神经营养因子的产生而促进轴突再生、睫状神经营养因子在星型胶质细胞的显著表达和胸腺素 -β4 上调等均可增强 RGCs 的存活能力并促进轴突再生。此外，TON 尚有许多未知影响因素有待发现。

三、临床特征

（一）视神经挫伤

视神经挫伤（optic nerve contusion）是指眼部受伤直接波及视神经，或是头部、眶部受伤间接引起的视神经受伤。多为间接损伤，可发生于头颅外伤，以前额部外伤最为常见，尤其是眉弓外侧的挫伤。视神经挫伤的临床特征是外伤后早期检眼镜下可以没有眼球或视神经损伤的表现，而有严重的视力丧失。典型表现为患者视力即刻严重丧失，就诊时可无光感；外部很少有损伤的表现，但普遍存在相对性传入性瞳孔障碍（RAPD）。通常在发病时视盘正常，4～8 周内会出现视神经萎缩（图 9-2）。

眼内段视神经挫伤主要是视盘的挫伤，多见于眶周外伤，眼球与视神经间发生急剧的挫伤，或是视网膜裂伤直接累及视神经。伤后视力下降，眼底可见视盘水肿，可伴周围弓状或深层出血。

眶内段视神经挫伤多为眼球挤压伤造成的球后视神经扭转等。伤后视力急剧下降或丧失，瞳孔散大，对光反射消失。

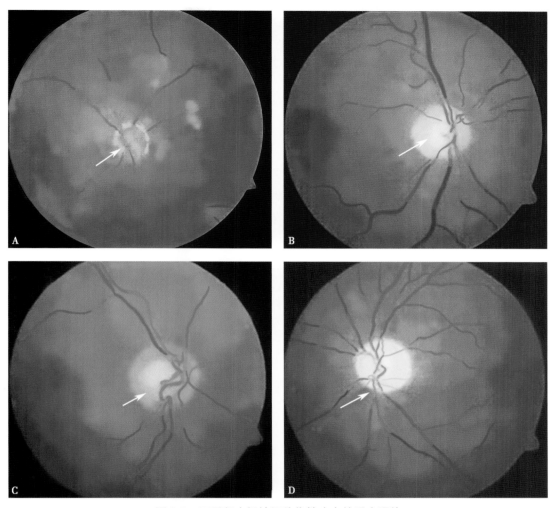

图 9-2　不同程度视神经外伤性病变的眼底照片

A. 新鲜的视神经损伤，伴有视盘内出血（箭头）及视网膜下出血；B. 颞侧视神经部分萎缩（箭头），可见筛板；C. 视神经管损伤所致的视神经乳头大部分逆行性萎缩（箭头）；D. 视交叉前端切断伤所致的视神经乳头完全苍白萎缩（箭头）

管内段视神经挫伤最为常见。主要发生于头颅的额叶或颞叶外伤，尤其是眉弓外侧的撞击伤导致骨管部管壁骨折、管腔变形，继而伤及视神经。伤后大多视力立即丧失，少数伤后数小时视力迅速下降，预后不良。

（二）视神经鞘膜下出血

见于颅骨骨折或视神经管附近眶壁骨折，有时也可因颅内压突然升高，压迫视神经鞘膜的血管致血液漏出或破裂出血。可分为硬脑膜下出血和蛛网膜下腔出血两种。视神经鞘膜硬脑膜下出血，见于较轻的头部外伤，视野改变多不规则，可有向心性缩小、象限性缺损、中心暗点，甚至全盲。视野缺损的边缘一般很陡。视神经鞘膜蛛网膜下腔出血多由颅底骨折引起，轻者表现为阵发性头痛，重者表现为突然昏迷、剧烈头痛、呕吐、烦躁不安、谵妄，伴有脑膜刺激征及动眼神经和展神经麻痹等体征。眼底检查表现为视盘水肿、视网膜下出血及玻璃体积血，同时可伴有眼球突出、眼球运动障碍、复视及视力减退等临床表现。

（三）视神经萎缩

TON 的晚期改变。主要表现为视力减退和视盘呈灰白色或苍白色。详见视神经萎缩章节。

（四）外伤性球后出血

外伤导致的眼球后方出血（图 9-3）。主要表现为视力减退、眼球突出、眼球运动障碍等。可行眼眶减压术切开引流（图 9-4）。

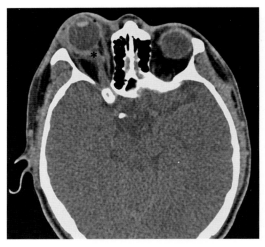

图9-3　CT所示典型的球后出血影像学表现（星号）

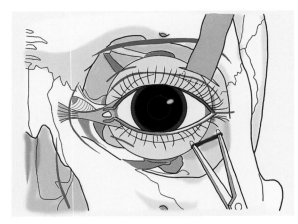

图9-4　眼眶减压术手术切口示意图

（五）隐匿型间接视神经损伤

隐匿型间接视神经损伤为一种特殊类型的视神经损伤，因原发视神经损伤较轻，患者视力下降不明显。受伤早期由于参与兴奋的神经元轴索数目减少，导致通过视觉通路传入冲动所激发的视觉皮质神经元兴奋降低，继而出现视觉诱发电位振幅的降低，但因为残存的轴索仍然能以正常速度进行传导，所以早期潜伏期的改变不明显，随着病情的进展，出现视神经脱髓鞘改变后，P100潜伏期可以出现延长的表现。视觉诱发电位检查是早期诊断敏感的可靠指标之一，其主要表现为振幅下降或P100潜伏期延长。患者普遍出现光敏感度下降及中心暗点或旁中心暗点或视野缺损。

四、诊断及鉴别诊断

1. 有明确外伤史　有明确的头部外伤或全身创伤史，尤其是外伤位于眉弓颞上方或额部者。

2. 视力减退或丧失　多数患者视力损伤严重。延迟出现的视力丧失是继发性视神经损伤的典型表现。

3. 瞳孔反射异常　对于单侧TON，或双眼损伤但病情相对严重的一侧眼，瞳孔对光反射异常是诊断的必要条件，临床表现为直接对光反射迟钝或消失，间接对光反射存在，即RAPD。视力正常的TON患者也可有RAPD。伤眼有TON但无RAPD体征，表明可能是双眼TON，或未受伤眼曾有过视神经疾病。

4. 眼底检查　间接性TON早期眼底视盘视网膜均正常，眼底检查早期可无改变，视盘色泽正常，约在1～2周视盘颜色开始发生变化，2～8周后视盘变为灰白色。

5. 辅助检查　视觉诱发电位（VEP）是临床上唯一可以客观地检查视神经节细胞以上视神经功能的方法，能敏感地反应视神经各区神经元的轴索和髓鞘的完整性及功能状态，对视神经疾病的诊断十分必要。VEP应作为头部外伤后伴视力下降的常规检查项目。TON患者的VEP表现一般为振幅下降或P100潜伏期延长（图9-5）。

视野检查可见视野缺损及视觉对比敏感度下降。

荧光素眼底血管造影（fundus fluorescein angiography，FFA）表现为早期视盘呈现全视盘或象限性弱荧光，后期视盘荧光渗漏或不能充盈。

眼底照相可见视神经损伤表现。

光学相干断层扫描（optical coherence tomography，OCT）有助于观察外伤后视网膜损伤累及视神经的情况（图9-6）。

视神经孔X线摄片对于视神经间接损伤患者的诊断十分必要。在临床治疗上影像检查对于判定有无视神经管骨折很重要，但一般X线片不易发现其骨折情况。平片未发现有骨折征象者并不能排除没有骨折可能。如采用立体断层X线摄影，则骨折发现率大大提高。

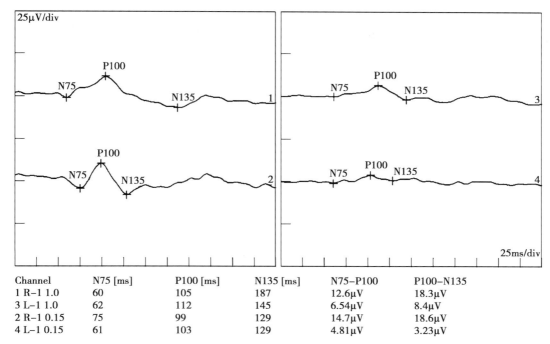

Channel	N75 [ms]	P100 [ms]	N135 [ms]	N75–P100	P100–N135
1 R–1 1.0	60	105	187	12.6μV	18.3μV
3 L–1 1.0	62	112	145	6.54μV	8.4μV
2 R–1 0.15	75	99	129	14.7μV	18.6μV
4 L–1 0.15	61	103	129	4.81μV	3.23μV

图 9-5　创伤后 VEP（1、2 导联为右眼，3、4 导联为左眼）检查结果。右眼为生理性 VEP 表现，可见一明显的振幅；左眼为病理性 VEP 表现，可见振幅显著降低

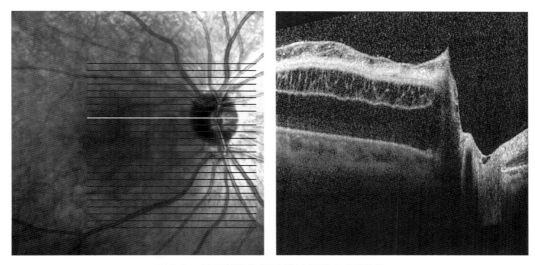

图 9-6　视网膜损伤累及视神经的 OCT 图像

　　电子计算机断层扫描（computed tomography，CT）有助于 TON 的诊断。视神经损伤的 CT 表现为：直接征象有视神经增粗、断裂，视神经管骨质不连续；间接征象主要由于骨折后局部出血或软组织水肿所致，表现为软组织阴影形成或蝶窦筛窦内积血（图 9-7～图 9-8）。

　　磁共振成像（magnetic resonance imaging，MRI）可用于诊断眼内非磁性异物、外伤性眶内血肿及外伤性海绵窦动静脉瘘等。

　　6. 隐匿型间接视神经损伤诊断要点　隐匿型间接视神经损伤的患者有以下特点：

　　（1）头部明确的外伤史。受伤部位通常是前额或面部，典型的着力部位是眉弓外侧；

　　（2）受伤早期检查视力无改变，或有 2～3 行的视力下降，但无视力下降的主诉，部分患者会主诉伤眼亮度觉或颜色觉异常；

　　（3）病程中患者视力进一步下降；

（4）初诊时伤眼前段和眼底可无异常表现，影像学检查无视神经管骨折，无视神经受压、增粗征。颅脑 CT 检查无异常。

（5）伤侧瞳孔表现为 RAPD 阳性，视觉诱发电位检查可见 P100 波振幅或时间的延迟，视野可以出现异常改变，视觉对比敏感度下降。

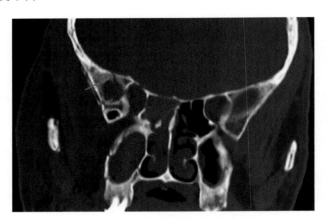

图 9-7　冠状位 CT 扫描右侧眼眶上壁骨折

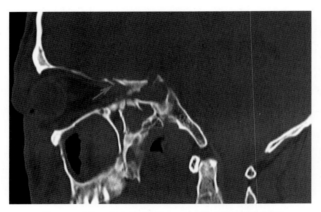

图 9-8　同一患者矢状位 CT 扫描右侧上壁骨折

五、治疗及预后

本病早期以急救为主，若有明确的手术适应证且具备手术条件，应及时行视神经管减压术。早期足量应用激素和脱水剂更有益于减轻视神经的病理损害。脑苷肌肽类神经营养和促神经再生药，理论上应在视神经纤维完全萎缩前应用才能起效。伤情重，视力严重受损者，可采用综合治疗；待病情稳定或病程后期，可以中药调理配合针灸治疗。具体治疗应遵循以下原则：

（1）及时：外伤性视神经病变是急症，治疗要争分夺秒，伤后数小时是手术和药物治疗的最好时机。延误时间越长预后越差；

（2）充分：如用糖皮质激素治疗，用量要足；若行视神经减压术，则尽量保证开放范围充分；

（3）综合治疗：手术和药物相结合。对于 TON 的神经保护，需要的条件是：①原发损伤必须终止。只有在挤压解除后，神经保护的治疗才能起效；②受损的神经元必须仍保持存活状态；③受损神经元的树突、轴突和相关的神经元突触连接仍存在；④必须维持神经元的功能活性。

（一）药物治疗

TON 早期宜采取高压氧联合大剂量激素冲击治疗，配合视神经营养保护、高渗脱水剂脱水及改善循环疗法，以增加组织氧含量，调整血管运动功能缓解眼血管痉挛，增加眼的血流量，延迟或减少视网膜神经节细胞凋亡并促进其再生，有效改善视神经供血，提高视功能。

眼内科治疗的适应证为：①外伤后即刻失明者；②伤后意识不清或合并颅脑损伤但无手术指征者；③CT 扫描视神经骨管无明显骨折、无视神经压迫征象者；④因其他疾病不能耐受手术者。

2011 年 2 月，我国卫生部出台了《糖皮质激素类药物临床应用指导原则》，其中对于视神经挫伤的激素治疗给予的指导方案为：

1）静脉大剂量糖皮质激素：①于伤后 3 天内启用治疗的患者：首次甲泼尼龙 30mg/kg，静脉滴注 8 小时，以后 5.4mg/(kg·h)，静脉滴注，用药至 23 小时；24～48 小时内用 250mg/6h 静脉滴注，第 3 天起改口服 50mg/d，逐渐减量至 14 天。②伤后 3 天以后开始治疗的患者：首次甲泼尼龙 1g 静脉滴注，然后改为 500mg 静脉滴注，每天 2 次，滴注 2 天，后改为口服 50mg/d，逐渐减量至 14 天。

2）口服泼尼松：1mg/(kg·h)，分 2 次口服，共 3 天，继续口服 7.5mg/d，逐渐减量，用药 14 天。

应用如此大剂量的激素应时刻保持谨慎，不能忽视其可能带来的不良反应，如骨质疏松、消化道出血、心律失常、肺部及泌尿系感染、休克甚至死亡等。

（二）手术治疗

视神经管骨折可引起视神经缺血、水肿、变性以致视神经纤维萎缩甚至失明，因此及时手术治疗至关重要。手术治疗的目的在于去除视神经管及其附近的骨折碎片，解除对视神经的压迫或刺伤，开放视神经管，缓解视神经管内压力，改善局部血液循环。国内外研究表明，视神经一旦受损，若不及时治疗，视力最终会完全丧失。伤后短时间内药物治疗无效或者有效后很快又出现视力下降者，应及时手术探查行视神经管减压。但手术时机的选择尚无统一的标准。视神经损伤的动物模型研究表明，伤后手术时间与手术效果间存在明显相关性，伤后越早手术其手术效果越佳。有研究发现，视神经在受到撞击和挤压造成不完全损伤 48 小时后，尽管未见视神经的明显变性和视网膜神经节细胞的坏死，但是却存在视网膜神经节细胞的凋亡。伤后 7 天，部分视网膜神经节细胞功能出现不可逆转的改变甚至丧失。伤后 3 天内及时手术者其手术效果最佳，而 7 天以上手术者有效率明显下降。Habal 指出，如果在伤后 24 小时内应用大剂量糖皮质激素治疗无效，则需行手术治疗，并得出结论：视神经管减压手术可以将视力提高机会增加为 12%～79%。

手术方式主要有经颅视神经管开放减压术、经鼻外眶筛蝶径路视神经管减压术、经上颌窦筛蝶窦径路视神经管减压术、经鼻内镜筛蝶窦径路视神经减压术等。

（三）TON 神经再生研究

近年来，随着中枢神经系统再生研究的进展，对视神经损伤和再生机制的基础研究也在逐步深入。视神经损伤的病理基础是神经节细胞（RGCs）的进行性死亡和视神经纤维的丢失。研究 TON 损伤后 RGCs 的存活、修复和再生是现今神经眼科研究的热点。

研究表明，视神经损伤后促进 RGCs 存活和再生的主要影响因素是 RGCs 轴突再生的内在潜力和微环境。视神经损伤后，中断的轴突不仅断开了 RGCs 与中枢神经的内在联系，而且改变了受损神经元 RGCs、靶细胞及微环境中细胞及非细胞成分。视神经损伤后周边微环境变得不稳定使 RGCs 逐渐死亡。成年哺乳动物视神经损伤存在延时现象，即视神经损伤后 3 天才能发现 RGCs 死亡，RGCs 程序性死亡相关改变可能在伤后 6 小时已经开始，RGCs 死亡高峰在视神经损伤后 5～9 天，在损伤 2 周后有 10%～15% 的 RGCs 存活。由此可见，视神经损伤后及时增强 RGCs 生存能力和促进其轴突再生是 TON 治疗的关键。研究认为，RGCs 缺乏再生能力可能与中枢神经微环境不能提供充足的神经营养因子，且存在大量的神经生长抑制因子有关。施万细胞（Schwann cells）作为周围神经系统的神经胶质细胞，能产生多种细胞黏附分子，被认为与 RGCs 的再生密切相关。巨噬细胞能够解除髓鞘及其产物对轴突再生的抑制作用，并能提供再生所需的神经营养因子，促进轴突生长。有研究显示，苯妥英钠可以通过阻止谷氨酸引起的细胞内 Ca^{2+} 的增加，从而减少视神经损伤后 RGCs 的凋亡。Caspases 抑制剂可以直接抑制凋亡并减少来自身免疫系统的继发性损害，减轻缺血对神经元的损害。胰岛素生长因子（IGF-I）在视神经损伤及修复中起着重要作用，IGF-I 的减少导致 RGCs 凋亡加速，而人工给予 IGF-I 则能使 RGCs 轴突生长加速，促进视神经的修复。此外，多种营养因子如睫状神经营养因子、脑源性神经营养因子、血管内皮生长因子、血小板源性生长因子 CC 及成纤维细胞生长因子等对体外培养 RGCs 的存活、修复具有显著促进作用，为视神经的再生提供了先决条件，也为 TON 的治疗提供了更多可能。

第二节　视神经异物及异物伤

一、概述

眼内异物（intraocular foreign body）是指致伤物穿破眼球壁存留于眼内的损害，是严重危害视力的一类眼外伤。任何开放性眼部或眼眶外伤，都应怀疑并排除异物。敲击金属是最常见的受伤方式。异物的损伤因素包括机械性破坏、化学及毒性反应、继发感染等。除穿通伤之外，另可表现为异物的特殊损害。视神经部位的异物对视力的损害尤为严重。

二、临床特征

（一）不活泼异物

包括石子、玻璃、瓷器、塑料等。一般可以耐受。金属物体如铝、锌等属反应性异物，可引起轻微炎症。较大的异物可刺激炎症发展，引起牵拉性视网膜脱离等并发症。由于眼内异物多为双眼注视某物体劳作时，突发强大的冲击力使物体飞溅入眼内所致，因此异物易停留在眼球后极部，而位于视神经部位的异物可损伤视神经，造成严重的视力损害（图9-9）。

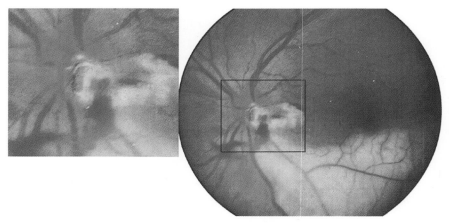

图 9-9　视神经异物眼底照片

（二）铁质沉着症

铁质沉着症（ophthalmic siderosis）为铁特有的毒性反应。眼内铁离子的损害机制为，铁片与玻璃体或眼内组织接触后，铁离子迅速氧化、扩散，激发 Haber-Weiss 反应，产生强力氧化剂，如羟自由基、超氧自由基和过氧化氢，继发脂质过氧化、细胞膜损伤以及酶失活，造成严重的结构与功能损害。铁可以沉着在视网膜上，光感受器和色素上皮细胞对铁质沉着较为敏感。视神经被铁质损害后的症状为夜盲、向心性视野缺损或失明。早期眼底可见周边视网膜色素沉着，晚期眼底色素呈弥漫性分布，视网膜血管变窄，视盘色淡、萎缩。ERG 改变包括极早期 a 波升高，b 波正常，以后 b 波降低，最终消失。

（三）铜质沉着症

铜质沉着症（ocular chalcosis）为铜的毒性反应。纯铜有特别的毒性，可引起急性铜质沉着症和严重炎症，必须立即摘除。若异物为铜含量少于 85% 的铜合金，可引起慢性铜质沉着症。铜离子特殊的亲膜性结构，会在视网膜血管和黄斑区形成金属斑，金属弥散后，摘除异物不能减轻损害。

三、诊断

主要依据病史及临床表现，需详细询问外伤史，并有针对性地进行影像学检查。发现伤口是重要的诊断依据，表明有异物进入眼内。若屈光介质尚透明可在裂隙灯或检眼镜下直接观察到异物。影像学检查是眼内异物定位的重要手段，尤其是对屈光介质不透明的患者而言。常用检查方法有 X 线摄片、超声、CT 扫描等。其各有优缺点。MRI 可用于非磁性异物的检查。

四、治疗

眼内异物一般应及早手术取出，根据情况采用玻璃体手术取出视神经异物。如异物大、包裹、粘连、非磁性，需玻璃体手术摘除，同时处理眼内并发症，如玻璃体积血或视网膜脱离；较大的异物可通过角巩膜切口或原入口取出，以减少周边视网膜组织的损伤。

第三节　视神经撕脱

视神经撕脱（avulsion of the optic nerve）是指视盘的撕脱，亦即视神经球内段连同巩膜筛板自巩膜管脱出。其原因有：①钝力作用于眼球，球内发生爆破力，使球壁最薄处的巩膜筛板破裂；②冲击力作用于眼球侧面，使眼球极度转动或移向前方，这种突然又强烈的牵拉，导致视盘边缘撕裂。撕裂大多发生于视盘边缘，可能与该处视神经节细胞轴突裸露，缺乏外膜保护有关；撕裂后，神经纤维在视神经鞘内退缩，而视神经鞘因有弹性，仍保持连续。

眼底表现因撕裂伤程度不同而有不同改变，完全撕脱均伴有玻璃体积血（图 9-10）。早期眼底情况无法看清。待能够透见时，已属后期改变，视盘呈灰黑色孔穴状，视网膜混浊与大片出血，视网膜血管全部或部分隐匿，最后穴孔处为灰白色机化物充填，周围脉络膜视网膜萎缩，色素增生，玻璃体内有大片机化膜团块，视网膜血管，尤其是动脉，表现为白化线。部分撕脱眼底尚未被出血完全遮盖者，可见视盘一部分呈灰黑色凹陷，边缘有色素增生，附近视网膜混浊、出血，视网膜血管细窄，呈屈膝状消失于凹陷边缘，晚期所见，如同完全撕脱，仅范围局限在撕脱一侧而已。通常视力完全丧失。无有效疗法。

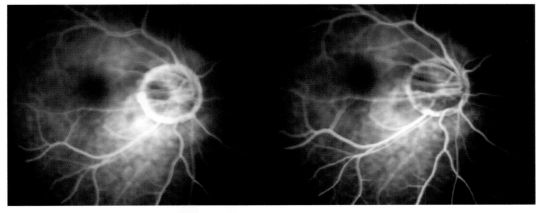

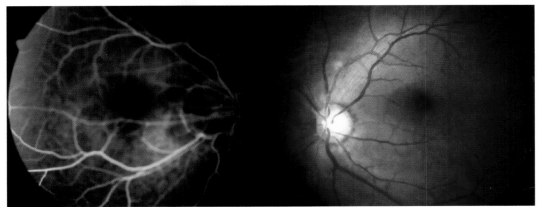

图 9-10　视神经撕脱眼底表现

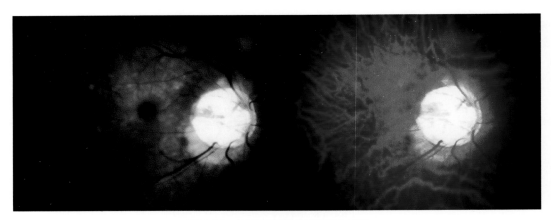

图 9-10　视神经撕脱眼底表现（续）

（宋清露）

参 考 文 献

1. 李凤鸣. 眼科全书. 北京：人民卫生出版社，1996.

2. 赵堪兴，杨培增. 眼科学. 第7版. 北京：人民卫生出版社，2008.

3. 杨景存. 视神经病学. 郑州：河南科学技术出版社，1996.

4. Lawrence A. Yannuzzi. 视网膜图谱. 赵明威等，译. 天津：天津科技翻译出版有限公司，2013.

5. 张兴彩. 隐匿外伤性视神经损伤 10 例. 中国眼耳鼻喉科杂志，2011，11（6）：390-391.

6. Bodanapally U K, Byl G V D, Shanmuganathan K, et al. Traumatic optic neuropathy prediction after blunt facial trauma：derivation of a risk score based on facial CT findings at admission. RADIOLOGY，2014，272（3）：824-831.

7. Schumann P, Kokemüller H, Tavassol F, et al. Optic Nerve Monitoring. Craniomaxillofacial Trauma and Reconstruction，2013，（2）：75-86.

8. MorganWarren P J, Berry M, Ahmed Z, et al. Exploiting mTOR signaling：a novel translatable treatment strategy for traumatic optic neuropathy?. INVESTIGATIVE OPHTHALMOLOGY & VISUAL SCIENCE，2013，54（10）：6903-6916.

9. Jacobs SM, Van Stavern GP. Neuro-ophthalmic deficits after head trauma. Curr Neurol Neurosci Rep. 2013，Nov；13（11）：389.

10. Haggerty C J, Roman P. Repositioning of a Traumatically Displaced Globe With Maxillary Antrostomy：Review of the Literature and Treatment Recommendations. Journal of Oral and Maxillofacial Surgery，2013，（11）：1915-1922.

11. Alford E L, Soparkar C N. Management of the 'tight orbit' and associated visual loss. Current Opinion in Otolaryngology & Head & Neck Surgery，2013，21（4）：417-422.

12. Yu-Wai-Man P, Griffiths P G. Steroids for traumatic optic neuropathy. Cochrane database of systematic reviews（Online），2011，13（6）：1021-1026.

13. Miliaras G, Fotakopoulos G, Asproudis I, Voulgaris S, Zikou A, Polyzoidis K. Indirect traumatic optic neuropathy following head injury：report of five patients and review of the literature. J Neurol Surg A Cent Eur Neurosurg, 2013 May；74（3）：168-174.

14. Thanos S, Böhm MR, Schallenberg M, Oellers P. Traumatology of the optic nerve and contribution of crystallins to axonal regeneration. Cell Tissue Res. 2012 Jul；349（1）：49-69.

15. Steinsapir K D, Goldberg R A, Steinsapir K D, et al. Traumatic Optic Neuropathy：An Evolving Understanding. American Journal of Ophthalmology，2011，151（6）：928-933.e2.

16. McClenaghan F, Ezra D, Holmes S. Mechanisms and management of vision loss following orbital and facial trauma. Current Opinion in Ophthalmology，2011，22（5）：426-431.

17. Ott I, Schwager K, Hagen R, et al. Traumatic optic neuropathy：a review of the literature in the light of personal experiences.

Laryngo-Rhino-Otologie，2010，89（11）：647-652.

18. Warner N，Eggenberger E. Traumatic optic neuropathy: a review of the current literature. Current opinion in ophthalmology，2010，21：459-462.

第十章
视神经遗传代谢性改变

第一节　视神经遗传性疾病概述

眼科遗传学是医学遗传学的一个重要组成部分,随着医学遗传学与眼科学的发展而逐渐形成。眼遗传病及全身性遗传病有眼部表现者均属眼科遗传病范畴。早在西方医学史伊始,人们就认识到某些眼病的发生与遗传有关。19 世纪以来,尤其是 1850 年 Helmholtz 发明检眼镜使得眼科学诊断有了更为全面的手段,眼科学作为医学的一个年轻分支逐渐发展起来,随之眼科遗传学也得到了进一步的发展。进入 20 世纪,随着医学遗传学及其他相关学科的不断发展,眼科遗传学作为一门边缘学科已逐步形成。

我国眼科遗传学的发展历史较短,直至 20 世纪 80 年代才逐渐步入正轨,当时我国发现的眼遗传病与有眼部表现的全身性遗传病达 600 余种。近年来,随着染色体检查技术的发展,尤其是生化遗传学和分子遗传学的发展,极大地促进了眼科遗传学的发展。

遗传性视神经病变(hereditary optic neuropathy, HON)作为眼科遗传病中的一类,包括多种不同的遗传异常疾病,给患者的视力带来极大的损害,严重影响患者的生活质量。视神经遗传性疾病的发病机制复杂,包括常染色体显性遗传、常染色体隐性遗传、性染色体连锁遗传及线粒体遗传等。常染色体隐性遗传多与婴幼儿期的严重视力丧失有关,而显性遗传模式的特征表现为疾病较轻且延迟发生,有时与中毒性或营养性视神经病变难以鉴别。遗传性视神经病变目前尚无有效治疗方法。

第二节　不伴有神经系统及全身性疾病的单纯视神经病变

一、视网膜色素变性

(一)概述

视网膜色素变性(retinitis pigmentosa, RP)是一组因视网膜感光细胞和色素上皮细胞变性导致的以夜盲、进行性向心性视野缺损和视网膜色素沉着为主要临床特征,最终导致视力丧失的遗传性视网膜疾病。RP 是眼底病致盲的重要原因之一,其发病机制尚未完全明确。该病通常起于儿童或少年早期,至青春期加重,通常为双眼发病。RP 发病率较高,眼科遗传病门诊中以 RP 最为多见,在由单一基因所致盲目的遗传性眼病中,发病率也居首位。RP 在世界范围内,不同种族中发病率从 1∶1878 至 1∶7000 不等,平均发病率为 1∶4000。国内报道的发病率为 1∶3784。目前全世界约有 300 万人患此病,其中我国占 1/4 左右。受累家庭的直系成员为 1200 万人,基因携带者在 9900 万人以上。

(二)病因病理

RP 是单基因疾病,但遗传方式比较复杂,具有典型的遗传异质性,包括常染色体显性遗传(autosomal dominant RP, ADRP),常染色体隐性遗传(autosomal recessive RP, ARRP)和 X- 染色体连锁遗传(X-lined RP, XLRP),少数也可表现为双基因突变遗传及线粒体遗传。在各遗传类型中,40%~50% 为散发型,常染色体显性遗传视网膜色素变性的发病率占 RP 的 15%~25%。迄今通过连锁分析和候选基因筛查,已发现超过 67 个基因位点与 RP 有关，其中 23 个与 ADRP 有关，41 个与 ARRP 有关，3 个与 XLRP 有关。这些基因中没有任何一个基因的突变可以单独解释超过 10% 的 RP 病例，同时有 40% 的 RP 患者尚未找到确切的分子发病机制，说明还有很多未知的致病基因及位点未被发现。通过遗传连锁分析、DNA 直接测序技术、变性高效液相色谱分析（denaturing high performance liquid chromatography，DHPLC）、高分辨率熔解曲线（high resolution melt，HRM）、DNA 芯片技术及新一代测序技术等基因诊断方法明确 RP 的致病基因后，可以筛查家系中其他成员以诊断高危患者。而家系中致病突变的确定可以用于进行产前基因诊断，如利用产前抽宫内羊水诊断或试管婴儿体外排除致病胚胎，达到优生优育的目的。

（三）临床特征

RP 患者主诉进行性夜盲，晚期中心视力障碍，最终致盲。发病年龄越小，病程进展越迅速。其典型的眼底表现主要为视盘颜色蜡黄，视网膜血管狭窄和骨细胞样色素散布三联征，严重者可表现为视神经萎缩。

（四）诊断及鉴别诊断

绝大多数 RP 患者荧光素眼底血管造影检查的图像特征为视网膜色素上皮细胞病变所致的斑驳状透见荧光和荧光遮蔽，视网膜大量骨细胞样色素析出以及视网膜血管病变所致的视网膜血管一致性变细、脉络膜血管狭窄等（图 10-1）。视网膜电流图（ERG）在病变早期即显著异常，甚至无波形。

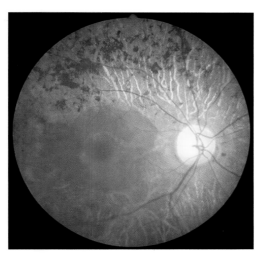

图 10-1　视网膜色素变性眼底照片

（五）治疗及预后

RP 目前尚无有效疗法。其治疗进展是国内外研究的一个热点问题，主要包括基因治疗、药物治疗、移植治疗和人工视网膜假体等。

二、Leber 视神经萎缩

Leber 遗传性视神经病变（Leber's hereditary optic neuropathy，LHON）是一种主要累及视网膜、巩膜筛板前部视盘黄斑束纤维，导致视网膜神经节细胞退行性病变的母系遗传性疾病。1871 年，德国眼科医生 Leber 首先描述其临床特征：该病好发于青壮年男性，表现为双眼同时或先后急性或亚急性无痛性视力减退，可同时伴有中心视野缺失及色觉障碍。线粒体 DNA（mtDNA）突变是 LHON 发病的分子基础，自 1988 年 Wallace 等发现 LHON 家系中 *MT-ND4* 基因的 m.11778G＞A 突变以来，目前已发现 60 多个 mtDNA 突变与 LHON 发病密切相关。眼底改变特征为视盘周围毛细血管扩张性微血管病变，视盘周围神经纤维层水肿（假性水肿），而在荧光素眼底血管造影中无视盘或盘周渗漏三联征，这一点可用于区分 LHON 视盘和真性水肿的视盘。该病尚无有效的治疗手段。详见视盘发育异常和正常变异及视神经萎缩章节。

三、常染色体显性视神经萎缩

常染色体显性视神经萎缩（autosomal dominant optic atrophy，ADOA）属常染色体显性遗传。本病于儿童期起病，多在 4～10 岁之间发病，可以发展至青春期早期。本病多双眼对称性发病，病程缓慢，表现为视盘颞侧苍白（图 10-2），视神经乳头黄斑束可有神经纤维层缺失，双眼视力损害轻至中度，有中心或哑铃状暗点，蓝色觉障碍；VEP 表现有潜伏期延长与振幅降低。详见视盘发育异常和正常变异及视神经萎缩章节。

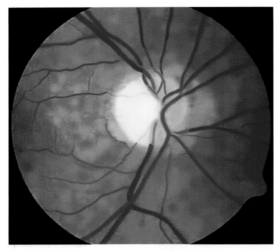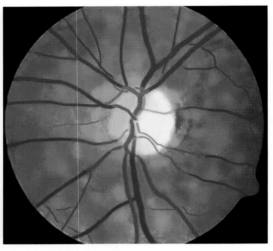

图 10-2　典型的 ADOA 眼底表现为双眼对称性的颞侧象限视盘苍白

四、隐性视神经萎缩

隐性视神经萎缩（recessive optic atrophy）属常染色体隐性遗传。本病为先天性或幼儿期发生的视神经萎缩，视力损害较重，常伴有眼球震颤。

详见视盘发育异常和正常变异及视神经萎缩章节。

五、眼白化病

白化病（albinism）是一种较为罕见的遗传性代谢性疾病，患者由于黑色素合成相关基因的突变导致黑色素合成、转运受阻从而导致皮肤、毛发以及眼睛的部分或完全性着色缺失。根据白化病累及的组织、器官、系统的程度，可将其分为综合征型白化病和非综合征型白化病两大类。眼白化病（ocular albinism，OA）属非综合征型白化病，白化症状通常仅发生在眼部，分为 X 隐性连锁遗传的眼白化病 1 型（ocular albinism type 1，OA1）和常染色体隐性遗传的常染色体隐性眼白化病（autosomal recessive ocular albinism，AROA）型。

OA 眼部表现为视力低下，通常在法定"盲"的范围之内（20/200～20/400），异常的视力不能通过配戴眼镜得到有效的矫正，斜视，眼球震颤，虹膜苍白可透光，眼底视网膜色素缺失，黄斑中心凹发育不良以及视神经通路异常改变（图 10-3）等。患者的突出症状为畏光。

白化病患者视觉神经纤维在视交叉处会发生错误投射，一部分来自颞侧的神经纤维也会交叉投射到对侧大脑半球。基于这一病理机制，视觉诱发电位（visual evoked potentials，VEP）成为除基因检测外，白化病最重要的诊断依据，VEP 检

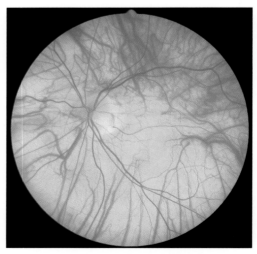

图 10-3　眼白化病。视神经中央小凹发育不全（中心凹反射无），视网膜色素缺失

查诊断白化病依据的是单眼 VEP 在两侧大脑半球间的不对称性,观测指标是主波的不对称性。不对称性包括潜伏期的不对称性、振幅的不对称性以及振幅的不对称指数(AAI)。

目前对眼白化病尚无有效治疗方法,通过遗传咨询和产前基因诊断避免或减少患儿出生是最根本的应对策略。眼白化病产前基因诊断应在分析我国白化病的分子流行病学特征的基础上,筛选出我国常见的白化病基因及突变类型,优化出快速、准确的白化病产前基因诊断方法。妊娠 20 周后可行胎儿镜检查,以提高白化病产前检出率,降低白化病患儿的出生率以及群体白化病基因频率,最终建立一套安全、有效、经济、规范的产前诊断流程。

第三节　伴有神经系统或全身性疾病的视神经病变

一、Alberts-Schonberg 综合征

又称广泛性脆性骨质硬化症、骨石化症、大理石骨病。属常染色体遗传性疾病。可致视盘水肿、视神经萎缩、面神经麻痹和动眼神经麻痹。

二、Apert 综合征

又称尖头并指综合征。属常染色体显性遗传。视神经因在视神经孔处受压,出现视盘水肿,常继发视神经萎缩。

三、Behr 并发性视神经萎缩

属常染色体隐性遗传。本病临床特点是视神经萎缩,伴有共济失调等神经系统症状。

四、Bloch-Sulzberger 综合征

又称色素失禁症。属 X 染色体显性遗传。可见视神经萎缩,视盘炎。

五、Cockayne 综合征

属常染色体隐性遗传。可见视网膜变性,视盘呈灰色或蜡黄色改变,视神经萎缩。

六、Crouzon 综合征

又称遗传性家族性颅面骨发育不全。可见视神经孔变窄、变扁,可能与视神经萎缩有关。

七、Papillo-renal 综合征

视盘 - 肾综合征。表现为视盘发育异常,伴有肾病。

八、Patau 综合征

13 染色体三体综合征。可见视网膜发育不良,视神经发育不良。
详见视盘相关综合征章节。

第四节　继发于其他遗传代谢性疾病的视神经病变

一、黏多糖贮积症

黏多糖贮积症(mucopolysaccharidosis,MPS)是由于人体细胞的溶酶体内降解糖胺聚糖(又称为酸性黏多糖,glycosaminoglycan,GAG)的水解酶发生突变导致其活性丧失,GAG 不能被降解代谢,最终贮积

在体内而发生的一组遗传性疾病。

MPS 是溶酶体贮积病中非常重要的一类，可分为Ⅰ、Ⅱ、Ⅲ、Ⅳ、Ⅵ、Ⅶ、Ⅸ型 7 型，其中Ⅲ型又分为ⅢA、ⅢB、ⅢC、ⅢD 四个亚型，Ⅳ型分为ⅣA 和ⅣB 亚型，虽然各型致病基因和临床表现有差异，但由于贮积的底物都是黏多糖而被统称为黏多糖贮积症。除了Ⅱ型为 X 连锁隐性遗传外，其他类型黏多糖贮积症均为常染色体隐性遗传方式。

MPS 临床表现多种多样，常见有发育迟缓、智力障碍、头面部形态发育异常、骨骼发育不全、运动失调、行为反常、肝脾大等。

眼科临床特征可见角膜混浊、视网膜色素变性、视神经萎缩。

本病无特效疗法，多采取对症治疗，但疗效并不理想，酶替代和基因疗法等治疗手段仍在研究中。

二、鞘磷脂沉积病

鞘磷脂沉积病（sphingomyelin lipidosis），又称尼曼 - 匹克病（Niemaoh-Pick disease，NPD），是一种先天性糖脂代谢异常性疾病，为常染色体隐性遗传，以犹太人发病较多，其发病率高达 1/25 000。目前至少有五种类型。多见于 2 岁以内婴幼儿，亦有在新生儿期发病的。其特点是全单核 - 吞噬细胞和神经系统有大量的含有神经鞘磷脂的泡沫细胞。

NPD 主要临床表现有肝脾大，血象改变，由间质性肺病引起的呼吸功能不全及少数神经系统症状等。

眼科临床特征可见眼底黄斑部樱桃红斑、视神经萎缩。

本病无特效疗法，以对症治疗为主，含脂饮食，加强营养。

第五节　视神经遗传性疾病的诊断与防治

一、现症患者诊断

（一）病史、症状及体征

遗传性疾病的诊断需详细了解患者的家族史、婚姻史及生育史。了解家族史应着重了解疾病在家族亲属中的发病情况，包括父、母系家族并绘制家系图。了解婚姻史应注意是否近亲婚配。生育史方面应详细了解孕产情况。除此之外，应熟悉掌握遗传性疾病的典型症状及体征。

（二）实验室检查

实验室检查常用方法包括：染色体检查、性染色质检查、中间代谢产物测定、蛋白质与酶类定性定量分析、DNA 分析以及细胞培养鉴定等。

二、产前诊断

（一）产前诊断对象的选择指征

具有以下情况之一者，均应作为产前诊断的对象：

1. 夫妻一方有染色体数目或是结构异常者，或曾生育过染色体病患儿的妊娠妇女；

2. 夫妻一方是常染色体显性遗传病患者或携带致病基因者，或曾生育过遗传性疾病患儿的妊娠妇女；

3. 夫妻双方均为某一常染色体隐性遗传病的携带者或女方为 X 连锁隐性遗传病的携带者；

4. 有原因不明的自然流产史、畸胎史、死产或新生儿死亡史的妊娠妇女；

5. 羊水过多的妊娠妇女；

6. 35 岁以上的高龄妊娠妇女；

7. 夫妻一方有明确致畸因素接触史的妊娠妇女。

（二）产前诊断方法

产前诊断的方法包括：胎儿形态学特征、羊膜穿刺术、绒毛吸取术、染色体分析、基因及其产物分析以及母体血、尿指标测定等。

三、新生儿筛查

新生儿筛查（neonatal screening）是指在新生儿期对某些危害严重的先天性、遗传性疾病进行群体普查及早期诊治，避免或减少智能残疾，提高出生人口健康素质的专项保健技术。新生儿筛查是出生后预防和治疗某些视神经遗传性疾病的有效方法。早期诊断视神经遗传性疾病有助于尽早对患儿进行对症治疗，改善其预后。

四、视神经遗传性疾病的预防

做好视神经遗传性疾病的登记工作，定期随访并给予遗传咨询及生育指导。及时检出人群中的致病基因携带者并在检出后进行积极的婚姻和生育指导，对预防遗传病具有重要意义。避免接触致畸剂、诱变剂，加强环境保护。合理限制生育年龄，对于患有遗传性疾病而不宜生育者可行人工授精。

五、视神经遗传性疾病的治疗

大多数视神经遗传性疾病目前尚无疗效确切的治疗方法，难以从根本上进行治疗。基因治疗（图 10-4）、药物治疗、干细胞移植和人工视网膜假体等治疗手段的不断发展可能为今后视神经遗传性疾病的治疗提供更为有效和根本的方法。

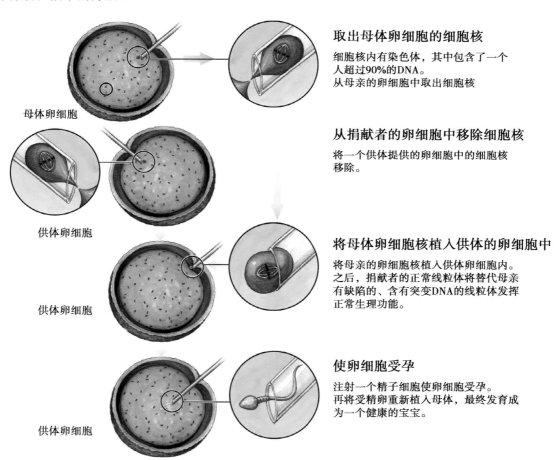

取出母体卵细胞的细胞核
细胞核内有染色体，其中包含了一个人超过90%的DNA。
从母亲的卵细胞中取出细胞核

从捐献者的卵细胞中移除细胞核
将一个供体提供的卵细胞中的细胞核移除。

将母体卵细胞核植入供体的卵细胞中
将母亲的卵细胞核植入供体卵细胞内。之后，捐献者的正常线粒体将替代母亲有缺陷的、含有突变DNA的线粒体发挥正常生理功能。

使卵细胞受孕
注射一个精子细胞使卵细胞受孕。再将受精卵重新植入母体，最终发育成为一个健康的宝宝。

母体卵细胞

供体卵细胞

供体卵细胞

供体卵细胞

图 10-4 基因治疗示意图

（宋清露）

参 考 文 献

1. 李凤鸣. 眼科全书. 北京：人民卫生出版社，1996.

2. 赵堪兴，杨培增. 眼科学. 第7版. 北京：人民卫生出版社，2008.

3. 杨景存. 视神经病学. 郑州：河南科学技术出版社，1996.

4. Khanakova NA，Sheremet NL，Loginova AN，et al. Hereditary optic neuropathies：clinical and molecular genetic characteristics. Vestn Oftalmol，2013，Nov-Dec；129（6）：82-87.

5. Pfeffer G，Burke A，Yu-Wai-Man P，et al. Clinical features of MS associated with Leber hereditary optic neuropathy mtDNA mutations.. Neurology，2013，（24）：2073-2081.

6. Hilo W，Jabaly-Habib H，Modi N，Briscoe D. Leber's hereditary optic neuropathy. Harefuah，2013，Aug；152（8）：486-489，498，497.

7. Skidd PM，Lessell S，Cestari DM. Autosomal Dominant Hereditary Optic Neuropathy（ADOA）：A Review of the Genetics and Clinical Manifestations of ADOA and ADOA+. Seminars in Ophthalmology，2013，28（5-6）：422-426.

8. Bron AJ，Burgess SE，Awdry PN，et al. Papillo-renal syndrome. An inherited association of optic disc dysplasia and renal disease. Report and review of the literature. Ophthalmic paediatrics and genetics，1989，10（3）：185-198.

9. Iyer S. Novel therapeutic approaches for Leber's hereditary optic neuropathy，Discov Med，2013 Mar；15（82）：141-149.

10. Newman NJ. Hereditary optic neuropathies：from the mitochondria to the optic nerve. AMERICAN JOURNAL OF OPHTHALMOLOGY，2005，140（3）：517-523.

11. Milea D，Verny C. Hereditary optic neuropathies. Revue Neurologique，2012，168（10）：706-709.

12. Newman NJ. Treatment of hereditary optic neuropathies. Nat Rev Neurol，2012 Oct；8（10）：545-556.

13. O'Neill EC，Mackey DA，Connell PP，et al. The optic nerve head in hereditary optic neuropathies. Nat Rev Neurol，2009 May；5（5）：277-287.

14. Lenaers G，Hamel C，Delettre C，et al. Dominant optic atrophy. Orphanet J Rare Dis，2012，7：46（2）：168-171.

15. Sabet-Peyman E J，Khaderi K R，Sadun A A. Is Leber hereditary optic neuropathy treatable? Encouraging results with idebenone in both prospective and retrospective trials and an illustrative case. Journal of Neuro-Ophthalmology，2012，32（1）：54-57.

16. McClelland CM，Van Stavern GP，Tselis AC. Leber Hereditary Optic Neuropathy Mimicking Neuromyelitis Optica. Journal of Neuro-Ophthalmology，2011，31（3）：265-268.

第十一章
中毒性视盘改变

随着人类社会的进步与发展，人类在生产生活中可能接触到的外源性化学物种类繁多且日益更新，估计现今进入人类社会的外源化学物就有 6 万～7 万种。这些外源性化学物包括工业品及工业使用的原材料、化妆品、农药、食品及添加剂、医用药物等。现代毒理学认为，进入人体的外源性化学物只要达到一定剂量，几乎都会造成机体相应的功能性或器质性损害症状。由于其自身组织特点，视网膜视神经是系统中毒症状中最常见的毒性靶器官之一，某些外源性毒物甚至只特异性地作用于视网膜视神经。视盘作为视网膜上视觉神经纤维的汇集点和视神经眼球内段的起始部，使得诸多眼部神经性中毒症状在视盘上有所体现，如视盘水肿、充血及萎缩等。此外，视盘所包含的血管、神经胶质及细胞外基质等在眼部中毒机制中也可能直接受累。本章根据中毒性视盘病变的毒理机制和组织定位，分为神经性中毒、血管性中毒、药物性中毒和放射性中毒进行讨论，并针对临床上常见的毒物，具体阐述毒物属性、中毒剂量、毒理机制、全身及眼部表现、视盘改变、诊断及治疗等。

第一节　神经性中毒

一、甲醇中毒

甲醇（CH_3OH）为无色、易燃、高挥发件液体。广泛用于染料、树脂、橡胶、喷漆工业，用于制造甲醛、塑料、摄影胶片等，在有机合成中作为一种中间体和提纯介质。甲醇主要经皮肤和消化道吸收，工业上甲醇中毒主要因吸入大量甲醇蒸气所致，生活中急性甲醇中毒则多因误服。甲醇对不同动物的毒性差异不同，其中猴最为明显，摄入 2g/kg 后视网膜视神经产生毒性反应，而摄入 3g/kg 则在 20～30 小时导致死亡。纯甲醇致死剂量为 1～2ml/kg；据报道 0.1ml/kg（成人 6～10ml）将会导致视力永久损害。甲醇中毒者一般不表现为"醉酒"症状，轻者头痛、头晕、失眠、乏力、咽干、胸闷、腹痛、恶心、呕吐，重者剧烈头痛、头昏，甚至意识模糊、抽搐、昏迷，最终因呼吸衰竭死亡。而甲醇对眼的毒性损伤尤为突出，据报道，25% 的甲醇中毒患者视力不可恢复。

（一）病因病理

目前尚不完全清楚。临床观察及动物实验研究发现，甲醇在体内分布含量与组织含水量成正比，而眼房水和玻璃体含水量达 99% 以上，故中毒后眼部受损突出。在醇脱氢酶的作用下，甲醇被氧化为甲醛，再经甲醛脱氢酶作用，甲醛被氧化为甲酸，甲酸能够抑制线粒体细胞色素 C 氧化酶活性，进而干扰氧化磷酸化过程，ATP 合成受限，进而细胞膜 Na^+-K^+-ATP 酶活动受抑制，细胞轴浆流淤滞，加之筛板后区视神经髓鞘、胶质细胞肿胀，导致轴突肿胀，视盘水肿。此外甲醇代谢物影响细胞电传导而致细胞退行性改变，最终视神经萎缩，严重者可致失明（图 11-1）。

（二）临床特征

甲醇急性暴露会对眼有刺激性作用，会导致结膜炎、球结膜水肿、虹膜炎以及角膜混浊。患者诉视物模糊，畏光，中心暗点或黑影，重者视力急剧下降，甚至完全失明，多数患者经积极治疗在数天至 1 个月内会有短暂的恢复期，并且视力稳定 1～9 个月，之后视力逐步下降直至失明；眼科检查可见瞳孔对光反射迟钝，视网膜血管分布区出现白色条纹状水肿改变，可持续 10～60 天，同时可见静脉充盈。视盘早期充血或水肿，视盘边界模糊；晚期视神经萎缩，有报道杯盘比增大（图 11-2）。

（三）诊断

根据接触史、精神状态改变、腹痛、视物模糊，加之阴离子间隙增大和代谢性酸中毒可作初步判断，对于中毒症状不典型者，血细胞计数、血生化、电解质、血气分析、尿、粪常规以及血液中甲醇、甲酸浓度检测有利于判断。由于甲醇毒性主要与代谢性产物甲酸有关，故应以血液中甲酸浓度作为判断预后的可靠指标，正常人血液中甲醇浓度不超过 1.2mg/dl，当甲酸浓度超过 20～30mg/dl 时，多出现眼损害；当甲酸浓度超过 50mg/dl、pH 低于 7.0 时，提示预后不良。

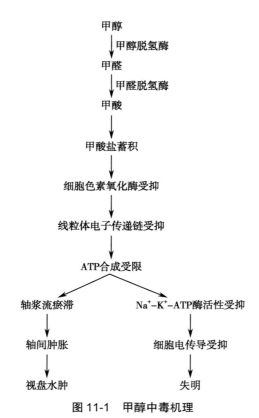

图 11-1　甲醇中毒机理

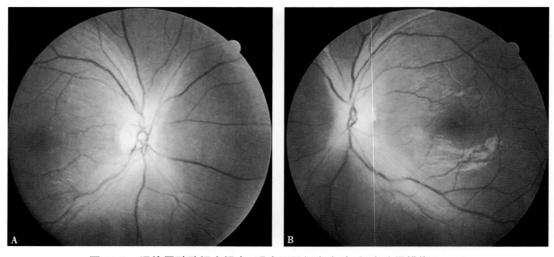

图 11-2　误饮甲醇致视力损害，眼底可见视盘水肿，视盘边界模糊（A、B）

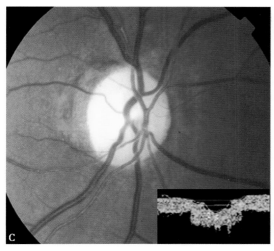
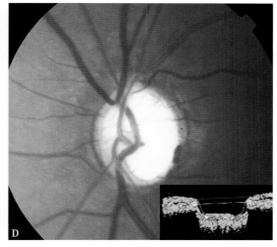

图 11-2 甲醇中毒 4 年后眼底图像，视神经萎缩（C、D），杯盘比明显扩大（D）（续）

（四）治疗

治疗以抑制甲醇代谢及其代谢物，促进甲醇排出及纠正酸中毒为主。

1. 急性处理 甲醇蒸汽中毒者，迅速脱离现场，脱去污染的衣物；口服中毒者，视病情采用催吐或即可用盐水或碳酸氢钠洗胃。

2. 纠正酸中毒 凡 pH<7.3 者，静脉滴注碳酸氢钠直至血清酸碱平衡。

3. 促进甲酸盐代谢 亚叶酸静脉注射，可以叶酸辅助代替治疗，其可以促进甲酸氧化为二氧化碳，减少体内甲酸蓄积。亚叶酸用 5% 葡萄糖稀释，成人 1mg/kg，最大剂量 50mg，每 4 小时 1 次，每次 30～60 分钟滴注完毕。

4. 抑制甲醇代谢

（1）乙醇：乙醇结合醇脱氢酶的活性是甲醇的 10 倍，尽管其疗效 20 世纪 40 年代就已被公认，但美国 FDA 至今仍未批准推荐其应用；

（2）甲吡唑：实验及临床研究已证实其可抑制甲醇代谢及减轻眼毒性。美国甲醇中毒治疗指南推荐，存在以下情况应尽早使用乙醇或甲吡唑：①血清甲醇 >20mg/dl；②可疑甲醇吸入且渗透压间隙 >10mOsm/kg H_2O；③有甲醇中毒临床特征且至少以下两种表现者：（A）血清 pH<7.3；（B）血清碳酸盐浓度 <20mmol/L；（C）渗透压间隙 >10mOsm/kg H_2O。甲吡唑血清含量应超过 0.8mg/L 才发挥作用，为维持此浓度，Brent 建议 15mg/kg 静脉滴注，此后每 12 小时 10mg/kg 补充静脉滴注，共计 4 次，以后每 12 小时，15mg/kg 维持治疗。

5. 透析 透析可纠正酸中毒，加速体内毒性甲醇、甲酸、甲酸盐的排出，缩短住院天数。

6. 支持和对症治疗 监测心肺功能，保证呼吸道畅通，维持体液平衡；遮盖双眼，避免强光刺激；静滴维生素 B_1 100mg，口服维生素补充剂等。

二、铅中毒

铅在工业中有广泛用途。铅矿工人、铅制品工人、油漆工人是铅中毒易受累人群。铅主要以粉尘、烟雾或蒸气的形式经呼吸道进入人体，急性中毒少见，慢性中毒多见。长期在 0.05mg/m³ 的铅尘环境中，可出现慢性铅中毒表现，铅对人的最小经口急性中毒剂量约为 5mg/kg，对于成年人的致死量约为 50mg。铅中毒主要累及神经系统，患者出现神经衰弱、认知障碍，严重时中毒性脑病；消化系统出现食欲缺乏、恶心、呕吐，甚至腹绞痛；血液系统因卟啉代谢异常出血贫血；视觉器官也是铅中毒重要的靶器官。

（一）病因病理

铅中毒在视盘视神经病理病因方面研究较少。目前认为铅进入人体循环系统，除部分经肾脏清除，余者结合红细胞后分布于全身软组织和骨骼。实验研究表明铅对生物体的毒理机制在于影响胶质细胞分化，减少节细胞数量和分布范围；拮抗钙、锌离子，激活细胞凋亡机制；激活蛋白酶 C，抑制细胞核 ATP 产生等。

（二）临床特征

急性中毒者眼部表现主要为中毒脑病相关症状，患者可出现皮质性铅性黑矇，双目突然失明。眼科检查见瞳孔对光反射正常，眼肌麻痹，有病例报道部分患者眼底呈现视网膜炎、视网膜动脉周围炎、视网膜出血、渗出，半数患者出现视盘炎表现，视盘水肿。慢性中毒者，尤其是儿童人群多有报道，长期低剂量的铅蓄积导致眼部损害多发生在中毒后数月至数年，主要表现为视物逐渐模糊，瞳孔散大麻痹。眼底见视网膜彩点，Soukin 等发现其为视盘及周边出现灰色带金属光泽的细点状沉着物。

（三）诊断

根我国职业性铅中毒诊断标准（GBZ37-2002）如下：

诊断原则　根据确切的职业史及以神经、消化、造血系统为主的临床特征与有关实验室检查，参考作业环境调查，进行综合分析，排除其他原因引起的类似疾病，方可诊断。

慢性铅中毒可以分为轻、中、重度三级：

1. 血铅≥2.9μmol/L（0.6mg/L、600μg/L）或尿铅≥0.58μmol/L（0.12mg/L、120μg/L）；且具有下列一项表现者，可诊断为轻度中毒：

（1）尿 δ- 氨基 -γ- 酮戊酸≥61.0μmol/L（8mg/L、8000μg/L）者；

（2）血红细胞游离原卟啉（EP）≥3.56μmol/L（2mg/L、2000μg/L）；

（3）红细胞锌原卟啉（ZPP）≥2.91μmol/L（13.0μg/gHb）；

（4）有腹部隐痛、腹胀、便秘等症状。

诊断性驱铅试验，尿铅≥3.86μmol/L（0.8mg/L、800μg/L）或 4.82μmol/24h（1mg/24h、1000μg/24h）者，可诊断为轻度铅中毒。

2. 在轻度中毒的基础上，具有下列一项表现者，可诊断为中度中毒：

（1）腹绞痛；

（2）贫血；

（3）轻度中毒性周围神经病。

3. 在中度中毒的基础上，具有下列一项表现者，可诊断为重度中毒：

（1）铅麻痹；

（2）中毒性脑病。

眼部受损诊断，除了视网膜、视盘出现铅中毒症状外，铅中毒者 Goldman 视野计通常表现为双侧中心暗点，周边视野无影响，OCT 表现为视神经纤维层厚度、黄斑厚度及脉络膜厚度变薄；FA（荧光血管造影）示黄斑区边界清楚的高荧光，晚期着染，再循环期神经上皮层紊乱，视盘高荧光。

（四）治疗

1. 调离铅作业　尤其是慢性重度中毒者，急性中毒时按有关急救原则处理。

2. 驱铅治疗　使用金属络合剂如依地酸二钠钙，每日 1～2g，静脉滴注、肌注或静脉注射，3 天为一疗程，间隔 3～4 天后重复使用，视治疗中铅排出情况决定是否终止治疗。也可二巯丁二酸钠等注射，或二巯丁二酸口服，辅以对症治疗。观察对象也可酌情进行驱铅治疗。

3. 对症治疗　注意休息，给予合理营养，以富含钙质及维生素的食谱为主。

三、二硫化碳中毒

二硫化碳（CS_2）是一种易挥发、无色的脂溶性液体，因其工业品含有其他无机硫化物而有坏萝卜样气味。主要用于制造粘胶纤维、橡胶、树脂、玻璃纸及农药杀虫剂等。CS_2 主要经呼吸道吸入中毒，吸入量的 80% 可滞留在体内，分布于周围组织、脑和肝等组织，以结合或游离的形式存在。既往体外实验表明小鼠半数致死量（LC_{50}）为 28.4g/m³，经口 LD_{50} 为 2.5g/kg。成人经口最小致死量为 10ml，人接触 CS_2 浓度

大于 $200mg/m^3$ 时，最早者在 2 个月即出现重度症状，普遍在 4 年内出现症状。急性中毒者一般表现为麻醉状态，慢性中毒者以中枢、外周神经系统、视网膜、肾以及心血管系统受损症状为主。

（一）病因病理

二硫化碳既是亲神经又是亲血管性毒物，对全身各系统均有毒性作用，眼的组织结构既有精细神经，又有丰富的血液循环。因此，CS_2 最容易损害眼器官。当 CS_2 抑制多巴胺 -β- 羟化酶和相关辅酶后引起脂肪代谢障碍时，可引起血管内皮细胞改变，致血管通透性增加，血管壁弹性纤维断裂，血管粗细不均，狭窄或阻塞，视神经既发缺血、缺氧改变。Thomas 在 20 世纪 80 年代曾对 CS_2 致灵长动物视觉系统中毒研究中显示，CS_2 主要引起猴眼视后极部区域神经节细胞变性和细胞数目减少，神经纤维层紊乱，视神经（尤其是视神经远端）髓鞘脱失，筛板处出现空泡样变性，远端视束外侧轴突肿胀明显。

（二）临床特征

长期接触低浓度 CS_2 对作业人员的眼慢性损害主要表现为不同程度的视力减退、角膜知觉减退、周边视野缩小、中心暗点异常、眼底动脉硬化与微动脉瘤。眼底表现为视网膜动脉痉挛、硬化、视网膜出现微动脉瘤及出血、渗出等。随着 CS_2 接触时间不断增长、可出现视神经乳头苍白，显示部分或完全视神经萎缩征象。少数病例仅有球后视神经段受损，形成球后视神经炎时，则眼底检查可以不发现异常。

（三）诊断

患者有职业接触史、结合中枢神经系统、肾脏血管、动脉粥样硬化、眼部眼外肌麻痹、角膜知觉减退以及眼底视盘、血管病变可以初步诊断。辅助检查如视野计检查可以出现中心暗点或周边视野向心缩小，红、蓝色视标检查时视野缩小更明显；荧光素眼底血管造影出现视网膜微血管瘤或毛细血管渗漏；视网膜电图（ERG）检查出现 a、b 波振幅下降。视野和 ERG 检查改变比视网膜血管的器质性改变出现得早，可作为慢性二硫化碳中毒早期诊断的参考指标。

（五）治疗

应避免继续接触或吸入，补充大量维生素 B_1、B_{12} 及维生素 C，血管扩张剂及神经营养兴奋剂。

四、烟中毒

烟草中含有约 4000 种化学物，其中许多成分通过缺血或者氧化机制加剧了多种眼科疾病的进程，如白内障、年龄相关性黄斑变性、前部缺血性视神经病变等。烟中毒性视神经病变，又称烟中毒性弱视，是长期吸烟引起的中毒性视网膜、视神经病变，多发于老年、男性、有长期吸烟史者，发病与烟草的类型、吸烟史长短有关，国内相关统计表明，吸用旱烟、烤烟和纸烟中，旱烟组发病率最高，纸烟组发病率最低，烟龄 25～40 年组的发病率最高，15～20 年组最低。

（一）病因病理

烟中毒性视神经病变属于慢性中毒，烟中毒性视神经病变患者血中氰化物含量较正常人明显高，氰化物中毒及解毒系统失调是烟草中毒性视神经病变发生的重要因素，氰化物的毒性作用为直接抑制细胞色素 C 氧化酶，使细胞生物氧化发生障碍，导致细胞能量缺乏，同时，烟中毒患者往往合并维生素 B_{12} 缺乏，其直接参与氰化物的解毒途径。此外，动物实验表明尼古丁和一氧化碳也会对视功能和视神经组织产生影响，病理表现为某种程度的胶质增生，细胞核核固缩，个别出现大量神经纤维消失，电镜下无髓鞘神经纤维增多。其特征性的视野盲点提示视盘黄斑束的损害最为可能。

（二）临床特征

烟中毒性视神经病变常表现为双眼中心视力进行性下降，红、绿色弱或色盲，而视野变化最为典型，早期为圆形或椭圆形的中心暗点，随病情进展，逐渐出现连接生理盲点的蒂，呈哑铃形，继而出现暗点核，后出现绝对性盲点（图 11-3）。眼底检查大部分正常，有报道见部分患者视盘颞侧略浅，视盘边缘模糊，视盘周边血管扩张或出血，晚期视盘颜色变淡（图 11-4）。

（三）诊断

此病主要为排除诊断，长期吸烟史患者出现进行性的视力下降并且伴随特征性的视野缺损时，应在排除视神经炎、其他中毒性视神经病变、Leber's 遗传性眼病等前提下才可以考虑此病。除了视野检查，

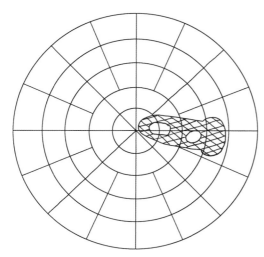

图 11-3　烟中毒的哑铃状视野缺损

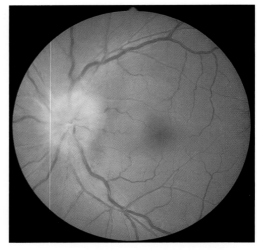

图 11-4　烟中毒性弱视：视盘水肿，视网膜血管扩张

VEP 峰时延长，mERG 振幅降低，对比敏感度下降有助于辅助诊断。在排除上述眼底疾病时，视神经炎常有眼球转动疼痛；24 小时尿液分析和头发鉴定有助于排除重金属中毒；Leber's 遗传性眼病是线粒体 DNA（mtDNA）核苷酸位点突变，可作 mtDNA 分析鉴别；此外，计算机断层扫描（CT）或磁共振成像（MRI）检查可以排除眶内或者颅内占位性病变。

（四）治疗

1．戒烟、戒酒、改善饮食　大多数患者戒烟后，视力、视野得到改善，甚至恢复；伴饮酒嗜好者戒酒可缓解肠胃对维生素 B$_{12}$ 的吸收不良，促进疾病转归；饮食富含维生素膳食。

2．解毒剂　维生素 B$_{12}$ 250～500mg，肌注，每日 1 次，7～10 天后改为 2～3 天 1 次，持续 10 次后改为每周 1～2 次，持续数月；5%～10% 硫代硫酸钠 2～4g 静脉注射，每日 1 次，持续 20～30 次。

3．血管扩张剂　可给予地巴唑、烟酸、山莨菪碱、复方丹参等。

4．中医治疗　早期醒酒化痰，清利湿热，晚期补益肝肾、平肝明目为主。

第二节　血管性中毒

一氧化碳中毒

在工业生产中，一氧化碳（CO）可作为丙酮、甲醇的原材料，在炼钢、炼焦、烧窑或生活中凡含炭物质的不完全燃烧皆会产生 CO。CO 中毒主要取决于空气中 CO 的浓度和患者接触时间，还与个体健康状况（如贫血）等因素有关，血液中碳氧血红蛋白浓度可作为评估 CO 中毒的指标，一般碳氧血红蛋白浓度达 10%～20% 时，为轻度中度；浓度达 20%～50% 时，表现为中度中毒；浓度达 50% 以上时，重度中毒。轻者中毒通常表现为头痛、晕眩、恶心、呕吐、皮肤和黏膜樱桃红色，重者表现为神经精神障碍、深度昏迷，皮肤苍白或青紫，并发肺水肿和严重的心肌损伤等症状；急性 CO 中毒者经过 2～60 天后表现为一氧化碳迟发脑病。

（一）病因病理

CO 经呼吸道进入肺泡，然后被吸收入血，与血液中血红蛋白及其他含铁蛋白质形成可逆性结合，其中 85% CO 与红细胞血红蛋白结合成稳定的碳氧血红蛋白，且其结合力比氧的结合力大 240 倍，因此导致系统低氧血症。此外，CO 亦可进入细胞，与细胞内线粒体的细胞色素 a3 结合使其灭活，影响 ATP 产生。组织缺氧后发生血管痉挛，继而扩张，组织水肿，脑组织表现为颅内压升高；视网膜中央静脉回流受阻，视盘出现被动型充血、水肿，缺氧致视网膜水肿，表现为球后视神经炎特征，晚期视神经萎缩。

（二）临床特征

患者清醒状态下眼科检查见视力下降。眼球可有转动痛，眼压正常，发生核性眼肌麻痹时可出现瞳孔大小不均，对光反射迟钝，眼底见视盘水肿、颜色变淡或苍白，颞侧尤为明显，视网膜动脉痉挛、变细，视网膜颜色浅。

（三）诊断

根据 CO 中毒病史和全身中毒表现，结合血液中碳氧血红蛋白浓度诊断不难。眼科辅助见视野向心性缩小，或成扇形缺损，有的相对或绝对暗点；可有色觉障碍，表现为先红后绿；图形电生理监测（pattern-ERG）见 N95 振幅下降或趋于平坦，VEP 见波形延时，振幅下降。

（四）治疗

1．急性处理　CO 中毒抢救需分秒必争，立即脱离中毒现场，保持呼吸道畅通，吸氧。

2．解除水肿　高渗脱水剂，皮质激素解除脑、肺及视网膜组织水肿。

3．对症处理　血管扩张剂改善血液循环；维生素 B（羟钴胺素）、肌苷等能量合剂营养神经。在抢救的同时，要监测双眼睛底的改变，即使开始时无眼底改变，也要给予营养视网膜的治疗，如果发现有视神经的轻度改变、及时球后注射改善眼视网膜做循环的药。

第三节　药物性中毒

一、乙胺丁醇

乙胺丁醇作为治疗结核病的一线药物，随着近年来耐药结核病及合并结核病患者明显增多，使得该药越来越受重视。但随着乙胺丁醇的广泛应用，不良反应的发生率也日趋增加，主要包括视神经病变（ethambutol-induced optic neuropathy，EON）、关节痛、高尿酸血症、周围神经病变、胃肠道不适、肝功能损害、精神症状、皮肤病变、血小板减少等，其中以 EON 最为常见。相关文献报道，服用乙胺丁醇患者 1%～5% 伴发视神经病变，且其发生率与剂量相关，服用乙胺丁醇 35mg/（kg·d）、25mg/（kg·d）、15mg/（kg·d）2 个月后，分别有 18%、5%～6% 和小于 1% 的患者发生球后视神经病变。

（一）病因病理

其发病机制尚未完全阐明，目前认为眼部中毒的部位一般在视神经和视网膜，并可沿着视神经向中枢神经发展。以往研究表明视神经轴索中金属铜和亚铁离子被螯合，电子传递链中断，ATP 合成受抑；亦有体外实验提示乙胺丁醇可导致 SD 大鼠视网膜神经节细胞囊泡形成，神经元丧失。病理上主要表现为视神经和视交叉的神经纤维脱髓鞘、轴突囊泡形成以及轴突断裂。当发生轴型视神经病变时，表现为视力下降，有中心暗点，色觉异常；当发生轴旁型视神经病变，主要表现为周边视野缩小或有象限缺损，视力尚好，色觉正常。

（二）临床特征

EON 与患者年龄、服药持续时间、药物剂量、肾功能、联合用药等呈正相关。患者通常双眼受累，表现为视力下降，色觉异常，视野变窄等。最早期的症状多是色觉异常，多数文献报道红绿视觉改变最为常见。眼底检查早期多无异常发现，少部分可见视盘充血、边界模糊、视盘周边血管旁碎片状出血、黄斑区中心凹光反射弥散；视神经受损害后 1～3 个月可进展为视神经萎缩，视觉功能严重下降以致完全丧失，眼底检查可见视盘苍白、弯月形凹陷，视盘周围纤维层形成，视网膜血管变细及狭窄（图 11-5）。

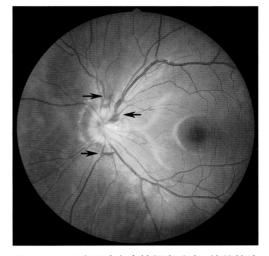

图 11-5　乙胺丁醇中毒性视盘改变：抗结核治疗 4 个月，视力由初始 20/30 下降至 20/200，红绿色觉异常，左眼视盘颞侧中度水肿，周边散在碎片状出血（箭头）

（三）诊断

EON 的早期诊断至关重要，一旦 EON 进展为视神经萎缩，多导致永久性失明。乙胺丁醇治疗前及治疗过程中应评估视力和色觉功能；视野缺损因潜在损害部位不同而呈现出不同类型的表现，如中心暗点、外周视野缩小等。视觉诱发电位（VEP）在 EON 形态学异常之前即可发现潜伏期延长、波幅下降，提示诊断亚临床 EON；当 EON 患者出现中心暗点时，多焦视网膜电图（mfERG）可检测出异常，OCT 对视神经纤维层（retinal nerve fiber layer, RNFL）厚度的检测可以帮助诊断 EON 及随访中监测病情进展。

（四）治疗

诊断一经确立，应立即停服。目前用血管扩张剂、神经营养剂、B 族维生素、糖皮质激素等，患者视力、色觉和视野异常有不同程度改善；抑制溶酶体中各种酶如 cathepsin D 延缓囊泡形成和神经元的丧失，可能对防治 EON 有所疗效；补充体内二价金属离子锌预防是否可行，亦有待探讨。

二、胺碘酮中毒

胺碘酮为 Ⅲ 类抗心律失常药，阻断 Na^+ 通道，同时其也是甲状腺激素类似物，与甲状腺激素受体作用后发挥抗心律失常和毒性作用。其毒性作用呈剂量相关性，全身不良反应包括低血压、甲状腺功能亢进、恶心、便秘、周围神经病、纤维性肺炎、皮肤色素沉着等。多数服用胺碘酮的患者不出现眼部症状，研究报道发生眼部毒性反应 0%～11.4% 不等，引起视力下降前平均服用药物时间为 9 个月左右。

（一）病因病理

胺碘酮致视神经毒性机制目前尚未完全阐明，有研究推测胺碘酮为双性药物，可结合极性脂质，形成层片状的包涵体，Garrett 等认为脉络膜血管的通透性使血管周围富集胺碘酮及包涵体，这些包涵体选择性沉积于星状细胞或者大直径神经轴突，进而阻断轴浆流运输，视盘水肿。由于胺碘酮的半衰期为 100 天左右，所以胺碘酮所致的视盘水肿一般持续数月。此外，包涵体亦发现于眼睑、泪液、角膜上皮、晶体等组织中；如果合并甲状腺功能紊乱会出现甲状腺眼病。

（二）临床特征

一般毒性反应隐匿，患者无明显不适感。有的患者主诉眼干、视力下降、闪光感、注视光源会出现彩色圆环等。胺碘酮眼部毒性体征最常见为角膜上皮下微小点状沉着（microdeposits）、晶状体混浊，而双侧或单侧视盘水肿被认为是胺碘酮毒性反应中最典型症状，这种视盘水肿表现和非动脉炎性视神经缺血引起的视盘水肿很相似，但是这种水肿合并视盘周边神经纤维层出血持续时间长，可达数月。

（三）诊断

通过胺碘酮服用史及典型的眼部病变特征可以诊断，需要鉴别的疾病为非动脉炎性缺血性视神经病变，见表 11-1。

表 11-1 胺碘酮致视神经中毒与非动脉炎性前部缺血性视神经病变鉴别诊断

	胺碘酮致视神经中毒	非动脉炎性前部缺血性视神经病变
发病	隐匿（数月）	迅速（数天到数周）
视力受损程度	20/20 至 20/200	20/20 至光感
视盘水肿	数月	数周
对侧眼受累情况	通常同时发生	极少累及对侧眼

（四）治疗

尽管无有效治疗方法，视盘的水肿一般在停药后逐渐缓解，对于不能停药者，建议减量以缓解视盘水肿。

三、利奈唑胺中毒

利奈唑胺是第一个应用于临床的新型噁唑烷酮类抗生素，主要用于治疗多重耐药革兰阳性球菌如肺炎球菌、耐甲氧西林的金黄色葡萄球菌、耐万古霉素肠球菌、广泛耐药结核菌及耐药的皮肤和皮肤软组织感染。美国食品药品管理局（FDA）批准利奈唑胺的用药以口服和静滴为主，一般 600mg/d，每天 2 次，时间最长为 28 天，然而在临床实践中由于部分患者病情危重，常常超过用药期限，随着用量加大和疗程延长（一般 3 个月~1 年），全身不良反应逐渐出现，如血小板减少、乳酸酸中毒、白细胞减少、周围神经系统症状，视神经毒性也散在报道，多数报道利奈唑胺致视力下降在停药后几近恢复，但是其他周围神经病变却很难恢复。

（一）病因病理

具体毒理机制少有研究，有学者推测利奈唑胺致细胞内线粒体功能障碍而致利奈唑胺眼毒性。利奈唑胺通过结合菌体内 23S 核糖体核糖核酸（rRNA）和 50S 小核糖体，抑制蛋白合成，从而发挥抗菌作用。哺乳动物细胞内没有 50S 小核糖体，但是细胞内线粒体中的脱氧核糖核酸（DNA）和核糖体和菌体中的相似，所以利奈唑胺可能通过抑制线粒体内蛋白合成，从而影响氧化呼吸链，ATP 合成受限，活性氧簇（ROS）聚集，进而影响细胞功能，促进凋亡。这与 Laber 遗传性视神经病变（LHON）的病理机制相似，都涉及线粒体功能障碍，有报道利奈唑胺引起的视盘水肿、充血，尤其是视盘黄斑束神经纤维层的水肿和 LHON 极为相像。

（二）临床特征

眼部毒性表现与用药累积剂量及疗程长短有关，典型的临床特征为双侧视力无痛性下降，视野变化有报道为中心暗点，也有报道为弓形缺损，多数报道存在视盘颞侧苍白，也有报道视盘水肿，视盘颞侧视神经纤维层缺损。

（三）诊断

根据患者用药剂量和时间，典型的视盘及视神经纤维层改变可以诊断。Humphrey 视野计检查通常有视野异常、OCT 测量神经纤维层厚度尤其视盘黄斑束厚度变化、FA 造影无异常。

（四）治疗

停止利奈唑胺治疗后视力迅速提高，视盘水肿和视神经纤维层肿胀都会逐渐缓解。对于长时间（超过 28 天）服用利奈唑胺患者应警惕眼中毒症状，尤其当患者出现视力下降时应及时就诊，改变抗生素治疗方案。

四、奎宁中毒

奎宁，又名金鸡纳，为经典的抗疟药，也可用于治疗多动腿综合征。中毒者一般为误服或者具有自杀倾向者。成年人一次服用 4g 以上者即可出现中毒症状，服用 8g 以上即可致死。奎宁经胃肠道吸收后 1~3 小时血清中浓度达到峰值，中毒表现一般为头痛、耳鸣、腹痛、恶心、血压升高，急性严重中毒者可至失明、心律失常、急性肾衰竭以及死亡。

（一）病因病理

至今未明确，有学者认为奎宁导致视网膜动脉内膜炎和视网膜动脉外膜炎，血管收缩，从而影响视网膜和视神经血供。也有认为奎宁直接导致视网膜神经节细胞和外层细胞毒性作用。还有学者提出奎宁视网膜色素上皮细胞毒性作用占主导作用。少部分服用奎宁过量死亡患者尸检显示神经节细胞及视神经纤维层退化，视锥细胞和视杆细胞萎缩。

（二）临床特征

急性中毒者有的昏迷，清醒后出现视物模糊，色觉异常，未昏迷者一般在 9 小时左右出现视物模糊，重者完全失明，但是通常中心视力会逐渐提升，有的完全恢复，周边视野仍然受损。眼科检查早期可无异常，也可见瞳孔散大，眼底视盘水肿、或视网膜水肿，黄斑区相对呈红色，即"樱桃红点"（cherry-red spot，CRS）（图 11-6），视网膜血管皱缩；慢性期视

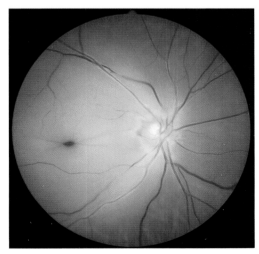

图 11-6　奎宁急性中毒患者：72 小时后眼底彩色照相示视网膜泛白，樱桃红点

盘苍白，视盘周边区域神经纤维萎缩，视网膜血管变细，血管周围白鞘。

（三）诊断

急性中毒者根据患者大量服用或误服奎宁病史、突发的视力下降、眼底"樱桃红点"可初步诊断。早期 ERG 检查一般无异常，OCT 内层视网膜高荧光，视网膜厚度增加；恢复期诊断应详细询问病史，视盘萎缩，周边视野缺损，ERG 出现 b 波振幅下降。

（四）鉴别诊断

急性期视网膜樱桃红样改变需鉴别的疾病：视网膜中央动脉阻塞（central retinal artery occlusion, CRAO），CRAO 患者视网膜节细胞层缺血而致 CRS，患者通常有动脉硬化、高血压、手术等病史，动脉变细且管径不均匀，偶见栓子在视盘表面及动脉内呈白色斑块，可通过颈部、眼部血管彩超及荧光素眼底血管造影鉴别；一些先天性眼底病如先天性神经节细胞脂质沉积症、葡糖脑苷脂沉积病，或营养代谢性疾病，眼底亦可有 CRS，这类疾病病史长，视力下降非突发性。慢性期需与慢性开角型青光眼鉴别，二者皆残余中央视力，视神经萎缩，奎宁中毒者眼压一般不高，正常高值者应该详细询问中毒病史以鉴别。

（五）治疗

1. 阻止奎宁继续吸收　如药用炭；
2. 促进排泄　如利尿剂、血液透析、血浆置换等；
3. 缓解视网膜动脉收缩　如静脉注射亚硝酸钠，吸入二氧化碳，球后血管扩张剂，前房穿刺降低眼内压力等。

五、氯碘羟喹中毒

氯碘羟喹，又名消虫痢，系肠道内杀阿米巴药物，也有抗细菌和霉菌的作用，外用有消毒收敛作用。主要用于治疗慢性阿米巴痢疾，也用于湿疹、牛皮癣、阴道滴虫，还可以用于阿尔茨海默病的治疗。加大剂量或延长疗程有出现神经中毒的危险性，每天服用 1800mg 5 天即可出现神经系统症状。在日本等亚洲国家发现部分患者服正常剂量也会出现急性中毒症状，即亚急性脊髓视神经病（subacute myelo-optico neuropathy, SMON），其主要表现为脊髓后索、侧索、脊神经根和周围神经亚急性发病症状，具体先发生腹痛、腹泻等消化道症状，绿色舌苔，后出现下肢自下向上的感觉和运动障碍，眼毒性主要体现在视神经功能障碍。

（一）病因病理

动物实验表明，氯碘羟喹可以引起同乙胺丁醇、异烟肼和喹啉等类似的病理改变和临床症状。氯碘羟喹吸收后，在视网膜及视神经组织中都有相当多的分布，该药可通过络合神经组织中的金属离子，发挥毒性作用，也可能通过络合 Mg^+，影响线粒体膜的功能，造成膜内外离子浓度改变，进而影响线粒体氧化磷酸化，细胞功能受一致，产生毒性作用。病理表现为视神经轴突崩解，脱髓鞘改变。

（二）临床特征

眼科神经症状一般出现较晚，表现为双侧视力下降，Masaaki 的一项针对 1000 人临床研究表明大约 1/3 患者出现视力损伤。双侧中心暗点与视野向心性缩小，视神经萎缩，视盘苍白。

（三）诊断

根据患者前期感染史及服用氯碘羟喹药史，结合典型的脊髓后索、侧索、脊神经根和周围神经亚急性发病症状，停药后中毒症状不再恶化且有改善，可诊断本病。检眼镜检查，共焦激光眼底断层扫描仪（Heidelberg retina tomography, HRT）可判断视神经受损程度。

（四）鉴别诊断

视神经脊髓炎（neuromyelitis optica, NMO），自身免疫性炎性脱髓鞘性疾病，亦为视神经和脊髓受累，临床特点是急性或亚急性起病的单眼或双眼失明，在其前后数日或数周出现横惯性或上升性脊髓炎，血液中特异性指标 NMO-IgG 通常阳性；多发性硬化（multiple sclerosis, MS），西方人多见，中青年人多发，脊髓磁共振成像（MRI）检查、脑 MRI 及增强检查从受累组织可以鉴别。

（五）治疗

停用氯碘羟喹类药物，早期皮质激素治疗有效，联合使用 B 族维生素及腺苷类药物。

六、去铁胺中毒

去铁胺（Desferrioxamine，DFO）是金属螯合解毒剂，用于治疗慢性血浆铁负荷过重，地中海贫血、铁粒幼细胞性贫血、自身免疫性贫血等患者输血后，引起含铁血黄素沉着，等需要长期输血引起的血清过剩铁离子的排泄。去铁胺通常皮下注射，常规剂量（50mg/kg）即可致视神经毒性反应，去铁胺中毒者一般表现为神经系统症状，如视力和听力损伤，注射部位皮肤潮红、荨麻疹，血压升高，肾毒性，休克等，白内障、视网膜色素变性以及球后视神经炎是眼部主要毒性表现。

（一）病因病理

可能的病理机制为去铁胺阻断了重要的铁离子依赖性酶，也可能螯合了体内重要的金属离子，如 Fe^{2+}、Zn^{2+}、Cu^{2+}、Mg^{2+} 等，如地中海贫血患者体内 Zn^{2+} 本身就经泌尿系统排出增加，服用去铁胺后，进一步促进了 Zn^{2+} 的排泄。金属离子的减少导致细胞膜氧化损伤和损伤抗氧化酶促反应。有研究发现铁离子可以蓄积与周边视网膜、脉络膜以及巩膜组织，而 RPE 层功能受损，Bruch 膜增厚。

（二）临床特征

患者视力下降，相对性瞳孔传导阻滞，晶体可轻微混浊，眼底可见牛眼样黄斑变性，或视网膜弥漫性色素变性，或黄斑区高荧光或色素上皮萎缩（图 11-7）。

（三）诊断

根据明确的服用去铁胺药物病史，加之视力损伤，眼底黄斑区典型病变特征可以初步诊断。色觉检查异常，视野检查环形缺损或中心暗点，明适应、暗适应 ERG 以及 30-Hz 闪光 ERG 检查波幅降低，EOG 也可见异常，眼底荧光造影通常有弥漫性的高荧光和视盘周边、黄斑区或赤道部荧光遮蔽现象。年长者需要与干性老年性黄斑变性鉴别，干性老年性黄斑变性患者黄斑区也会萎缩，但是去铁胺中毒患者有明确的用药史，且黄斑区没有玻璃膜疣。

（四）治疗

早期发现即停止去铁胺治疗，视网膜视神经毒性反应可逆，口服锌剂联合二乙三胺五乙酸（Ca-DTPA）对于治疗去铁胺引起的视神经毒性有效。对于长期服用去铁胺患者，应检测血清铁浓度，治疗指标（therapeutic index，TI = 去铁胺剂量（mg/kg）/ 血清铁（ug/L））控制在 0.025 以下相对安全。

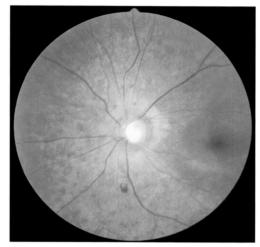

图 11-7　去铁胺中毒眼底彩色照相：视盘周围中周区弥漫性视网膜色素变性，斑点状阴影，杯盘比扩大

第四节　放射性视神经病变

放射性视神经病变（radiation-induced optic neuropathy，RION）常发生于鼻腔或鼻窦肿瘤患者接受放疗后，也可在颅底肿瘤、眶内肿瘤、视神经鞘瘤、脉络膜黑色素瘤、老年性黄斑变性等接受放疗后发生。RION 首发视力损伤时间在 3 个月到 8 年不等，大部分在 3 年发生。RION 的发生率与靶器官位置、放射野的设置、个体身体状况、不同的放射方法和照射剂量等相关，大部分的研究表明，靶器官越接近视神经或视盘，RION 发生率越高。对于立体定向放射手术（SRS）而言，单次放射剂量 >8Gy 对视神经即可能产生损伤；对于分割放疗，分次剂量 >2Gy 时，是发生 RION 的一个危险因素。尽管早期视力的损伤程度不同，但 85.0% 的患者最后视力仅为 20/200 或更差。45.0% 的患者视力最终发展为无光感。

（一）病因病理

发病机制至今尚未完全阐明。研究表明，RION 只是迟发性中枢神经损伤的一个重要组成部分。RION 的发生可能与血管和神经共同损伤有关。放疗损伤神经胶质细胞的前体细胞，引起胶质细胞突变成为有代谢缺陷的细胞，随着放射时间和剂量累积，突变细胞增多，引起视神经脱髓鞘和神经元的退行性病变。同时,放疗引起的血管壁增厚、血管堵塞,引起阻塞性血管炎,导致神经进一步缺血性损伤。RION的病理改变有病变区的缺血性脱髓鞘、星形细胞增生、内皮细胞病态增生、闭塞性动脉内膜炎和纤维素样坏死。

(二)临床特征

视力:患者接受放疗后 3 年,特别是 1～1.5 年内,发生视力损害,这种视力损害特征是突发性、无痛性、进行性单眼视力下降,对侧眼可同时或在数月内发生。

视野:不同部位的视神经损伤可出现不同形式的视野缺损。黄斑或者球后视神经损伤时可有中心暗点或旁中心暗点;损伤发生在视网膜或球后视神经时可表现为向心性视野缩小;当视交叉损伤时可出现双侧颞侧偏盲;当远端视神经损伤时可表现为一侧视神经病变同时对侧眼颞侧偏盲。但多数患者以中心暗点或旁中心暗点为主。

眼底改变:损伤前部视神经者,视盘水肿伴视盘周围出血,视盘旁硬性渗出,棉絮状斑及视网膜下液,视盘水肿持续数周至数月后变白(图 11-8)。后部视神经病变的眼底表现为急性期视盘色调正常或稍微变淡,但 6～8 周变视盘变苍白。

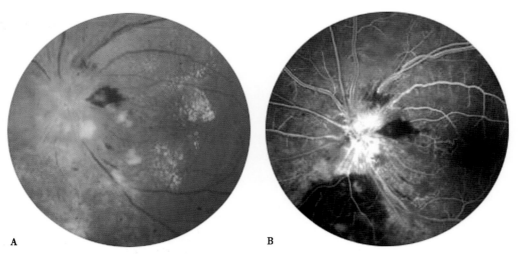

图 11-8　脉络膜黑色素瘤患者接受放射疗法 33 个月:视盘水肿,视神经纤维梗死,视盘周边出血,黄斑区硬性渗出(A);眼底荧光血管造影示视盘及视盘周边缺血性改变,毛细血管扩张,视盘下高荧光为退行的黑色素瘤(B)

(三)诊断

RION 的诊断依据参考国内魏世辉等学者,根据以下临床特征及辅助检查:①头部放射治疗史;②单眼或双眼先后出现视力无痛性急剧下降至失明;③眼底视盘正常或出现水肿伴出血,渗出;④视野缺损多为中心暗点,旁中心暗点,象限性或颞侧偏盲。眼底荧光造影为视盘上或视网膜内毛细血管无灌注区;⑤眼电生理 VEP 振幅降低,潜伏期延长.甚至呈熄灭型;⑥CT,MRI 排除肿瘤复发。

(四)鉴别诊断

1. 视神经炎性病变　多见于青少年或中年,起病急骤,视力常于数天内急剧下降.常伴头痛和眼眶痛,尤其是眼球转动时疼痛,视野变化多为中心暗点及生理盲点相连呈哑铃状的暗点。

2. 继发性空蝶鞍综合征　多由于蝶鞍肿瘤手术和(或)放疗后,视交叉粘连疝入蝶鞍腔内引起视交叉移位或视交叉周边形成致密的蛛网膜粘连所致,常表现双眼视力同时渐进性下降伴双颞侧视野缺损。

3. 放射所致的蝶鞍旁肿瘤　最常见的是垂体肉瘤,肿瘤常形成于放疗后 3～20 年之间,CT、MRI 有助于鉴别。

4. 缺血性视神经病变　多见于老年人,常伴脑血管疾病高危因素,临床常表现为单眼或者双眼先后发病,视力无痛性急剧下降。必要时,颈动脉造影和视网膜动脉压测定有助于诊断。

（五）治疗

1. 高压氧　多数学者认为高压氧为首选治疗方法，高压氧可以增加视神经的氧含量，从而使视神经的功能得到改善。治疗时机：必须在一眼视力下降 2 周以前开始，且必须连续治疗至少 14 次以上，才有提高视力的可能。

2. 高压氧联合光量子照射自体血回输（UBI）　UBI 可提高患者氧化血红蛋白的含量，改善视神经病变区域的氧供给，加强缺血组织对氧的利用，增强葡萄糖和乳酸的氧化还原作用，提高血中超氧化物歧化酶（SOD）的活性，减少自由基（Oi）的产生。高压氧每日 40～60 分钟，10～12 次 1 个疗程，进舱前服血管扩张剂，高压氧压力 1.5 大气压。静脉血 150～200ml，体外抗凝，特定波长紫外线充氧磁化再回输，每周 2 次，6～10 次 1 个疗程。

3. 复方樟柳碱　通过注射部位的自主神经末梢反射性的调整血管膜的血管运动功能，改善微循环，促进侧支循环的建立。双侧颞浅皮下注射，1ml/d，1 次，注射时针头与面部成 45° 角，10 天为 1 个疗程。

4. 其他　全身糖皮质激素可通过抗氧化作用减轻自由基的损伤，缓解血管源性的水肿；肝素、华法林等抗凝药物可以增加暴露于放射源组织的血流，改善视神经、大脑迟发性放射性坏死；也有报道球内注射曲安奈德、抗血管生长因子（如 avastin 等）对其治疗有效。

（胡仔仲）

参 考 文 献

1. 顾学箕. 毒理学. 上海：上海科学技术出版社，1982.

2. 赵超英，姜允申. 神经系统毒理学. 北京：北京大学医学出版社，2009.

3. 李凤鸣主编. 中华眼科学. 第 2 版. 北京：人民卫生出版社，2005.

4. Martin Amat，Gladys. Methyl alcohol poisoning：II. Development of a model for ocular toxicity in methyl alcohol poisoning using the rhesus monkey. Archives of ophthalmology，1997，95：1847-1850.

5. Jammalamadaka，Divakar，Sina Raissi. Ethylene glycol，methanol and isopropyl alcohol intoxication. The American journal of the medical sciences，2010，339：276-281.

6. Sanaei-Zadeh H，Zamani N，Shadnia S. Outcomes of visual disturbances after methanol poisoning. Clin Toxicol，2011，49：102-107.

7. Barceloux DG，Bond GR，Krenzelok EP，et al. American Academy of Clinical Toxicology practice guidelines on the treatment of methanol poisoning. J Toxicol Clin Toxicol，2002，40：415-46.

8. Gant WM. Toxicology of the eye. Springfield：Charles C. Thomas，1974，620-629.

9. Mason LH，Harp JP，Han DY. Pb neurotoxicity neuropsychological effects of lead toxicity. Biomed Res Int，2014，2014：840547.

10. 王涤新，张薇. 铅中毒致视神经损害二例. 中华劳动卫生职业病杂志，2006，24（10）：621-622.

11. Schubert HD，Lucier AC，Bosley TM. Pigmentary epitheliopathy，disc edema，and lead intoxication. Retina，1988，8（2）：154-157.

12. 王涤新. 职业性铅中毒诊断标准（GBZ37-2002）. 北京：化学工业出版社，2006.

13. Eskin TA，Merigan WH，Wood RW. Carbon disulfide effects on the visual system. II. Retino-geniculate degeneration. Invest Ophthalmol Vis Sci，1988，29（4）：519-527.

14. 曹雪枫，薛晓波，常美莲，等. 二硫化碳对作业工人的眼部损. 中国工业医学杂志，2002，15：45-46.

15. 王淑芬，王世俊. 职业病症状诊断. 北京：人民卫生出版社，1987.

16. 骆知俭，毛晓全，周红宝. 537 例二硫化碳接触者周边视野变化及其临床意义探讨. 职业医学，1989，（04）：5-6.

17. 龚明珠，吴斌，王利云. 慢性二硫化碳中毒实验动物视网膜电流图变化. 中华眼科杂志，1983，（02）：65-68.

18. 刘开太. 烟中毒性弱视的调查报告. 中华眼科杂志，1985，21（3）：170.

19. 胡天圣. 烟中毒弱视及慢性氰化物中毒性视神经病变. 国际眼科纵览，1979，2：1.

20. Oku H，Fukushima K，Miyata M，et al. Cyanide with vitamin B_{12} deficiency as the cause of experimental tobacco amblyopia.

Nippon Ganka Gakkai Zasshi，1991，95（2）：158-164.

21. Samples JR，Younge BR. Tobacco-alcohol amblyopia. Journal of Neuro-Ophthalmology，1981，（3）：213-218.

22. Behbehani R，Sergott RC，Savino PJ. Tobacco-alcohol amblyopia: a maculopathy? Br J Ophthalmol，2005，89（11）：1543-1544.

23. 杨景存. 视神经病学. 郑州：河南科学技术出版社，1996.

24. 张笑吟，王志敏. 中药治疗烟草中毒性弱视18例. 现代中西医结合杂志，2009，18（6）：664-665.

25. 孔令敏，王星，郑长林. 职业病·中毒与急救. 天津：天津科学技术出版社，2007.

26. Bilchik RC，Muller-Bergh HA，Freshman ME. Ischemic retinopathy due to carbon monoxide poisoning. Arch Ophthalmol，1971，86（2）：142-144.

27. 孙萱，桑育红. 一氧化碳中毒致视神经萎缩临床观察. 中国社区医师：医学专业，2008，10（2）：73.

28. Simmons IG，Good PA. Carbon monoxide poisoning causes optic neuropathy. Eye，1998，12（5）：809-814.

29. 王伟，杨晖，张秀兰，等. 乙胺丁醇中毒性视神经病变的研究现状. 中华眼科杂志，2012，48（2）：184-188.

30. Polak BC，Leys M，van Lith GH. Blue-yellow colour vision changes as early symptoms of ethambutol oculotoxicity. Ophthalmologica，1985，191：223-226.

31. Leibold JE. The ocular toxicity of ethambutol and its relation to dose. Ann N Y Acad Sci，1966，135（2）：904-909.

32. Lim SA. Ethambutol-associated optic neuropathy. Ann Acad Med Singapore，2006，35（4）：274-278.

33. Lai TY，Chan WM，Lam DS，et al. Multifocal electroretinogram demonstrated macular toxicity associated with ethambutol related optic neuropathy. Br J Ophthalmol，2005，89（6）：774-775.

34. Chen D，Hedges TR. Amiodarone optic neuropathy - review. Semin Ophthalmol，2003，18（4）：169-173.

35. Macaluso DC，Shults WT，Fraunfelder FT. Features of amiodarone-induced optic neuropathy. Am J Ophthalmol，1999，127（5）：610-612.

36. Mäntyjärvi M，Tuppurainen K，Ikäheimo K. Ocular Side Effects of Amiodarone. Surv Ophthalmol. 1998；42（4）：360-366.

37. Passman RS，Bennett CL，Purpura JM，et al. Amiodarone-Associated Optic Neuropathy: A Critical Review. Am J Med. 2012；125（5）：447-453.

38. Rucker JC，Hamilton SR，Bardenstein D，et al. Linezolid-associated toxic optic neuropathy. Neurology，2006，28；66（4）：595-598.

39. 陆奇志，曾嵘，李俊，等. 利奈唑胺不良反应文献分析. 内科，2013，8（3）：297-299.

40. Javaheri M，Khurana RN，O'hearn TM，et al. Linezolid-induced optic neuropathy: a mitochondrial disorder? Br J Ophthalmol，2007，91（1）：111-115.

41. Kulkarni K，Del Priore LV. Linezolid induced toxic optic neuropathy. Br J Ophthalmol，2005，89（12）：1664-1665.

42. Hall AP，Williams SC，Rajkumar KN，et al. Quinine induced blindness. Br J Ophthalmol，1997，81（12）：1029.

43. Danias J，Brodie S. Delayed quinine toxicity mimicking open angle glaucoma. Br J Ophthalmol，2001，85（2）：245-246.

44. Verdon W. Clinical electrophysiology in quinine induced retinal toxicity. Optom Vis Sci，2008，85（1）：17-26.

45. Christoforidis J，Ricketts R，Loizos T，et al. Optical coherence tomography findings of quinine poisoning. Clin Ophthalmol，2011，5：75-80.

46. Carr WG，Bowen RA，Horner FA. Lodochiorhydroxyquin and optic nerve damage. Can Med Assoc J，1977，116（3）：251.

47. 何仮. 神经精神科综合征学. 海口：南海出版公司，2005.

48. Hoover DM，Carlton WW.（5-Chloro-7-Iodo-8-Hydroxyquinoline）in Beagle Dogs. II. Pathology The Subacute Neurotoxicity of Excess Pyridoxine HCl and Clioquinol. Vet Pathol，1981，18（6）：757-768.

49. Konno H，Takase S，Fukui T. Neuropathology of longstanding sub-acute myelo-optico-neuropathy（SMON）: an autopsy case of SMON with duration of 28 years. Brain Nerve，2001，53：875-880.

50. Konagaya M，Matsumoto A，Takase S. Clinical analysis of longstanding subacute myelo-optico-neuropathy: sequelae of clioquinol at 32 years after its ban. J Neurol Sci，2004，218（1-2）：85-90.

51. Pinna A，Corda L，Carta F. Rapid recovery with oral zinc sulphate in deferoxamine-induced presumed optic neuropathy and hearing loss. J Neuroophthalmol，2001，21（1）：32-33.

52. Arora A, Wren S, Gregory Evans K. Desferrioxamine related maculopathy: a case report. Am J Hematol, 2004, 76(4): 386-388.

53. Lai TY, Lee GK, Chan WM, et al. Rapid development of severe toxic retinopathy associated with continuous intravenous deferoxamine infusion. Br J Ophthalmol, 2006, 90(2): 243-244.

第十二章
近视眼的视盘改变

近视眼眼底病变的基础主要是眼后节的扩张引起的眼轴延长，进而逐步引发的一系列以眼底（视网膜 - 脉络膜等）为主的眼部病变。包括 3 个部分：①后极部整体的改变，如，形成豹纹状眼底（tigroid fundus，tessellated fundus）、局部萎缩斑或广泛萎缩灶、后葡萄肿（posterior staphyloma formation）形成，以及视网膜脉络膜退行性改变（retinal-choroidal degeneration）；②视盘改变；③黄斑区漆裂纹（lacquer crack）样病变、Fuchs 斑（Fuchs spot）和脉络膜新生血管（choroidal neovascularization，CNV）。

高度近视眼、病理性近视时可发生视盘及其相关结构的形态学改变，包括视神经纤维层厚度改变、神经纤维层的缺损、视盘形态扭曲变形等改变。病理性近视眼因后巩膜葡萄肿的形成及生物力学特性的改变，眼球的扩张必将会对视盘产生不同程度的影响，尤其是在发生明显牵拉时。

在高度近视眼尤其是病理性近视眼早期可出现的视盘改变有：视盘弧形斑（crescent）、视盘倾斜（tilting）、视盘鼻侧牵引（super traction）、视盘面积改变以及视盘小凹（optical disc pit）等。

第一节　视盘鼻侧牵引

病理性近视眼时眼轴延长、眼球扩张，在视盘鼻侧，由于巩膜扩张延伸的牵扯，使视网膜和（或）脉络膜组织向后极部移动，视盘鼻侧的视网膜和（或）脉络膜被扯拉到视盘上，掩盖鼻侧的视盘称为视盘鼻侧牵引。

视盘鼻侧牵引主要发生在Ⅱ型黄斑型后葡萄肿和Ⅴ型视盘下型后葡萄肿。在Ⅱ型黄斑型后葡萄肿表现为颞侧弧形斑，随着后葡萄肿的扩张，视盘在其垂直轴上看起来是向颞侧倾斜的，鼻侧过度牵引随之发生；在Ⅴ型视盘下型后葡萄肿常可见到水平轴位上的视盘倾斜，伴随下方弧形斑形成或偶发上方过度牵引。

附：后葡萄肿分型及临床特征

后葡萄肿是病理性近视眼的最主要特征性表现之一，可以发生在眼底的不同部位。根据后葡萄肿累及眼底的范围，Curtin 将后葡萄肿分为两大类型，基本型和复合型。基本型包括 5 型：Ⅰ后极部型、Ⅱ黄斑型、Ⅲ视盘周围型、Ⅳ视盘鼻侧型、Ⅴ视盘鼻下型。复合型也包括 5 型：Ⅵ型（Ⅰ型 + Ⅱ型）、Ⅶ型（Ⅰ型 + Ⅲ型）、Ⅷ型（鼻侧阶梯型）、Ⅸ型（Ⅱ型 + Ⅳ型）、Ⅹ型（套环褶皱）（图 12-1～图 12-4）。

基本型后葡萄肿虽然分为 5 类，其中Ⅳ视盘鼻侧型、Ⅴ视盘鼻下型这几型非常少见。因为每一种都影响眼底的不同区域，所以，所有的类型都是很重要的。5 种基本型后葡

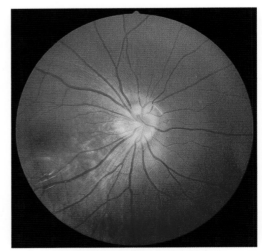

图 12-1　视盘鼻侧牵引（合并弧形斑、Ⅱ型 1 级黄斑型后葡萄肿）

女性，6 岁，-7D，眼轴 24mm。鼻侧牵引出现在视盘鼻侧偏上方，视盘向对应的颞下方倾斜，1PD 脉络膜颞下弧形斑，并伴有脉络膜血管暴露，呈中度豹纹状改变，形成初期的Ⅱ型 1 级黄斑型后葡萄肿

萄肿的特点见表12-1。

表 12-1 病理性近视基本型后葡萄肿的特征

类型	范围	形状与深度	边缘	视盘	视网膜血管
Ⅰ型（后极部）	视盘鼻侧 2～5PD 至黄斑或黄斑颞侧数个 PD 区域	水平椭圆形或近圆形，深度深浅各异，通常随年龄增加而加深	鼻侧最陡峭	扁平，颞侧弧形斑	走行变直
Ⅱ型（黄斑）	视盘鼻侧边缘至黄斑颞侧	水平椭圆形，深度较浅	平缓，视盘处最陡峭	椭圆形，向颞侧倾斜；颞侧弧形斑	出视盘后走行偏颞侧
Ⅲ型（视盘周围）	围绕视盘 1～2.5PD 区域	圆形，可能比较深	差异较大	扁平，视盘环形弧形斑	出视盘后放射状走行
Ⅳ型（视盘鼻侧）	视盘鼻侧	垂直椭圆形，深度较浅	平缓，视盘处最陡峭	椭圆形，向鼻侧倾斜；鼻侧弧形斑	出视盘后走行偏鼻侧
Ⅴ型（视盘下方）	视盘下方	垂直椭圆形，深度较浅	平缓，视盘处最陡峭	椭圆形，向下方倾斜；下方弧形斑	出视盘后走行偏下方

（Curtin BJ. The posterior staphyloma of pathologic myopia. Trans Am Ophthalmol Soc，1977，75：56）

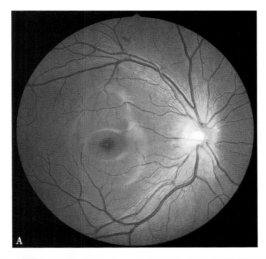

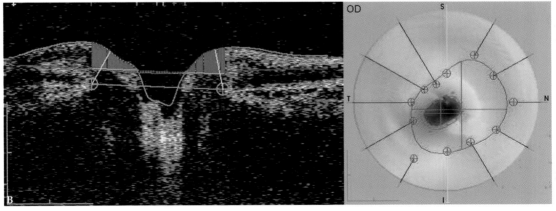

图 12-2 视盘鼻侧牵引

女性，11岁，-3D，眼轴 24mm。A：彩图示脉络膜血管隐见，视盘颞侧倾斜，形成鼻侧充血状隆起的鼻侧牵引；B：OCT 显示视盘"水肿状"

一、发生机制

视盘鼻侧牵引最初由 von Jaeger 描述，鼻侧牵引是视网膜和脉络膜组织向视盘表面颞侧的明显牵拉。眼球颞侧扩大膨胀，巩膜产生的非对称性扩张，使视盘鼻侧缘球壁被迫牵拉向颞侧位移。由于受视神经阻碍、形成的直接剪切力，只能引起视网膜 - 脉络膜复合物向颞侧的剪切移位（shearing displacement），相对应的视网膜和脉络膜组织在鼻侧视盘表面产生堆积，在鼻侧形成了凹面向视盘的弧形隆起，弧形视网膜和脉络膜组织颞侧面通常重叠于鼻侧面。甚至可能涉及巩膜，其内层纤维部分形成视盘上的楔形突起。视盘鼻侧牵引的常见表现为出现视盘旁新月形改变，特别是在颞侧。

在病理性近视眼时，由于视神经纤维穿过巩膜时不能像正常眼一样垂直地通过，而是倾斜地穿过视盘筛板，在筛板颞侧形成一个突起。

不同程度的视盘上方牵引可以看到。上方牵引提示组织朝向后极部的活动性牵拉，是一个生物力学牵拉过程。牵拉所发生的视盘旁新月形改变形成与视盘周围组织萎缩有关。

二、临床特征

后葡萄肿的扩张对黄斑鼻侧过度牵引，可以引起光线反射，直接检眼镜检查可以发现，出现在视盘鼻侧边缘的细小条纹，其凹面朝向视盘。首次详细报道这种现象者，将其命名为"Weiss 纹"。Goldmann 将其归结为玻璃体视网膜表面反射，也就是过度牵引起始的部位。偶然可见双反射的患眼，第二种反射位于较大的 Weiss 反射的鼻侧，并且常常垂直跨过视盘表面，这种反射似乎起源于过度牵引的凸面。这些表现在年轻人比较常见。在 OCT 上，常被误诊"视盘水肿"。

随着近视眼发展，眼底后极部逐步扩张的患眼，这种视盘鼻侧过度牵引明显变平，光反射消失。有的可出现一过性的鼻侧红色透明环改变。

三、临床意义

低度近视眼中鼻侧牵引是很重要的眼底表现，尤其是在儿童和青少年时期。

中间性近视眼中，偶尔在没有弧形斑的眼底可以观察到过度牵拉，或在其独特的弧形斑形成中伴或不伴过度牵拉。

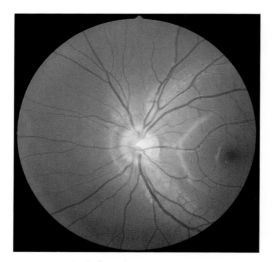

图 12-3　视盘鼻侧牵引（合并脉络膜弧形斑）
男性，13 岁，-2.5D，眼轴 25.5mm。眼底隐见脉络膜血管，视盘倾斜，1/4 颞侧脉络膜弧形斑，鼻侧视盘边界不清，隆起，充血改变，呈现"鼻侧牵引"

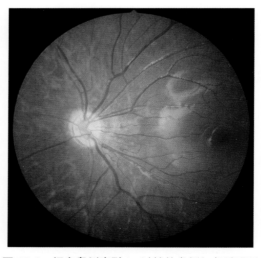

图 12-4　视盘鼻侧牵引（一过性的鼻侧红色透明环改变，合并Ⅰ型 1 级后葡萄肿）
男性，8 岁，-6D，24mm。眼底呈以后极部的视盘 - 黄斑为中心的脉络膜血管暴露的中度豹纹状改变，即Ⅰ型 1 级后葡萄肿，视盘颞侧倾斜，鼻侧无明显充血，鼻侧缘外可见淡粉红色透明环

变性近视和具有后极部眼底扩张的患眼，其过度牵引明显变平，光反射消失。在我们的临床观察中发现，有些进行性近视眼只在鼻侧形成红色的透明环。所以，观察到鼻侧透明环时，应注意近视的进行性，连续严密观察。

第二节　视盘弧形斑

正常情况下视网膜神经纤维层穿过筛板离开眼球，形成视盘（视乳头）。视盘四周与脉络膜和视网膜相连接。病理性近视眼时，由于受到巩膜的扩张伸长，视网膜色素上皮细胞和 Bruch 膜或脉络膜均可与颞侧视盘或整个视盘脱开，与视盘保持一段距离，形成多种多样的脉络膜弧形斑和巩膜弧形斑。

由于眼球扩张、后葡萄肿形成的早期并无"凹形"特征性改变，经过几十年的缓慢发展，在四五十岁才逐步显现出标志性的病理性改变，如何抓住初期的一般性、容易被忽略的、常见近视眼眼底改变与晚期的不可逆病变的关系，有可能揭示病理性近视眼的自然病程和转归规律，进而为医源性干预提供切入点。

病理性近视眼早期 3 种视盘改变（弧形斑、倾斜、鼻侧牵引）中，弧形斑形成是其特征性表现之一，与豹纹状眼底改变一起被公认为是普通近视的共同改变。少有人对它们与病理性近视眼初期的后葡萄肿形成联系在一起，从而忽视了真正意义上的"单纯性"或"生理性"近视眼与"中间性"近视眼的区别，也就忽略了部分"中间性"近视眼的病理性成分，最终导致青少年近视与中年后之间的断代，形成了"单纯性"近视眼与"病理性"近视眼间的空白阶段。

一、发生机制

大量文献已经描述了近视眼视盘处形成新月形（或镰刀状）改变的弧形斑，这一改变可能是先天性的，也可能是后天获得性的。

通常在高度近视眼中可以见到新月形改变的弧形斑，并且与视盘周围扩张部位相关。弧形斑的表现由后葡萄肿顶端的位置决定，当视盘位于或是靠近后葡萄肿顶端时表现为环行弧形斑，当后葡萄肿顶端位于后极部则可看到颞侧弧形斑。

在大多数病理性近视眼中，脉络膜基底膜复合体改变发生于颞侧，朝向后极部。由于连接着相邻的边缘神经纤维的视神经的组织与脉络膜基底膜相接触，当脉络膜向颞侧移位时，形成了颞侧半神经纤维随着脉络膜移位。视神经纤维的颞侧移位发生在脉络膜基底膜水平，局限在视网膜和脉络膜之间。

弧形斑改变形成的特征性变化为脉络膜基底膜及其相关的脉络膜毛细血管和视网膜素色上皮层的边缘远离视盘边缘。通常脉络膜基底膜、视网膜素色上皮层以及脉络膜毛细血管层间具有紧密的相互联系，三种组织作为单一结构单位发挥作用。最初改变可能发生在脉络膜基底膜，也可能发生于视网膜素色上皮层或甚至脉络膜毛细血管层。由于后极部扩张初期，脉络膜含大血管的外层并不参与这一过程，所以在脉络膜基底膜边缘和视盘之间的区域可以看到大的脉络膜血管和不同程度的脉络膜色素以及视网膜的内层。随着后巩膜组织的逐步扩张，脉络膜全层与视盘分离，暴露巩膜组织，形成巩膜形弧形斑。巩膜形或是脉络膜形弧形斑表现是由残余脉络膜的多少和组织构成特点所决定的。

弧形斑改变的边缘是近视眼退行性改变的重要区域。退行性改变通常发生在弧形斑的边缘区，可同时发生在脉络膜和外层视网膜；随着退行性改变程度的加重，整个视盘周围均可受累。

对近视眼视盘改变的特异性已经达成共识，如鞘间空间增大，巩膜鞘内层翻转皱褶，筛板前移和显著的鼻侧牵引。这些都是高度近视眼的特异性改变。轻度的视盘鼻侧牵引有时可以在非近视眼中发现，如有报道老年人非近视眼中伴有颞侧弧形斑和视盘周围脉络膜视网膜退行性变发生。

弧形斑的发生多伴有一定程度的超过正常发展的眼球轴向伸长，它标志着眼球壁两层之间的分离：一个是巩膜壳，另一个是视网膜色素上皮细胞 - 玻璃膜 - 脉络膜毛细血管复合体（RPE-lamina vitreal-choriocapillaris complex）。由于眼球，尤其是位于视盘颞侧的眼球后极，在出生后的过度扩张，导致这一复合体从视盘颞侧脱离。

已证实伴弧形斑形成的近视眼，特别是超过 1/10PD 的生理性弧形斑或先天性弧形斑，不应该被视为正常。因为，有研究证实，在眼伴有弧形斑的人群不可能获得正常、对称分布的人眼屈光或眼轴分布曲线，而只有当将弧形斑形成眼从人群抽样中排除后，才能够作出符合对称分布的曲线。

二、临床特征

高度近视眼及病理性近视眼时，由于眼球向后伸长巩膜发生扩张牵扯，视网膜色素上皮细胞和 Bruch 膜与颞侧视盘旁脱开，终止于离开视盘一定距离处。有 3 种表现（图 12-5～图 12-7）：

1. 脱开的区域内视网膜色素上皮层缺失，暴露了下方的脉络膜，在检眼镜检查下表现为豹纹状的新月形区域，称"脉络膜弧形斑"；

2. 如果牵扯更重，脉络膜也被扯离视盘，则脱开区域内视网膜色素上皮层与脉络膜均缺失，相应处巩膜暴露，检眼镜检查下表现为特有的白色弧形斑，称"巩膜弧形斑"。

3. 另外，视盘边缘或近边缘处可有色素存在，出现色素环或弧形改变。这可能是由于视网膜色素上皮前伸，脉络膜不能达到视盘边界，或因脉络膜色素增生而形成，称为"混合型弧形斑"。

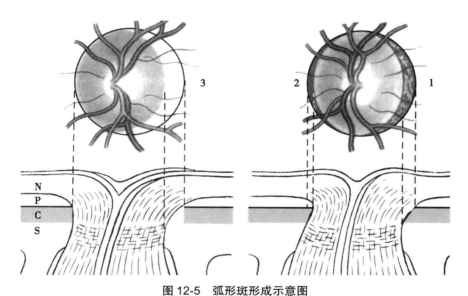

图 12-5　弧形斑形成示意图

N. 视网膜神经上皮层　P. 视网膜色素上皮层　C. 脉络膜　S. 巩膜

1. 脉络膜弧　2. 色素弧　3. 巩膜弧

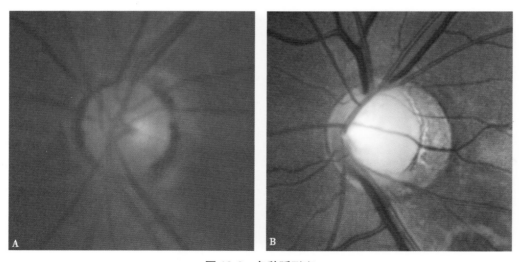

图 12-6　各种弧形斑

A. 色素弧　B. 脉络膜弧

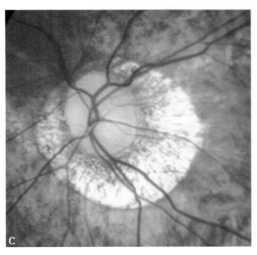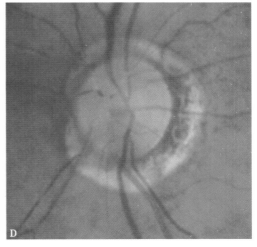

图 12-6 各种弧形斑（续）
C. 巩膜弧 D. 混合弧

　　弧形斑随屈光度的加深而增大，近视超过 −4D、眼轴 24.5mm 时，眼底出现弧形斑者占 97% 以上。

　　弧形斑大小不一，大者甚可超过一个视盘直径，延及黄斑区，并与后极部萎缩区连成一片。有时紧靠弧形斑，颞侧有一棕红色的迁移区。表明该处仍有部分脉络膜存在。

　　弧形斑多居视盘颞侧。若眼球继续向后生长，则可扩展到视盘四周，单纯居鼻侧者罕见，有统计，69% 为颞侧弧形斑，9.6% 是环状的，5% 出现在视盘下方，并且 3.5% 位于视盘上方或者颞上方。Harman 早期对儿童时期的高度近视做了大量的研究，这项研究提示视神经的弧形斑增大常伴随视敏度的降低。

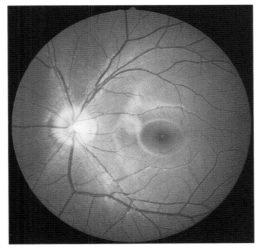

图 12-7 弧形斑（初期，合并视盘鼻侧牵引）
男性，15 岁，−3.75D，眼轴 24.4mm。眼底隐见脉络膜血
管，即轻度豹纹状改变；视盘倾斜，鼻侧充血、隆起、边缘
模糊，呈现"鼻侧牵引"；颞侧伴 2/3PD 脉络膜型弧形斑

三、分型与临床意义

　　在近视眼形成初期，辨别弧形斑的形态、位置、大小具有重要的临床意义，它与后葡萄肿的形成位置与方向、严重程度等密切相关，同时结合豹纹状改变的程度、位置和范围，有可能帮助预测中晚期病理性近视眼的发展趋势，指导临床干预。

（一）按结构分型

与后部扩张的程度相关，初期多为视网膜色素上皮不能覆盖扩张的后表面，呈现脉络膜弧形斑，随着眼轴拉长，脉络膜也不能完全覆盖扩张的后表面，弧形斑中呈现与视盘相邻的裸露巩膜，最后再扩张的眼球内表面则无脉络膜覆盖，呈现白色的巩膜弧形斑。

1．脉络膜弧形斑　弧形斑呈现脉络膜形态，近视眼形成初期、青少年近视眼或中低度近视眼者多见（图 12-8）。

2．巩膜弧形斑　检眼镜检查表现为视盘旁的白色弧形斑，高度近视眼及病理性近视眼、中老年近视眼者多见（图 12-9）。

3．混合弧形斑　弧形斑同时包含巩膜弧形斑、脉络膜弧形斑两种形态，呈现小的巩膜弧形斑多与视盘相邻，而脉络膜弧形斑位于巩膜弧形斑的颞侧，较宽。高度近视眼和病理性近视眼、中青年者多见（图 12-10）。

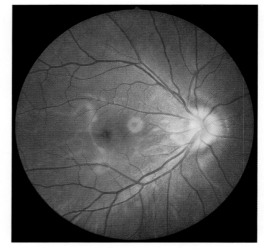

图 12-8　弧形斑（初期，合并视盘鼻侧牵引，以及 Ⅱ型 1 级黄斑型后葡萄肿初期）

女性，17 岁，-7.5D，眼轴 25.7mm。后极部眼底可见明显的脉络膜血管，即中度豹纹状改变，呈现Ⅱ型 1 级黄斑型后葡萄肿初期；视盘倾斜，鼻侧充血、隆起、边缘模糊，呈现"鼻侧牵引"；颞侧伴 2/3PD 脉络膜型弧形斑

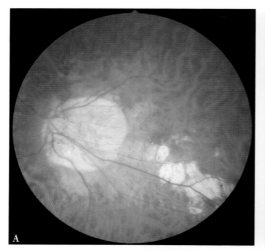

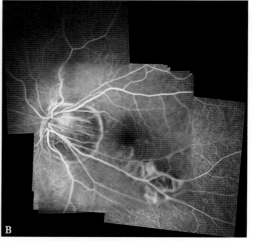

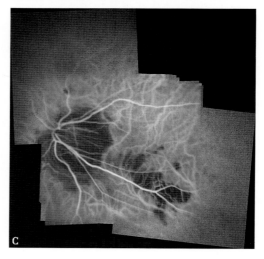

图 12-9　弧形斑（晚期，伴重度豹纹状改变、脉络膜退行性萎缩、巨大巩膜弧形斑、Ⅱ型 3 级黄斑型后葡萄肿）

男性，51 岁，-10D。A：彩图示后极部眼底可见明显的脉络膜大血管，即重度豹纹状改变，沿弧形斑颞侧缘脉络膜大血管基本消失，并在黄斑颞侧有数个孤立性脉络膜萎缩灶，逐步融合，呈现Ⅱ型 3 级黄斑型后葡萄肿；视盘倾斜，苍白；颞侧伴 3PD 巩膜弧形斑，逐步融入加深的后葡萄肿中。B：FFA 和同步 ICGA 显示与眼底彩图相应改变

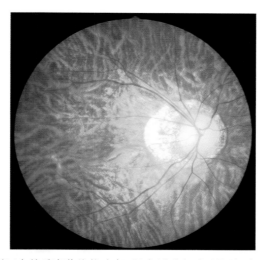

图 12-10　弧形斑（合并重度豹纹状改变、混合弧形斑以及Ⅰ型 3 级后极部后葡萄肿）
女性，33 岁，−14D，眼轴 29mm。后极部眼底可见明显的脉络膜大血管，即重度豹纹
状改变，沿弧形斑颞侧缘脉络膜大血管基本消失，呈现Ⅰ型 3 级后极部后葡萄肿；视
盘倾斜，苍白；颞侧伴 1PD 混合型弧形斑，逐步融入加深的后葡萄肿中

（二）按部位分型

与视盘形态的轴位有关，如竖视盘多为颞侧弧形斑、环视盘弧形斑，横视盘多为（颞）下方弧形斑、上方弧形斑，斜视盘多为鼻（下）侧弧形斑。后两种视盘形态较为少见，但其在较低度数时即可伴发较严重的病理性改变。

低中度近视眼的弧形斑较窄，大多限于颞则，病理性近视眼的弧形斑较大，可达视盘直径的 1/2 或更多，也可环绕整个视盘，成为环形弧形斑。

到晚期的病理性近视眼，弧形斑则难于界定，有学者观察"弧形斑消失"。原因是视网膜脉络膜广泛萎缩的结果。

1. 颞侧弧形斑　可以表现为无明显豹纹状眼底的良性改变，多小于 1/2PD；当呈现中中度或重度豹纹状眼底，伴视盘苍白、倾斜，特别是弧形斑大于 1PD 时，随年龄增加，将会呈现逐步加重的病理性近视改变，多发生在 30 岁以后（图 12-11、图 12-12）。

所以，弧形斑从小于 1PD 和中度豹纹状眼底如何从 20 岁以后演变为病理性的，尚缺少系统观察。

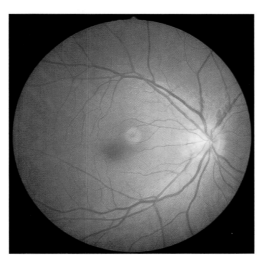

图 12-11　生理性颞侧弧形斑
女性，60 岁，−6.75D。眼底呈轻度豹纹状改变，颞侧
1/2PD 脉络膜弧形斑

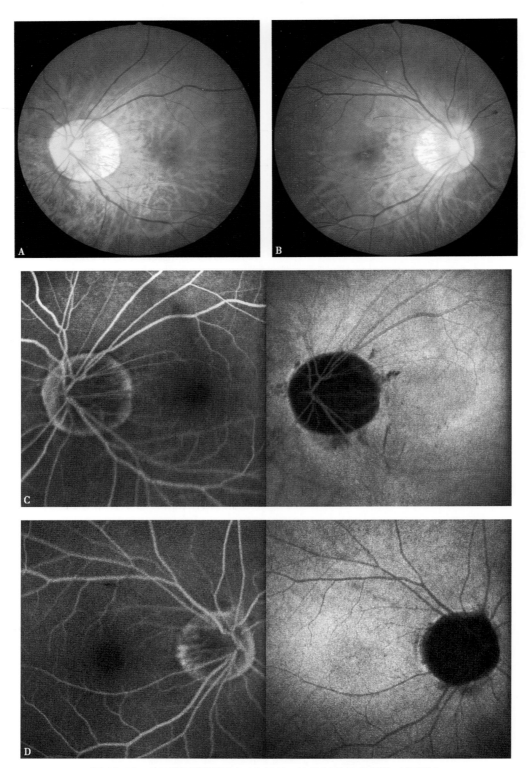

图 12-12　病理性颞侧弧形斑（伴Ⅱ型 1 级黄斑型后葡萄肿、漆裂纹）

女性，33 岁，双眼均 −16D。A 和 B：双眼后极部眼底可见明显的脉络膜大血管，即重度豹纹状改变，呈现Ⅱ型 1 级黄斑型后葡萄肿；视盘倾斜，苍白；颞侧伴 1PD 混合型弧形斑，弧形斑边缘锐利。C 和 D：ICGA 见左眼沿弧形斑颞侧缘漆裂纹形成初期，右眼尚未出现

2．环视盘弧形斑　随年龄的增加，逐步与后葡萄肿融合（图 12-13～图 12-15）。

3．鼻（下）侧弧形斑（图 12-16、12-17）

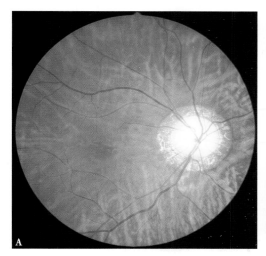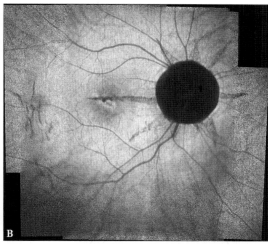

图 12-13　环视盘弧形斑初期（伴重度豹纹状改变、放射状漆裂纹）

男性，22 岁，-9D，眼轴 28mm。A. 后极部眼底可见明显的脉络膜大血管，即重度豹纹状改变，视盘苍白、无倾斜，1/4PD 环形脉络膜弧形斑，弧形斑边缘锐利。呈现Ⅲ型 1 级黄斑型后葡萄肿雏形。B. ICGA见右眼沿环形弧形斑缘的放射状漆裂纹形成初期

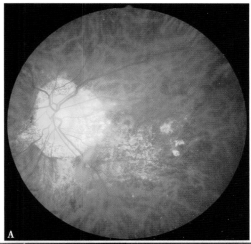

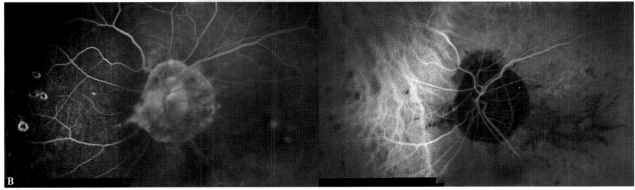

图 12-14　环视盘弧形斑中期伴漆纹裂、CNV

男性，35 岁，-19D，眼轴 30mm。A. 后极部眼底可见明显的脉络膜大血管，即重度豹纹状改变，1/3PD 的环形脉络膜弧形斑和 1PD 颞侧巩膜弧形斑并存，环形弧形斑边缘以及黄斑颞侧多个孤立性脉络膜萎缩灶；视盘苍白、无倾斜，在环形弧形斑的衬托下呈淡粉红色。B. ICGA 见沿弧形斑缘的放射状漆裂纹形成、并有融合，黄斑可见 CNV。弧形斑边缘锐利。呈现Ⅰ型 3 级后极部葡萄肿

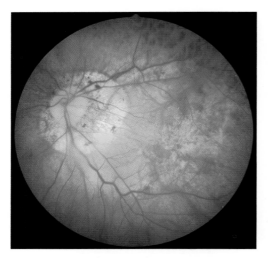

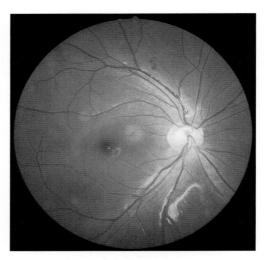

图 12-15　环视盘弧形斑晚期（Ⅶ型 3 级复合后葡萄肿）

男性，52 岁，−16D，眼轴 32mm。彩图示后极部眼底脉络膜大血管基本消失，即重度豹纹状改变，环形弧形斑残留色素，视盘苍白、无倾斜，在环形弧形斑的衬托下呈淡粉红色，弧形斑与葡萄肿融合、无锐利边缘

图 12-16　鼻下侧弧形斑

女性，13 岁，−4D，眼轴 26.5mm。视盘逆时针转 90°，视盘向下方倾斜，形成下方的 1/4 PD 脉络膜弧形斑，下方视网膜透见脉络膜血管，形成轻度豹纹状改变

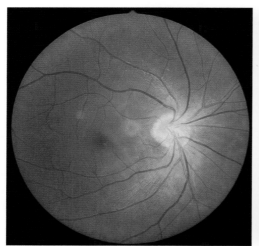

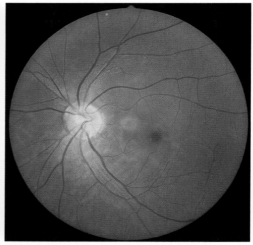

图 12-17　鼻下侧弧形斑

女性，35 岁，右眼 −5.75D，眼轴 25.7mm，左眼 −6.0D，眼轴 25.8mm。视盘分别向鼻侧（右眼逆时针、左眼顺时针）旋转 135°，视盘鼻下方倾斜，形成鼻下方约 1/2 PD 脉络膜弧形斑，相对应鼻下方视网膜透见脉络膜血管，呈轻度豹纹状改变

4.（颞）下方弧形斑（图 12-18）

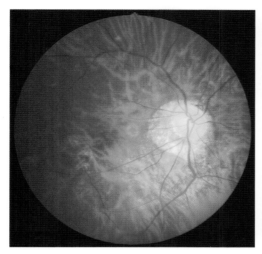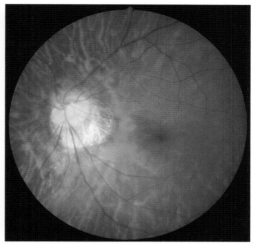

图 12-18　颞下方弧形斑

男性，49 岁，右眼 −9.5D，眼轴 28mm，左眼 −9.0D，眼轴 27mm。视盘分别向鼻侧（右眼逆时针、左眼顺时针）旋转 45°，视盘颞下方倾斜，形成颞下方约 1PD 混合弧形斑，弧形斑边缘锐利，相对应颞下方视网膜透见脉络膜大血管，呈中度豹纹状改变。形成Ⅱ型 1 级黄斑型后葡萄肿

5.上方弧形斑（图 12-19）

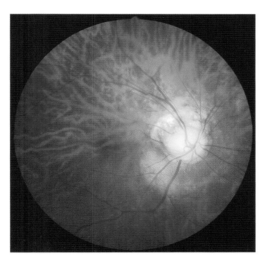

图 12-19　上方弧形斑

女性，56 岁，眼轴 28mm。眼底呈脉络膜大血管裸露的重度豹纹状改变，视盘向上倾斜，1/2PD 混合弧形斑

（三）按弧形斑大小分型

弧形斑的大小与后极部的扩张程度、后葡萄肿形成密切相关，因此，与病理性近视眼的预后有关。

1．≤1/2PD 弧形斑　属于良性的弧形斑，以脉络膜型为主。

2．±1PD 弧形斑　表明进行性改变，ICGA 晚期可发现沿视盘发出的早期漆裂纹，以脉络膜弧形斑、混合型弧形斑多见（图 12-20）。

3．＞1PD 弧形斑　提示后葡萄肿的形成，多伴发视网膜脉络膜弥漫性退行性萎缩，以巩膜弧形斑、混合型弧形斑多见（图 12-21）。

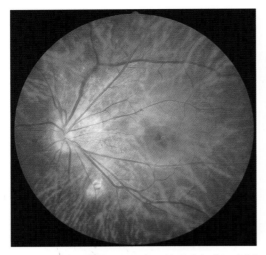

图 12-20　1PD 弧形斑（病理性改变初期：鼻侧牵引、中度豹纹状改变、孤立脉络膜萎缩灶）
男性，23 岁，−11D，眼轴 28.3mm。眼底可见清晰脉络膜血管，呈中度豹纹状改变；视盘颞上方倾斜，大于 1PD 脉络膜弧形斑，鼻侧边缘模糊、仍有鼻侧牵引现象，下方孤立脉络膜萎缩灶，呈Ⅱ型 1 级后葡萄肿

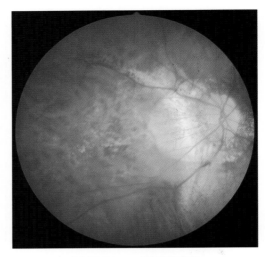

图 12-21　>1PD 弧形斑
女性，63 岁，−19D，眼轴 29mm。眼底脉络膜大血管暴露，呈重度豹纹状改变；大于 2PD 巩膜弧形斑，并与后葡萄肿融合

四、弧形斑发生率

随着近视度的增加，近视弧形斑也明显的增多。出现率轻度近视眼为 40%，中度近视眼为 60%，高度近视眼可超过 70%，男女无差别。

五、弧形斑与其他近视性眼底改变的关系

1. 生理性弧形斑　大约为 1/10 视盘直径的窄小弧形斑，是视神经局部发育变化的结果。这些弧形斑很可能是和常态眼球相一致的（图 12-22）。

2. 先天性弧形斑　可能也会出现在正常的眼底中。这些弧形斑通常出现在视盘下缘，并且缺乏色素，也没有大小尺寸的改变。

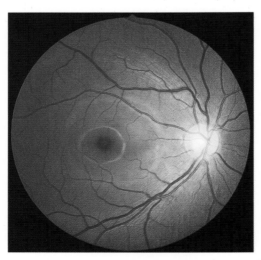

图 12-22　生理性弧形斑
女性，8 岁，+1D，眼轴 21mm。1/10PD 单纯弧形斑

3. 低度近视眼弧形斑　主要位于视盘颞侧，并且随着屈光不正的进展明显变大。低度近视的弧形斑很少大于视盘直径的 1/3，位于颞侧，为视盘周围区域最小程度的扩张。尽管鼻侧牵引可能给人暂时倾斜的印象，但视盘表面通常是平坦的。在生理性近视眼（也即低度、非进行性近视眼）眼底没有明显的弧形斑、过度牵拉或广泛豹纹状眼底改变（图 12-23）。

4. 中度近视眼弧形斑　弧形斑的形成是中度近视眼（-3～-5D）的标志，但大多数伴弧形斑的中度近视眼可以保持正常的视觉功能（图 12-24、12-25）。

5. 高度近视眼弧形斑　病理性近视眼的症状之一就是后葡萄肿必然伴随弧形斑，发生后葡萄肿的患者可以看到最大的弧形斑形成。高度近视眼出现颞侧视盘倾斜、特别是大的弧形斑，同时伴后极部局限性的豹纹状眼底的出现则提示后部葡萄肿的出现和向病理性近视眼的演变（图 12-26）。

虽然弧形斑随着眼轴长度的增加而增多，显示正相关，但是在弧形斑的大小和眼轴的长度之间并没有严格的关联。

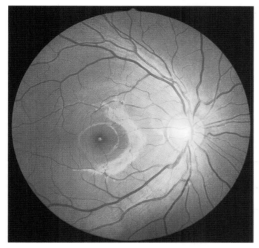

图 12-23　低度近视弧形斑
男性，8 岁，-1D，眼轴 23.5mm。1/8PD 颞侧单纯弧形斑，无视盘倾斜，无豹纹状改变

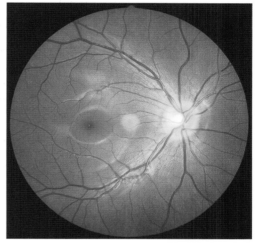

图 12-24　中度近视眼弧形斑
女性，11 岁，-4D，眼轴 25mm。颞侧 1/10PD 单纯弧形斑。有鼻侧牵引、无豹纹状改变

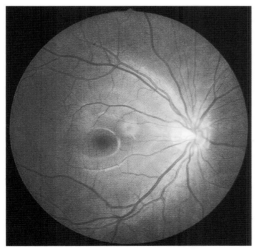

图 12-25　中度近视眼弧形斑
男性，11 岁，-5D，眼轴 25mm。1/4 颞侧弧形斑，有鼻侧牵引、无豹纹状改变

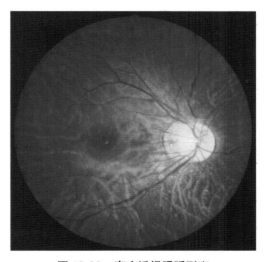

图 12-26　高度近视眼弧形斑
男性，16 岁，-10D，眼轴 26.4mm。眼底脉络膜血管清晰暴露的中度豹纹状改变，1/3PD 颞侧弧形斑

　　6. 弧形斑边缘与早期脉络膜视网膜退行性病变关系　漆裂纹、一过性黄斑出血和局部孤立性脉络膜萎缩灶是病理性近视眼早期常见的脉络膜退行性病，它们通常沿着弧形斑的外侧出现（图 12-27、12-28、12-29）。

　　弧形斑边缘的早期脉络膜视网膜退行性病变的发病机制有 2 个：

　　①机械因素：因为当脉络膜基底膜复合体（脉络膜毛细血管—脉络膜基底层—视网膜色素上皮复合体）自视盘处移位时，对这一局部组织的压力和牵拉力增加；

　　②循环因素：复合体自视盘处的移位，导致血眼外屏障不完整和缺血，解除了脉络膜血管向视网膜下间隙渗漏的唯一屏障，同时局部视网膜外层血供缺失。

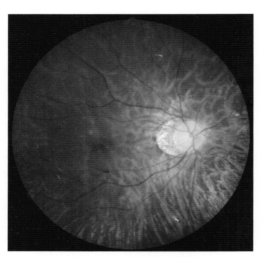

图 12-27　弧形斑与漆裂纹

女性，30 岁，−16D，眼轴 28.5mm。彩图示约 1/2PD 颞侧脉络膜弧形斑，眼底呈脉络膜大血管暴露的重度豹纹状改变，以视盘鼻侧 2PD 处形成 I 型 1 级后极部葡萄肿

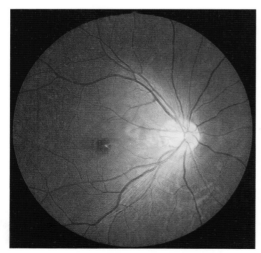

图 12-28　弧形斑与一过性黄斑出血

男性，22 岁，−9D。漆裂纹形成，2PD 颞侧脉络膜弧形斑，伴黄斑出血

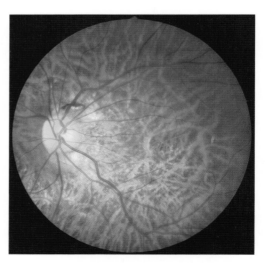

图 12-29　弧形斑与局部孤立性脉络膜萎缩灶

男性，31 岁，−21D。彩图示眼底脉络膜血管暴露，呈重度豹纹状改变，1PD 颞侧弧形斑与 I 型后葡萄肿融合

7. 视盘弧形斑与后葡萄肿部位的关系 弧形斑和后葡萄肿相伴而生。视盘弧形斑改变在很大程度上与后葡萄肿发生位置和程度有关。

（1）Ⅰ型后极型后葡萄肿：颞侧弧形斑常伴有周边眼底扩张，或比较少见的典型的周边弧形斑，眼底膨胀的不断进展和鼻侧弧形斑向周边扩展是常见的（图 12-30）。

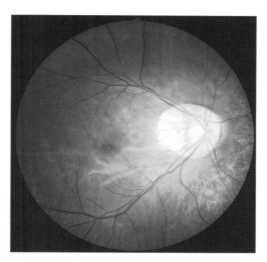

图 12-30 弧形斑与Ⅰ型后极型后葡萄肿

女性，16 岁，-17D，眼轴 29mm。中度豹纹状改
变，1PD 颞侧巩膜弧形斑、视盘倾斜，视盘鼻侧
2PD 起至黄斑颞侧清晰的Ⅰ型 1 级后极部葡萄肿

（2）Ⅱ型黄斑型后葡萄肿：表现为颞侧弧形斑，随着后葡萄肿的扩张，视盘在其垂直轴上看起来是向颞侧倾斜的，鼻侧过度牵引随之发生（图 12-31）。

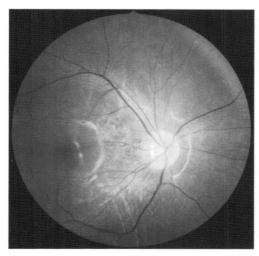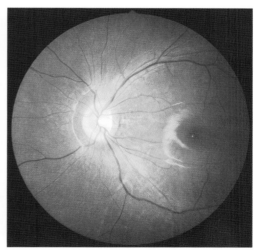

图 12-31 弧形斑与Ⅱ型黄斑型后葡萄肿

男性，5 岁，-6.5D，眼轴 24.5mm。视盘鼻侧缘至黄斑脉络膜血管暴露，呈中度豹纹状改变，鼻侧牵
引存在，视盘倾斜、苍白，颞侧有 1/6PD 脉络膜弧形斑，呈Ⅱ型 2 级黄斑型后葡萄肿

（3）Ⅲ型盘周环型后葡萄肿：表现为视盘周边弧形斑（图 12-32）。

（4）Ⅳ型鼻侧型后葡萄肿：表现为视盘鼻侧弧形斑，如果鼻侧葡萄肿出现一定程度的扩张，局部视盘的鼻侧倾斜随之产生（图 12-33），但是在这些患眼中颞侧牵引还未见报道。

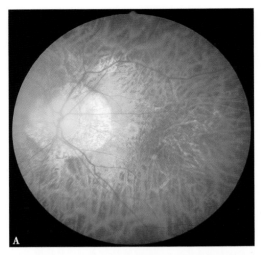

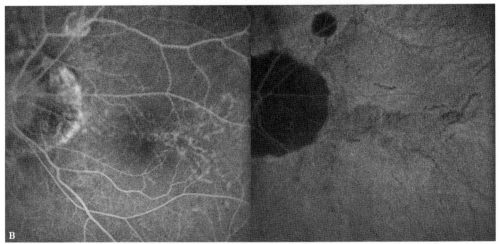

图 12-32　弧形斑与Ⅲ型盘周环型后葡萄肿

女性，39 岁，−18D 眼轴 32mm。A：彩图示脉络膜大血管暴露、并 1PD 视盘环形混合弧形斑，边缘大血管开始消失。B：ICGA 示颞侧漆裂纹融合，葡萄肿上边缘孤立脉络膜萎缩灶，呈Ⅲ型 3 级后葡萄肿

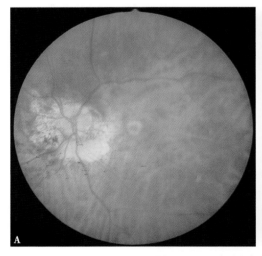
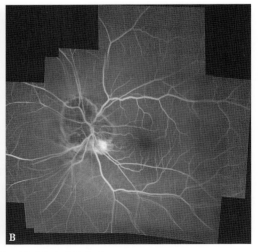

图 12-33　弧形斑与Ⅳ型鼻侧型后葡萄肿

女性，81 岁，−10D。A 左眼视盘鼻侧大于 1PD 脉络膜弧形斑，合并下方的巩膜型弧形斑，视盘苍白、变浅，无明显倾斜，眼底可见裸露脉络膜血管结构的中度豹纹状改变。呈Ⅳ型 2 级鼻侧型后葡萄肿。FFA 显示脉络膜弧形斑清晰的边缘，可见视网膜血管屈膝

（5）V型下方后葡萄肿：常可见到水平轴位上的视盘倾斜，伴随视盘下方弧形斑形成或偶发上方过度牵引（图12-34）。

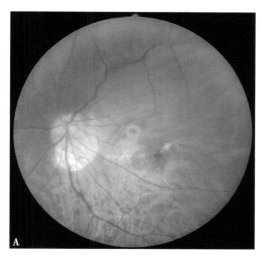

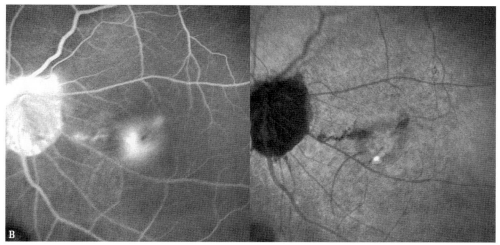

图12-34　弧形斑与V型下方后葡萄肿

女性，51岁，-14D。A：彩图示视盘顺时旋转45°、倾斜，形成大于1PD颞下巩膜弧形斑，下半视网膜呈脉络膜大血管暴露的重度豹纹状改变，B：ICGA显示黄斑区伴有与颞侧弧形斑边缘相连的漆裂纹，CNV以及视网膜出血。形成V型1级下方后葡萄肿

第三节　视盘倾斜与轴位

视盘倾斜也是近视眼早期视盘改变的3个主要特征性变化之一。

一、视盘轴位改变

高度近视眼的视盘通常拉伸呈长轴垂直，呈典型的竖椭圆形改变。由于眼球扩张伸长，视神经斜入巩膜，视盘可呈斜椭圆形。也因眼球后极部扩张伸长，视盘呈水平长轴，可出现横椭圆形视盘改变。

在中度近视眼中，C/D比通常显著增高。这可能归因于近视眼视盘横截面的增大。巩膜环朝向鼻侧倾斜。

二、视盘轴位改变机制

眼球扩张伸长在鼻侧 - 后极部方向球壁的倾斜现象，即视盘倾斜，被看做是早期后葡萄肿一种指征。黄斑主要位于倾斜的扩张区域。

三、临床特征

视盘外形受视神经通过视神经管路径的影响，通常此径呈直角。近视眼的视神经轴多斜向颞侧，偏斜进入球内。近视眼的视盘较大，平均横径（1.55±0.5）mm，直径（1.75±0.5）mm，面积多超过 3mm²，而正常眼平均为（2.0±0.5）mm²。近视眼的视盘多呈竖椭圆形，长轴垂直，可稍倾斜，颞侧平坦，边界部分模糊不清，可与弧形斑相连。由于轴位变化，还可形成横椭圆形视盘、斜椭圆形视盘改变（图 12-35～图 12-37）。

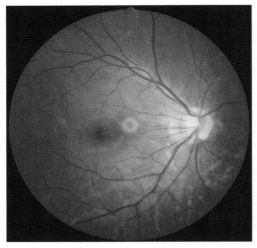

图 12-35　竖视盘
女性，21 岁，-8D，眼轴 25mm。约 2/3PD 颞侧脉络膜弧形斑，隐见脉络膜血管

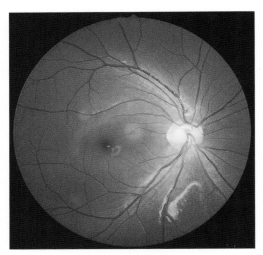

图 12-36　横视盘
女性，13 岁，-4D，眼轴 26.5mm。视盘横轴位，1/4PD 下方弧形斑，下方隐见脉络膜血管

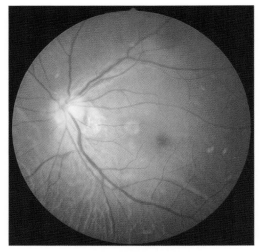

图 12-37　斜视盘
女性，41 岁，-11D。视盘轴斜，1PD 颞下脉络膜弧形斑，下方视网膜可见清晰脉络膜血管

第四节　视 杯 改 变

正常视盘直径（papilla diameter，PD）或视盘直径（disc diameter，DD）平均为 1.5mm。它受巩膜后孔直径的大小和视神经入眼球的角度以及眼球屈光状态的影响。检眼镜下近视眼的视盘显大，生理凹陷较正常人大，视盘鼻侧缘较模糊。

在视神经前表面筛板通常是直的，病理性近视眼时不同程度的筛板向前移位可部分造成巩膜鞘的变短和翻转。这一变化最初由 von Jaeger 报道，Goldmann 将对此现象进一步认识，在眼压增加时这一现象更加明显。这种改变的临床重要性在于减少了高度近视眼伴随青光眼的杯深（cupping）。

一、视杯改变的意义

近视眼视盘的解剖结构使它容易发生青光眼的损害。在中度近视眼 C/D 比要比正常人明显变大。在高度近视眼中可见到不同程度的视盘扭曲变形，尤其是在发生明显牵拉时。

正常人视盘周围的循环容易受高眼压的影响。近视眼常伴发有异常的、血流缓慢的脉络膜循环及发生脉络膜终末动脉闭塞，如果同时出现高眼压，极易发生视盘的血液循环紊乱，导致视盘周围区域广泛的损害。

在近视眼中，尤其是近视眼青光眼中，筛板到视网膜表面距离平均减少到 0.24mm（正常的眼睛此距离 0.72mm，向眼球内位移的巩膜筛板在很大程度上限制了视杯的扩大。近视的视盘不会随眼压的升高演变为平板锅样"bean-pot"的典型青光眼杯样凹陷。鼻侧牵引的同时也限制了视盘的凹陷，其中常常包括巩膜成分在内。随着鼻侧牵引，视网膜脉络膜，甚至巩膜叠加和压缩鼻侧的视盘视神经组织，可发生视杯倾斜等变化，掩盖青光眼杯样凹陷，造成青光眼误诊。

二、视杯分型

近视眼的视盘形态中视杯被描述为 5 型（图 12-38）：

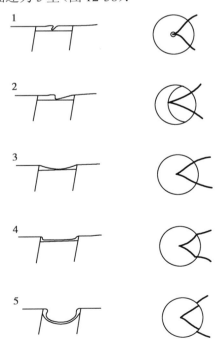

图 12-38　近视眼视杯分型示意图

1 型　倾斜的生理视杯，2 型　颞侧视盘边缘倾斜视杯，3 型　缓慢倾斜边缘浅视杯，似青光眼杯，4 型　边缘锐利浅视杯，高度近视眼最常见青光眼杯，5 型　深视杯，典型青光眼杯

1. 1 型视杯　颞侧倾斜的生理性中心杯（图 12-39）。
2. 2 型视杯　偏颞侧视盘边缘倾斜的杯（图 12-40）。
3. 3 型视杯　缓慢倾斜边缘的浅视杯，似青光眼杯（图 12-41）。
4. 4 型视杯　边缘锐利的浅视杯，最常见（图 12-42）。
5. 5 型视杯　青光眼相似的深凹（图 12-43）。

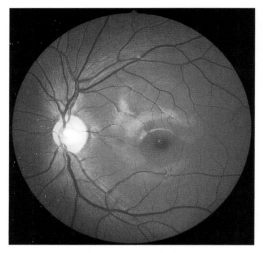

图 12-39　1 型视杯
男性，16 岁，−0.5D，眼轴 22.5mm。正常生理视杯

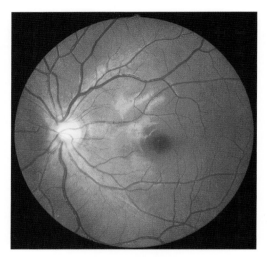

图 12-40　2 型视杯
男性，14 岁，−1D，眼轴 23.4mm。颞侧 1/10PD 弧形斑

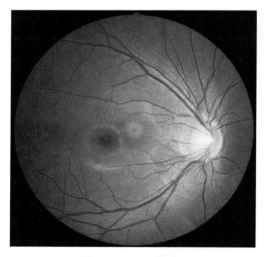

图 12-41　3 型视杯
男性，16 岁，−1D，23.3mm。1/2PD 颞侧脉络膜弧形斑，眼底轻度豹纹状改变，视盘颞侧倾斜，视杯呈 V 型，C/D=0.4

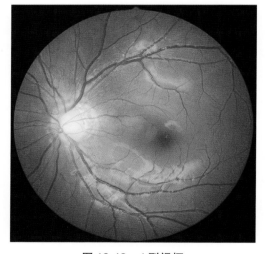

图 12-42　4 型视杯
男性，16 岁，−6D，眼轴 25.8mm，视盘倾斜，2/3PD 脉络膜弧形斑，隐见深层脉络膜血管，C/D=0.6，视网膜血管从杯缘爬出，呈 4 型视杯

　　五种类型的视盘中，3 型、4 型、5 型，特别是 4、5 型多伴有青光眼，3 型的视盘多位于较大的后葡萄肿，在这种状况下，筛板的外翻和前移很明显，限制了青光眼视杯的形成，不容易出现典型的青光眼视杯，临床上容易漏诊。

　　高度近视的眼球扩张后，球壁变薄，若不校正球壁硬度，常规压陷式眼压测量时，眼压值偏低，可能多位于平均值 16mmHg 以上水平。

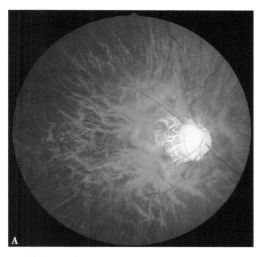

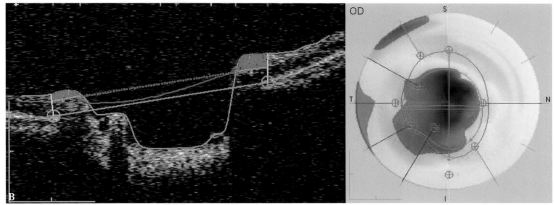

图 12-43　5 型视杯

男性，37 岁，−7D，眼轴 28mm。A. 眼底呈脉络膜大血管暴露的重度豹纹状改变；视盘颞侧倾斜、苍白，伴 2/3PD 脉络膜弧形斑，C/D = 0.7，视网膜血管从视杯边缘屈膝爬出。B. OCT 扫描呈大而深的视杯。眼压 18mmHg，为 5 型视杯

三、视杯分型的意义

从视盘的形态，有可能对近视眼的发展变化进行预测。同时，提示存在特殊类型青光眼的可能性。

第五节　视盘视网膜血管改变

视盘视网膜血管改变属于病理性近视眼中期（年龄 30～60 岁）的视盘改变之一，另一改变是盘周脉络膜萎缩，后者又归属于脉络膜改变的一种（孤立局灶性萎缩，弥漫性萎缩）。

这些在视盘及其临界区域表现出大量多样的病理性近视改变，是近视眼独有的眼底改变。

一、发生机制

进入中年（年龄 30～60 岁），随着后葡萄肿的加深，机械性地使视网膜血管走行变直；同时高度扩张的巩膜，将后巩膜视神经孔牵拉、外翻，视网膜血管受牵拉，内层视神经的外翻，还有脉络膜血管萎缩，导致血管间的空间增大，这些力量综合使得视网膜中央动 - 静脉分岔位置较原有的暴露位置明显后移。

二、临床特征

视盘视网膜血管伸直，视网膜中央动静脉呈水平位 T 字或 Y 字型改变。

1. Y 字型血管改变（图 12-44）
2. T 字型血管改变（图 12-45）

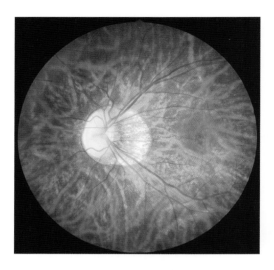

图 12-44　Y 字型血管改变

女性，16 岁，−13D，眼轴 28mm。脉络膜大血管清晰可见，视盘颞侧倾斜、苍白，伴大于 1PD 混合弧形斑，视网膜血管呈 Y 分支

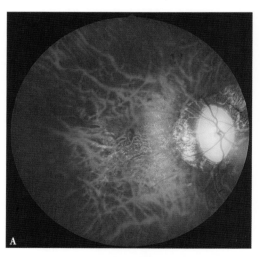

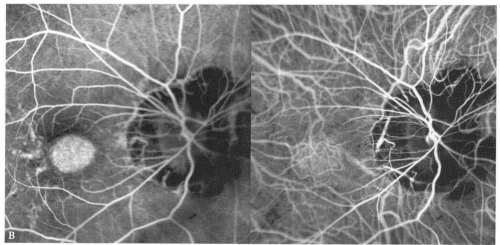

图 12-45　T 字型血管改变

女性，38 岁，眼轴 32.4mm。A：彩图示视盘环形葡萄肿合并黄斑葡萄肿，弧形斑与葡萄肿融合，脉络膜大血管暴露；视盘苍白，无倾斜，视网膜中央血管 2 级分支相互垂直、自视盘上、下方向周边分布，呈 T 型。B：ICGA/FFA 显示更为清晰的血管走行

第六节　视盘小凹和弧形斑小凹

视盘小凹（optical disc pit）和弧形斑小凹（conus pit）的发生率在病理性近视眼患者中较高。病理性近视眼中视盘小凹不同于先天性视盘小凹，是获得性的。利用 SS-OCT（swept-source OCT，扫频光源OCT）可较好地观察病理性近视眼后级部视盘周围细微组织的形态学变化。

一、发生机制

关于病理性近视小凹陷状结构的成因，Ohno-Matsui 认为随眼轴的延长，发生机械性牵拉使视神经乳头段扩张，出现获得性大视盘，继而巩膜筛板部分断裂，加之病理性近视这些组织结构本身较薄，尤其是在视盘上下方，因而产生视盘小凹陷结构；随着年龄的增长，病理性近视的后葡萄肿由Ⅰ型或Ⅱ型转变为Ⅸ型，这是由于视盘颞侧脊状突起的形成所致。脊状突起的形成对脊鼻侧视盘周围的巩膜产生机械性牵拉，其上方的视网膜组织连续性中断，促使近视弧形斑小凹陷结构形成（图 12-46）。

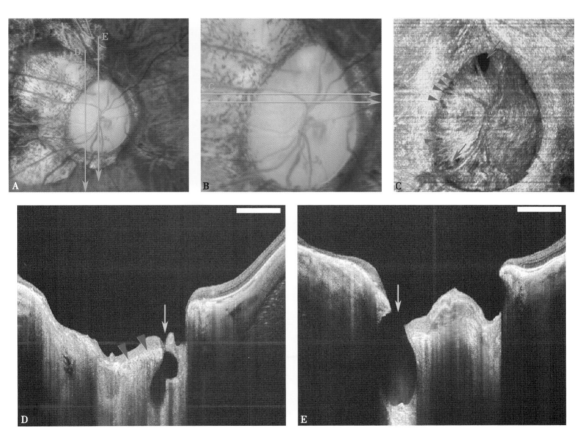

图 12-46　视盘区域内深陷的小凹样结构

45 岁，女性，-18D，眼轴长度为 29.4mm。A. 右眼椭圆形视盘及颞侧弧形斑。绿线是图 D 和图 E 中显示的 SS-OCT 图像的扫描线。B. 放大的图片显示了巨大的视盘和碟状视杯。绿线是图 F 和图 G 中显示的 SS-OCT 图像的扫描线。C. 从 SS-OCT 扫描三维图像重建的视盘面观显示了视盘上下极的两个大的小凹样改变（箭头所示）。表现为三角形的外形，其基底部朝向视盘边缘。沿着视盘颞侧边缘也观察到了多个小凹样的结构（楔形箭头所示）。D. SS-OCT 图像显示的图 A 中的扫描线展示了位于视盘下级的一个深在小凹（箭头所示），向后延伸超出筛板。楔形箭头指示筛板的内表面。小凹上覆盖的神经纤维被破坏。E. SS-OCT 图像显示的图 A 中的扫描线显示了位于视盘上极的一个有着宽大开口的椭圆形深陷的小凹（箭头所示）。筛板从小凹处视盘周围的巩膜撕脱，覆盖小凹的神经纤维在该处不连续。从开口处测量，该小凹的深度是 1142μm

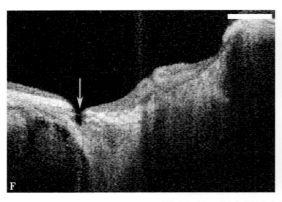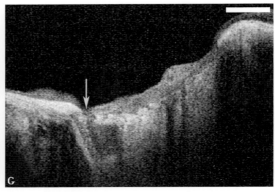

图 12-46 视盘区域内深陷的小凹样结构（续）

F. SS-OCT 图像显示的图 B 中的扫描线显示了沿着视盘颞侧边缘的一个较浅的小凹（箭头所示）。G. 图 F 中所显示部位的相邻部分扫描显示筛板和视盘周围巩膜交界处的不连续（箭头所示）。从后到交界处可以看到一个低反射空间

二、临床特征

病理性近视中视盘小凹的形成多位于视盘上下缘，且常同时存在于同一眼，偶见于视盘颞侧，常同时伴有巩膜筛板连续性中断的现象。近视弧形斑小凹常发生于视盘颞侧，检眼镜下可见一暗黄色圆点，凹陷区域仅残留内界膜，视网膜色素上皮层和脉络膜均缺损。近视弧形斑小凹陷仅发生于病理性近视患者中，尤其是病理性近视伴 IX 型后葡萄肿者，且几乎均位于后葡萄肿脊状突起的鼻侧、视盘颞侧。随着近视度数的增加、眼轴更长、视盘明显扩大，病理性近视眼伴视盘小凹及弧形斑小凹形态改变者更多。

（方思捷 方 严）

参 考 文 献

1. 方严，石一宁. 病理性近视眼眼底改变. 北京：科学技术文献出版社，2013：40-62.

2. Curtin，BJ. The myopias-basic science and clinical management. Philadelphia: Harper &Row，Publishers，1985：172.

3. 石一宁，方严，王云. 20 岁以下学生高度近视眼底改变自然病程转归的观察. 临床眼科杂志，2010，18：1-6.

4. 方严，石一宁，谢驰. 21～40 岁中青年高度近视眼底改变及相关生物参数演变趋势. 临床眼科杂志，2010，18：97-103.

5. Wang Y，Xu L，Zhang L，et al. Opticc disc size in a population based study in northern China: the Beijing EYE Study. Br J Ophthalmol，2006，90：353-356.

6. Georgalas I，Ladas I，Georgopoulos G，et al. Optic disc pit: a review. Graefes Arch Clin Exp Ophthalmol，2011，249：1113-1122.

7. Kyoko Ohno-Matsui. Acquired optic nerve and peripapillary pits in pathologic myopia. Ophthalmology，2012，119：1685-1692.

第十三章
青光眼相关的视盘改变

第一节　概　　述

　　青光眼是一组以视神经损害为主要特征，与病理性眼压升高有关的临床综合征。青光眼所致的视神经损害在临床上主要通过视盘和视神经纤维层的改变来检测，其中视盘的改变通过检眼镜和多种计算机辅助成像技术，易于观察，并且具有一定的特征性，在青光眼的早期发现、病情评估、监测、尤其视功能的及时防护方面，具有重要意义。本章主要从青光眼视盘改变的机制、组织病理改变、临床观察和计算机辅助成像分析等几个方面介绍青光眼的视盘改变。

第二节　青光眼视盘改变的机制

　　1. 眼内压导致视盘生物力学改变　　生物力学观点认为青光眼的视盘改变是由于眼内压所造成的机械压力，与颅内压一起在视盘，特别是巩膜筛板位置形成压力差，此压力差使组织产生应力和组织变形，在筛板位置产生至少两种力，其一，眼内压使眼球壁扩张，筛板受到紧张性牵拉，使筛孔扭曲、变形；其二，从眼球内向眼球外的推力，使筛板受压并向外膨出。这些都可直接挤压从筛孔通过的神经纤维，形成青光眼大且深的视杯。

　　2. 轴浆流学说　　轴浆流是神经细胞内物质的一种运输形式，是一个复杂的耗能过程。对药物、缺血以及机械损伤较敏感。巩膜筛板是在眼压升高的早期最先受累部位，同时也是轴浆流受阻的主要位置。眼压的高低和高眼压持续的时间均对轴浆流的运输有影响。

　　3. 血流学说　　眼内灌注压低于30mmHg时，前筛板和筛板前毛细血管床的血流量会下降。青光眼的视盘改变与局部血液流变学改变有关。支持该学说的依据有：①低血压，眼动脉低灌注时，使原有的青光眼视野缺损恶化；②青光眼视神经损害直接与眼内灌注压而不是绝对眼压值有关；③荧光血管造影显示青光眼视盘血管充盈时间延长，并常伴有绝对性和相对性充盈缺损；④有全身血管性疾病者，其青光眼视神经损害也较明显。

第三节　青光眼视盘的组织病理学改变

　　1. 轴索的改变　　轴索改变主要表现为轴浆流阻滞和细胞肿胀，致密囊泡聚集以及线粒体增生，所有轴索均可受累，以视盘上下极轴索的损害最重。这符合临床常见的青光眼杯扩大先起于垂直方向的特点。

　　2. 神经胶质的改变　　神经胶质细胞在视盘组织中占10%，起营养和支撑轴索的作用。在青光眼，筛板被压后凸，神经纤维减少，视盘表面积可扩大至正常的3倍。研究显微结构发现，青光眼轴索损害后，神经胶质细胞填充原来轴索所占据的空间，并吞噬死亡的轴索碎片。

　　3. 巩膜筛板的改变　　青光眼视神经损害的位置在巩膜筛板水平。正常人的巩膜筛板存在区域性差异，上下方结缔组织支架稀疏，筛孔较大，鼻侧和颞侧组织支架密集，筛孔较小。筛孔大，支架组织少的部位对眼压升高的耐受性较低,反之对眼压的耐受力高。青光眼巩膜筛板最早期的表现是筛板层之间的压缩和层数的减少,使整个筛板变薄,在视野缺损之前即可见到。较晚的表现为筛板向后膨出。严重高眼压下,筛板可压缩至正常厚度的1/3,筛孔融合,破裂,甚至表面筛孔大部分消失。

4. 血管改变　可见视盘毛细血管的丢失,与神经纤维的丢失同时发生,两者保持一定的比例。

第四节　青光眼视盘改变的临床观察

青光眼是一种视神经病变,了解青光眼性视盘和视网膜神经纤维层(retinal nerve fiber layer,RNFL)的改变特征,对青光眼特别是原发性开角型青光眼的早期诊断和随诊观察具有重要意义。临床通过对视盘和视盘周围RNFL的检查,能够早期获取青光眼性视盘改变的最可靠信息,这些改变一般出现在青光眼视野改变之前。但是这些早期青光眼的视盘和RNFL形态学改变有时较难判别,需要仔细观察视盘和视盘周围RNFL的改变,而且需要除外视盘先天性或高度近视等因素的影响。临床可见的青光眼视盘改变包括以下几个方面。

1. 视盘的大小和形态　视盘大小在青光眼诊断中尤为重要,因为视盘大小与杯盘比、盘沿面积密切相关。当一个小视盘出现杯盘比0.5时,其危险度远远大于在一个大视盘上见到0.6的杯盘比。因为小视盘的容积较大视盘小,轻度的视杯扩大就可能意味着神经纤维的显著减少,而大视盘有更多的剩余空间,即使没有神经纤维的丢失也同样会出现较大视杯空间。检查青光眼性视盘改变的第一步是评价视盘的大小。不同人群及同一人群中视盘的大小变异很大。高加索人的视盘最小(垂直径1.73~2.63mm),其次是西班牙人(直径2.46~2.67mm)和亚洲人(垂直径2.47~3.22mm),非裔美洲人视盘最大(垂直径2.14~3.75mm)。小视盘(垂直径<1.5mm)一般对应小视杯,大视盘(垂直径>2.2mm)一般对应大视杯。因此,有大视盘的健康人群容易有大视杯,也就容易被误诊为青光眼;另一方面,小视盘的青光眼患者其视杯也较小,可能被漏诊。正常人群视盘大小约1.5~2.0mm,垂直径平均1.8mm,水平径平均1.7mm。图13-1显示正常大小视盘和小视盘。

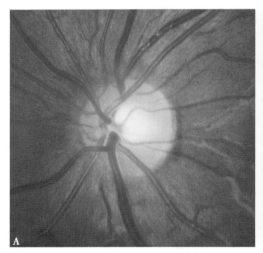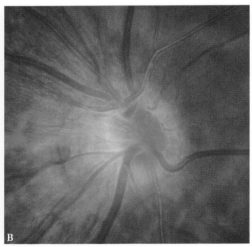

图13-1　正常视盘(A)和小视盘(B)

临床可通过直接检眼镜来判断视盘大小。直接检眼镜的小光斑投射到眼底的光斑直径约1.5mm,在视网膜的面积约1.8mm²。将光斑叠放在视盘之上或置于视盘旁,可估计视盘大小。裂隙灯显微镜结合高倍凸透镜(+60D、+78D、+90D)也可以计算出视盘大小,但应当注意不同的凸透镜其放大倍数也不同,这种方法得到的结果易受到眼轴的影响。另外计算视盘大小的方法还包括如海德堡视网膜断层扫描仪(Heidelberg retina tomography,HRT)及相干光断层扫描成像术(optical coherence tomography,OCT)等,这些仪器可定量视盘大小,这部分将在第五节详述。

2．视杯的大小与形态　正常视杯呈圆形或椭圆形，位于视盘的中偏上的位置，若存在视盘倾斜，视杯位置偏颞侧。视杯加深、扩大或垂直径大于水平径，均需引起重视。视杯的大小与视盘的大小也有关，一般视盘越大，视杯也越大。在青光眼的视盘形态学诊断中，应充分考虑到这个特点。

典型青光眼的视杯表现为视杯加深和扩大，但也存在生理性大视杯的情况，需要注意与青光眼的视杯表现鉴别。生理性大视杯表现为杯凹大，但盘沿符合 ISNT 原则，且没有视神经功能损害，临床上需要密切随访观察。图 13-2 为青光眼的大视杯和生理性大视杯。

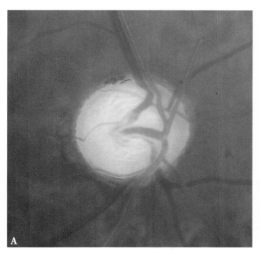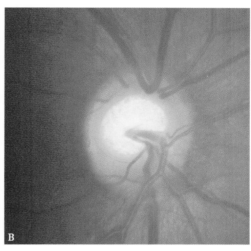

图 13-2　青光眼杯（A）和生理性大杯（B）

3．盘沿的大小和形态　盘沿指从视盘边界至视杯边界的距离，盘沿为视盘内视网膜神经纤维和视神经纤维穿行的部位，所以在青光眼视盘的形态学诊断中，盘沿宽度和面积是最重要的定量参数之一。因为视盘呈竖椭圆形，视杯呈横椭圆形，盘沿最宽处通常在下方（inferior），其次是上方（superior）和鼻侧（nasal），最窄处是颞侧（temporal），即 ISNT 原则。青光眼最典型的盘沿改变为盘沿的丢失，且盘沿的丢失往往先于视野丢失被临床发现，所以盘沿的形态在青光眼视神经病变的早期诊断中是非常重要的。早期青光眼损害时盘沿的丢失主要出现在颞下方和颞上方视盘区域，表现为变窄或有切迹。中晚期青光眼，盘沿丢失最明显的部位为颞侧水平视盘区域。晚期青光眼，仅在鼻侧有残留的盘沿，而且鼻上方残留的盘沿面积比鼻下方大。青光眼的盘沿丢失具有特征性，其他非青光眼的视神经病变通常没有盘沿的丢失。但需要注意的是，正常视盘发育的变异也会改变 ISNT 原则，如小视盘、椭圆形视盘、近视眼视盘等。

虽然青光眼患者会出现盘沿的丢失，但 87% 的患者盘沿颜色正常。正常情况下，盘沿呈橘红色，视杯为苍白色。盘沿苍白提示可能存在非青光眼性视神经病变，如缺血性视神经病变、视神经萎缩等。

4．视杯与视盘大小的比值　由于视盘是纵椭圆形，而视杯是横椭圆形，因此正常的杯盘比在水平方向明显大于垂直方向。早中期青光眼，垂直比的增加明显快于水平比的增加，导致垂直比大于水平比。在正常人群中，杯盘比的差异很大，可以为 0.0～0.9，正常眼和青光眼杯盘比大小存在显著重叠现象。青光眼患者通常会出现杯盘比增大，但应充分考虑到杯盘比的个体差异以及视盘大小。当大视盘合并大的杯盘比时，应考虑非青光眼的可能。而小视盘合并正常或者小杯盘比时，不能轻易排除青光眼。双眼杯盘比值相差超过 0.2 时，应高度怀疑有青光眼的可能。

5．视网膜神经纤维层（RNFL）改变　正常眼约有 750 000～1 500 000 根视网膜神经纤维。在正常眼中可以看到眼底明亮的条纹；在 RNFL 较厚的区域可以看到明亮的视网膜反光。RNFL 在视盘周围的厚度分别通常为视盘颞上和颞下最厚，其次为视盘鼻上和鼻下。局限性 RNFL 缺失可见于约 20% 的青光眼患者，表现为视盘边缘楔形暗区，缺损区向视盘延伸或与视盘边缘接触。值得注意的是，局限性 RNFI 缺损并非青光眼的特征性表现，在其他一些可以导致视神经病变的疾病中，如视盘玻璃膜疣、视网膜脉络膜病变、缺血性视神经病变及多发性硬化导致的视神经病变中，同样也可以出现。临床检查 RNFL 缺损有时比较困难。RNFL 的可见度会受年龄、屈光间质的透明度及眼底色素的影响。以计算机为基础的视盘及 RNFL 图像分析能够提供更加可靠的量化信息。目前常用的有 HRT、偏振激光扫描仪（scanning laser polarimetry，SLP）及 OCT。

6. 视网膜中央血管主干传出筛板表面的位置和形态　视盘内血管的位置和形态变化，可以间接反应视杯的扩大，加深。临床可见以下几种血管形态，可能与青光眼相关。

（1）血管向鼻侧移位：视网膜血管沿着视杯鼻侧边缘垂直进入眼内，当青光眼视杯进行性扩大时，血管表现为向鼻侧移位。图 13-3A 示青光眼视盘血管向鼻侧移位。

（2）刺刀样血管征：晚期青光眼的视杯边缘呈穿凿悬垂状，视网膜血管沿着坑洞样视杯的底部及其侧壁前行，在盘沿后方腔隙内的血管行走有时隐匿不可见，到达悬垂的突出边缘时，血管呈锐利的弯曲跨过盘沿表面（刺刀样）并伸展到视盘外的视网膜。这种血管屈膝爬行现象是青光眼视盘损害的一种特异体征。

（3）环状血管裸露：因为青光眼盘沿丢失、视杯进行性扩大，环状小血管离开视杯边缘，血管和杯缘之间的苍白间隙增加。图 13-3B 示青光眼视盘环形血管裸露。

（4）血管悬空征：小血管悬挂在视杯之上，可能与血管后方的支持组织局限丢失有关。

（5）视盘表面血管祥：是视盘表面血管分流和侧支形成的表现，不是青光眼的特异体征，但可能继发于高眼压所致的静脉迂曲。

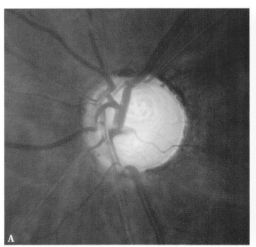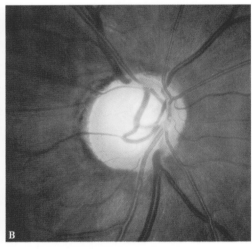

图 13-3　血管向鼻侧移位（A）和环形血管裸露（B）

7. 视盘出血及其位置　在原发性开角型青光眼患者中，视盘及其周围视网膜的出血提示青光眼病情的进展。出血在 RNFL，呈羽毛状，一般持续时间较短，仅在出血后 1～6 个月可以看到，但出血可以反复发生。在原发性开角型青光眼患者中，反复发生视盘出血往往意味着青光眼性视盘损害的快速进展。出血可以发生在视盘边缘及相对应的视网膜部位，也可以发生在筛板层，形成圆形外观。有时出血量较少或靠近血管附近，除非仔细观察，否则很难发现。尽管出血可以发生在视盘任何区域，但一般多位于颞上方或颞下方，与盘沿及 RNFL 的缺损相对应。出血可见于所有类型的青光眼患者，但通常多见于正常眼压性青光眼，提示病情不稳定，需要进一步临床观察。在青光眼早期和中期其发生率较高，而晚期出血发生率下降。视盘出血很少见于正常人。

8. 视盘旁脉络膜萎缩及其大小、形状和位置　视盘周围区域的视网膜脉络膜萎缩（peipapillaryatrophy，PPA）是指局部视网膜脉络膜萎缩且变薄。在检眼镜观察下，可将视盘周围的萎缩区分为中央的 β 区和周围的 α 区。α 区的特征是不规则视网膜色素上皮层（retinal pigment epithelium，RPE）色素脱失或增多，提示存在视网膜脉络膜组织层变薄。β 区可见于绝大多数的正常眼，同时也可见于青光眼患者。β 区的 RPE 及脉络膜毛细血管层萎缩，可使局部脉络膜大血管及巩膜清晰可见。β 区在青光眼患者中较正常人更为多见且范围大。图 13-4 为视盘旁脉络膜萎缩的眼底图。如果除了存在 PPA 的 β 区外，还同时有其他发现，如盘沿丢失、局限性 RNFL 缺损等，其诊断青光眼的重要性会明显增加。发生 PPA 的区域与盘沿丢失间存在空间相关性，通常萎缩区最大处与盘沿最窄处相对应。对于小视盘患者，视盘周围的改变要比杯盘比更能提示青光眼性视神经受损。PPA 的 α 区和 β 区应当与高度近视眼所致的近视巩膜弧形斑及视盘倾斜者的下方巩膜弧形斑相鉴别。与青光眼性视神经病变不同，非青光眼性的视神经损伤一般不会导致 PPA 的扩大。

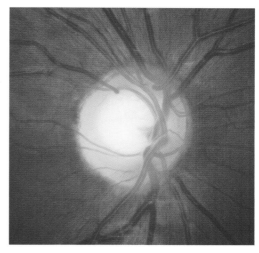

图 13-4　视盘旁脉络膜萎缩

综上所述，青光眼性视盘改变多样，而且与正常人的生理性改变和其他一些非青光眼的视盘改变有重叠，把握特征性变化，规范检查和制定量化的标准，对早期诊断青光眼尤为重要。Susanna 和 Vessani 提出系统评价视盘和 RNFL 的方法较为实用，主要包括五个步骤：①观察巩膜环，确定视盘边界和大小；②确定盘沿的宽窄；③检查 RNFL；④检查视盘周围的区域，了解有无视盘周围的萎缩；⑤观察视网膜和视盘有无出血。应用上述五种方法，再综合检查结果进行分析，将为青光眼的确诊提供更加有力的证据。也有学者更加强调盘沿丢失，RNFL 缺损和视盘线状出血这三点在青光眼诊断中的地位。需要注意的是，青光眼一般为双眼对称性发病，在进行视盘检查时，同一患者双眼对比观察可能将为疾病诊断提供重要信息。

不少学者提出对青光眼视盘改变进行分期，从而进一步在临床上对青光眼的病情进行分级，这样有助于对不同病情患者确定目标眼压。其中 Spaeth 对视盘损伤的可能性分级（disk damage likelihood scale，DDLS）比较完善（表 13-1）。DDLS 最新的分级标准完成于 2003 年，共分 10 级。该分级根据最窄盘沿的宽度，计算沿 / 盘比值。DDLS 分级弥补了杯盘比的缺陷，并考虑到了视盘大小和盘沿的情况，与视野改变有较好的相关性。DDLS 分级有助于临床对青光眼的诊断、判断视盘损伤程度、随诊监测病情及确定进展速度。其不足之处在于未考虑窄盘沿所在的视盘位置，不连续的盘沿变窄未计算在内。另外，有些合并先天性异常或不典型的视盘改变者，无法分级。

表 13-1　视盘损伤的可能性分级（Spaeth，disk damage likelihood scale，DDLS）

视盘损伤	DDLS 分级	最窄处盘沿宽度（沿 / 盘比）（视盘平均直径 1.5～2.0mm）
存在损伤危险	1	≥0.40
	2	0.30～0.39
	3	0.20～0.29
	4	0.10～0.19
青光眼性损伤	5	<0.10
	6	0 或范围 <45°
	7	0 或范围 46°～90°
青光眼性残疾	8	0 或范围 91°～180°
	9	0 或范围 181°～270°
	10	0 或范围 >270°

第五节　青光眼视盘形态改变的计算机辅助图像分析

眼底图像分析技术的迅速发展使视神经损害的定量检测成为可能，同时这些检测手段客观、结果可靠，从而日益受到重视。

1. 海德堡视网膜断层扫描仪（HRT）　HRT 以波长约 670nm 的二极管激光作为光源，对视网膜表面进行连续多个层面的扫描，将所获得的二维图像经计算机排列分析并重建为三维结构图像。HRT 主要对视盘形态结构进行定量分析，HRT 作为一种共焦激光扫描检眼镜，具有较高的分辨率、较小的变异性以及对早期青光眼诊断的高敏感性和高特异性等优点。其操作软件可提供一系列定量测量视盘表面形态结构及其改变的参数，定量评价青光眼患者视盘三维地形图。适用于青光眼的早期诊断和追踪观察，应用 HRT 设计的视盘边界为人工界定，有可能导致不同观察者或同一观察者多次测量结果间的差异。图 13-5 为 HRT 检查报告，包括了杯盘比、盘沿面积、盘沿容积和 RNFL 等信息。

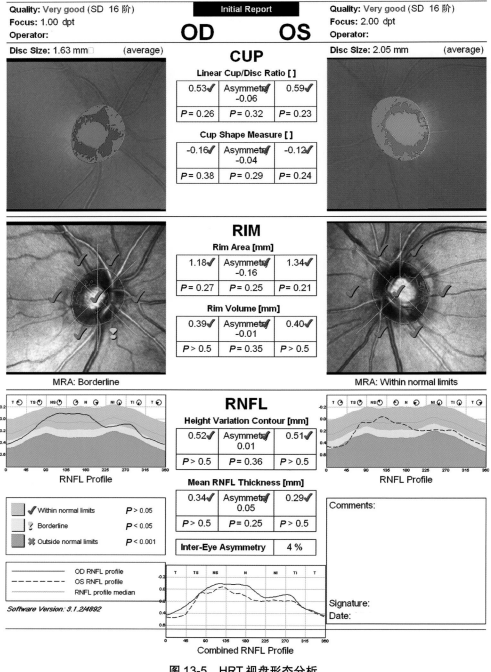

图 13-5　HRT 视盘形态分析

2. 相干光断层扫描成像术（OCT）　OCT 采用波长 850nm 的近红外扫描光束，在扫描视网膜时，不同组织界面产生不同的光反射强度和时间延迟，利用干涉测定仪测定近红外光返回脉冲的延迟和强度变化的关系，再由计算机系统对不同反射强度用不同的伪彩色进行标记和处理，形成高分辨率的活体组织 OCT 横断面图像，通过计算机系统进一步处理得到视盘结构和视网膜神经纤维层的多项参数。OCT 无需手动标记范围，它扫描以视盘为中心，直径为 3.4mm 的环形范围，形成一个横断面图像，在此基础上测量 RNFL 厚度。图 13-6 为 OCT 检查报告，同样包括了杯盘比、盘沿面积、盘沿容积和 RNFL 等信息。

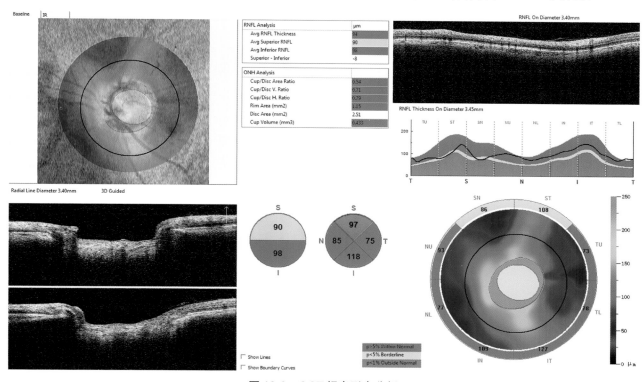

图 13-6　OCT 视盘形态分析

3. 计算机辅助图像分析结果解读　计算机辅助图像分析可以定量测量以下内容：视盘面积（mm²），视杯面积（mm²），视杯容积（mm³），杯／盘面积比，盘沿面积（mm²），盘沿容积（mm³），视杯形态测量指数，平均视杯深度（mm），最大视杯深度（mm），视杯高度变异轮廓（mm），视网膜神经纤维层厚度（mm），视神经纤维层横断面积（mm²）。

视杯形态测量是最具特色的 HRT 测量参数。应用视杯形态测量指数可形象描述视杯凹陷的形状及分布，其值越大则视杯边缘陡峭的程度越大。而应用 HRT 之前，视杯凹陷形态却无法定量计算。在众多 HRT 检测指标中，视杯形态测量最不易受参考平面变化的影响，因此准确性较高。

第六节　青光眼视盘损伤相应的视野改变

视网膜和视盘的神经纤维分布具体一定的规律和特征，因此青光眼所导致的视盘和神经纤维的损伤可以导致典型的青光眼性视野改变。

1. 视网膜和视盘神经纤维分布　视网膜神经纤维分为 3 个部分：①上下方弧形纤维起源于黄斑颞侧和上下方神经元，分别从颞侧水平合缝和上下方呈弧形绕过黄斑，进入视盘的上下极，在视野上投射于上下 Bjerrum 区和鼻侧周边部；②鼻侧放射状神经纤维起源于视网膜鼻上和鼻下象限，呈放射状直线进入视盘鼻侧，对应颞侧视野；③乳头黄斑束纤维，也称乳斑束，起源于黄斑，呈直线进入视盘颞侧。后极部神经纤维位于视盘表面，周边部神经纤维位于视盘深部，乳斑束纤维位于中间（图 13-7）。

2. 典型的青光眼视野改变与视盘和视网膜神经纤维损伤的关系

（1）中心视野较易受损：后极部神经纤维位于视盘表面，容易受到青光眼高眼压或缺血的影响，最先受到损害，所以青光眼最常用的视野检查模式为 30° 视野。

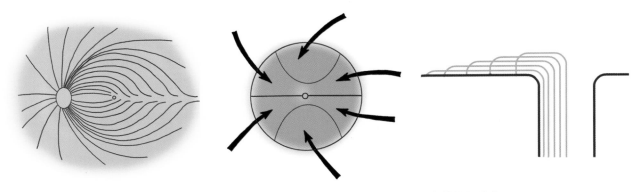

图 13-7　神经纤维在视网膜表面的分布和神经纤维进入视盘的位置分布

（2）旁中心暗点：上下方弧形纤维排列拥挤，血供差，在青光眼患者最易受到损害，早期青光眼患者上下方弧形纤维部分轴突损害，在视野上形成旁中心暗点（图 13-8 左）。

（3）弓形暗点、鼻侧阶梯：上下方弧形纤维继续损害，导致其对应的视野（上下 Bjerrum 区和鼻侧周边部）缺损，即形成青光眼患者常见的弓形暗点（图 13-8 右）、鼻侧阶梯（图 13-8 中）。

（4）颞侧视岛：鼻侧纤维排列较稀疏，不易受损，所以在青光眼中晚期可表现为颞侧视岛。

（5）管状视野：乳斑束排列最稀疏，且相对空间大，最不易受损，在晚期青光眼仍可保留中心管状视野。

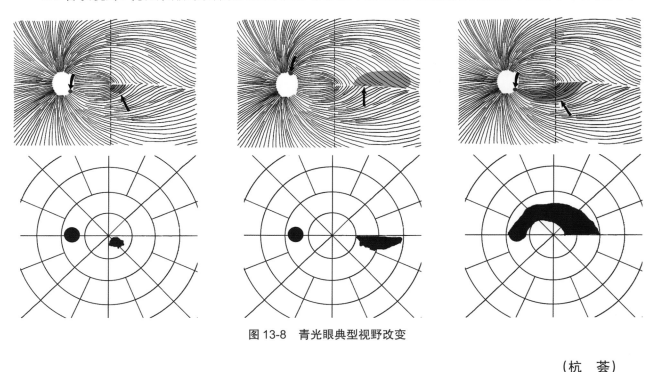

图 13-8　青光眼典型视野改变

（杭　荟）

参 考 文 献

1. 睢瑞芳，赵家良. 青光眼性视盘和视网膜神经纤维层的改变. 中华眼科杂志，2008，44（5）473-475.

2. 徐亮. 青光眼视神经损害的三要素及其盘沿丢失的识别. 中华眼科杂志，2006，42（3）：196-198.

3. 徐亮，夏翠然，杨桦等. 正常人不同视盘及早期青光眼患者视盘形态学研究. 中华眼科杂志，2002，38：325-328.

4. 傅培. 青光眼视盘损害患者的眼底检查法. 中华眼科医学杂志，2012，2（1）：46-50.

5. 凌志红，孙兴怀. 神经胶质细胞和青光眼视神经病变. 中华眼科杂志，2012，48（1）：85-88.

6. 张宇燕，孙兴怀，叶纹. 生理性大视杯视盘形态结构参数的研究. 中华眼底病杂志，2008，24（3）：213-216.

7. 王赟，徐亮，马科，杨桦. 视盘出血在正常眼压青光眼中的形态学分析. 中华眼底病杂志，2006，22（4）：232-235.

8. 张莉，徐亮，杨桦. 视盘血管主干位置在青光眼视神经损害诊断中的作用. 中华眼底病杂志，2007，23（2）：118-121.

9. 潘英姿. 眼底图像分析系统在原发开角型青光眼早期诊断中的作用. 中华眼科杂志，2009，45（10）：871-874.

10. 刘斌，何明光，黄圣松，等. 中国人正常视盘结构参数分别特征研究. 中华实验眼科杂志，2013，31（7）：664-667.

11. Mayamal C. Glaucoma-induced Optic Disc Morphometric Changes and Glaucoma Diagnostic Ability of Heidelberg Retina Tomograph Ⅱ in Highly Myopic Eyes. Plosone，2014；9（1）.

12. Hoffmann EM，Zangwill LM，Crowston JG，et al. Weinreb Optic Disk Size and Glaucoma. Surv Ophthalmol，2007，52（1）：32-49.

13. Felipe A. Prediction of Functional Loss in Glaucoma From Progressive Optic Disc Damage. Arch Ophthalmol，2009 October；127（10）：1250-1256.

14. Alexandre SC Reis. Optic Disc Margin Anatomy in Glaucoma Patients and Normal Controls with Spectral Domain Optical Coherence Tomography. Ophthalmology，2012 April；119（4）：738-747.

15. Sharma A. Comparison of Automated Analysis of Cirrus HD-OCT™ Spectral Domain Optical Coherence Tomography with Stereo Photos of the Optic Disc. Ophthalmology，2011 July；118（7）：1348-1357.

16. Jia Y. Optical Coherence Tomography Angiography of Optic Disc Perfusion in Glaucoma. Ophthalmology，2014.

17. Hatef E. Importance of proper diagnosis for management：multifocal choroiditis mimicking ocular histoplasmosis syndrome. J Ophthalmic Inflamm Infect，2011 June；1（2）：55-63.

18. 王宁利. 青光眼专家释疑. 北京：人民卫生出版社，2007.

19. 叶天才. 临床青光眼图谱. 北京：人民卫生出版社，2007.

20. 周文炳. 临床青光眼. 第2版. 北京：人民卫生出版社，2000.

21. 王宁利译. 青光眼教科书. 第5版. 北京：人民卫生出版社，2009.

第十四章
全身疾病相关的视盘改变

许多全身疾病都可导致视盘病变,包括视盘的水肿、渗出、萎缩等。其导致视盘病变的原因多种多样,包括血液流变学改变、血液成分变化、神经退行性病变、脱髓鞘病变、颅内压的改变和炎症改变等。本章按不同系统的疾病分类,分别介绍这些疾病可能导致的视盘改变。

第一节　心血管系统疾病

1. 高血压病　高血压病是中老年人群最常见的心血管系统疾病,以原发性多见,可引起心、脑、肾及眼等全身多个重要脏器的并发症。高血压性视网膜病变可分为慢性进行性(良性)和急性进行性(恶性)两种。临床上根据眼底表现不同,采用 Keith-Wagener 四级分类法对高血压性视网膜病变进行分类(表 14-1),其中Ⅳ级高血压视网膜病变会出现明显的视盘改变,表现为视盘水肿。

表 14-1　高血压性视网膜病变 Keith-Wagener 四级分类法

分级	眼底表现
Ⅰ级	视网膜动脉痉挛或合并轻度硬化
Ⅱ级	视网膜动脉硬化程度加重,动脉管径狭窄而不均匀
Ⅲ级	除视网膜动脉狭窄与硬化外,出现视网膜水肿、棉絮斑、硬性渗出和出血
Ⅳ级	除Ⅲ级改变外,出现视盘水肿

恶性高血压常伴有眼底、肾脏和脑损害。眼底可见视网膜动脉显著狭窄、出血、渗出、视盘及周围视网膜水肿。其中若视盘周围视网膜神经纤维层有火焰状出血,应视为恶性高血压的病症之一。若视盘水肿不消退,提示预后不良。

2. 低血压　大出血或休克所致的急性血压下降,或颈总或颈内动脉狭窄引起相对低血压,导致视网膜、脉络膜、视盘血液灌注不足,发生缺血性改变,其中视盘为最易发生缺血的部位且最易受累,表现为视盘水肿,晚期视盘萎缩。视野表现为与生理盲点相连的弧形缺损。荧光造影显示视盘区低荧光或充盈延缓或缺损。

3. 颞动脉炎　颞动脉炎又称巨细胞动脉炎,是动脉闭塞炎症的一种特殊类型疾病。颞动脉管壁内有巨细胞等淋巴细胞浸润,组织坏死致血栓形成,导致血管阻塞。14%~70% 的几率累及后睫状动脉,导致前部缺血性视神经病变(AION)。表现为显著的视力下降,且通常双眼受累,视盘苍白水肿。其他如伴发颞动脉区变粗、压痛和血沉增高,对诊断有一定帮助。

4. 感染性心内膜炎　在原有心脏瓣膜疾病的基础上继发细菌感染,瓣膜赘生物脱落形成血管机械性阻塞,根据阻塞位置不同,可能出现一些不同的眼部表现,如视网膜中央或分支动脉阻塞。另外如果带菌栓子随血流浸润眼内引起转移性眼内炎和脓毒性视网膜炎,此时可能伴有视神经炎,严重者表现为视盘水肿,视盘周围的视网膜出现小出血点和渗出。

第二节　神经系统疾病

1. 多发性硬化　多发性硬化（multiple sclerosis，MS）是最常见的一种中枢神经脱髓鞘疾病，好发于视神经、脊髓和脑干，多见于中青年女性。MS 最常见的视神经表现为单眼或双眼急性球后视神经炎。表现为视力突然减退，早期眼底多无改变，大部分患者可在数周内恢复，但易复发，重者可遗留视神经萎缩，表现为视盘苍白。

2. 视神经脊髓炎　国内一般认为较多发性硬化多见，有学者认为是 MS 的亚洲型，呈急性或亚急性发病。眼部表现常见双侧急性视神经炎或球后视神经炎。视神经炎时可见视盘充血、水肿；球后视神经炎早期眼底无异常，晚期视盘颞侧苍白。

3. 颅内占位　颅内占位通过压迫筛板后视交叉或视路结构导致视盘改变。如垂体瘤、颅咽管瘤可导致原发性视神经萎缩，眼底视盘颜色苍白，境界清晰，筛板可见。根据肿瘤的位置不同，出现相应的视野改变。颅内占位还可能因为颅内压增高，导致视盘水肿，根据位置不同，可表现为单侧或者双侧。

4. 偏头痛　有报道在偏头痛发作期间发生缺血性视神经病变。视神经血管痉挛可能是导致缺血性病变的原因。表现为典型的血管性头痛病史，头痛期间发生单侧视力下降，视野和视盘改变符合缺血性视神经病变的表现。

5. 帕金森病　又称震颤麻痹。可表现眼睑痉挛、瞬目和眼球活动减少，可有球后视神经炎或视神经萎缩。

第三节　内分泌系统疾病

1. 糖尿病　糖尿病患者不仅可以表现出典型的糖尿病性视网膜病变，临床发现糖尿病患者也会出现视盘改变。最初在青少年胰岛素依赖性糖尿病患者发现视盘肿胀，后来发现在成年人糖尿病患者也可能发生视盘水肿。临床报道 1 型和 2 型糖尿病患者均可见视盘水肿，发病年龄从 20 岁到 80 岁。视盘水肿多表现为双侧性，也有单侧性的报道，可见视盘表面隆起，毛细血管扩张，但一般不出现新生血管。视盘水肿与糖尿病性视网膜病变的程度无明显相关。视盘水肿对视力影响不大，视力通常不受损害或仅轻度下降，严重视力下降者少见，且视力预后较好，往往在 3 个月至 1 年内视力恢复，视力的改善先于视盘水肿的消失。视盘可以恢复正常的外观，偶有发生弥漫性或节段性视神经萎缩的报道。

糖尿病性视盘病变的病理机制尚不清楚。有假说认为是视盘表面微血管功能紊乱导致轴浆转运受损所致，但这种损害并不足以破坏视觉冲动的传导，所以患者视力下降并不明显。视盘表面的微血管紊乱与长期高糖微环境、葡萄糖利用障碍和慢性缺氧也可能相关联。

2. 甲状腺功能异常　甲状腺相关眼病（thyroid associated ophthalmopathy，TAO）是一组伴有甲状腺内分泌轴功能异常的眼病，眼部体征与甲状腺功能异常同时、提前或滞后出现，临床上发现甲状腺功能可亢进、正常或低下。TAO 所致的眼眶组织炎症水肿和眼外肌的水肿增粗等改变除了引起典型的上睑退缩、迟落，眼球突出和运动障碍外，因为眶压的增高，也造成继发性的视神经病变。视神经病变的发展与眼外肌受限和眶周组织水肿之间存在相关性，表现为单侧或双侧进行性视力下降，也有部分患者主诉为突然的视力下降。50% 患者无明显的视盘改变，35% 患者出现视盘水肿，15% 患者视盘苍白。

第四节　血液系统疾病

1. 白血病　白血病引起的眼部表现多发生于血液循环丰富的组织，如视网膜、脉络膜和视神经。白血病的眼底表现为早期视网膜静脉怒张、充盈和扭曲，可见出血，呈火焰状、圆点状，典型的为 Roth's 斑。视网膜水肿，色泽由橘红色变为橘黄色。视盘也可以有不同程度的水肿，视盘的水肿由局部细胞浸润或颅内白血病浸润导致的颅内高压所致。

2．贫血　红细胞或血红蛋白下降到正常的 30% 以下时，会出现明显的眼底表现。急性出血所致的贫血可致皮肤和结膜苍白，视盘颜色变淡、境界模糊或轻度视盘水肿、出现火焰状、线状或圆点状出血。严重的贫血可见视网膜棉絮斑，前部缺血性视神经病变，甚至出现视网膜脱离。视力模糊或一过性黑矇，甚至永久性失明。

3．红细胞增多症　红细胞增多症在眼部可表现为短暂的视力模糊、飞蚊症、复视、眼睑皮肤及结膜血管充血扩张呈紫红色，视网膜静脉血管呈青紫色。严重缺氧时可见毛细血管扩张，微血管瘤及新生血管、视网膜出血和视盘水肿等。

4．淋巴瘤　淋巴瘤是起源于淋巴造血系统的恶性肿瘤，主要表现为无痛性淋巴结肿大，肝脾大，全身各组织器官均可受累。淋巴瘤在眼部的表现多为眼眶淋巴瘤引起的眶压增高或局部压迫所致的继发性视盘改变，一般表现为视盘颜色变淡。另外一种少见情况，即中枢神经系统淋巴瘤的一种亚型，也被称为原发性玻璃体视网膜淋巴瘤（primary vitreoretinal lymphoma，PVRL），是一种少见的结节外非霍奇金淋巴瘤，常见于视网膜、玻璃体，偶尔在视神经上发现，典型的眼底表现为检查发现玻璃体混浊和细胞，特别是呈簇状或片状的玻璃体细胞、视网膜或视网膜下奶油状、白色或者橙色浸润病灶，边界清晰或者呈羽毛状，可以是独立的病灶也可以是多发的。视神经受累后的表现类似视神经炎的改变。

第五节　泌尿系统疾病

1．慢性肾小球肾炎　慢性肾小球肾炎因其所致的贫血和继发性高血压两大并发症，导致相应的视盘改变。视盘因贫血表现为颜色变淡。由于血压大幅升高，毛细血管收缩，出血棉絮斑，病情进展严重者出现视盘水肿，慢性期如视盘水肿不消退，提示预后不良。

2．尿毒症　尿毒症是各组肾脏疾病或全身疾病所致的肾衰竭，表现为氮质血症，并伴有电解质紊乱和神经系统症状。视盘表现为水肿，较肾功能代偿期表现明显，可呈蕈样隆起，伴出血和静脉曲张。

第六节　自身免疫性疾病

1．系统性红斑狼疮　系统性红斑狼疮可影响眼球各部分，10% 患者出现眼底改变，且一般认为眼底改变与病情活动有关。眼底改变通常表现为静脉迂曲扩张，小动脉闭塞，视盘周围及后极部典型的棉絮斑，也可见视网膜出血、微动脉瘤、视盘水肿和视网膜水肿。

2．结节病　结节病是一种多系统损害的疾病，其在眼部的表现主要累及葡萄膜，以前葡萄膜慢性肉芽肿性炎症为主，虹膜表面可见 Koeppe 及 Busacca 结节，呈白色或灰白色，透明，大小不一。玻璃体内结节可呈团状混浊，其他也可见泪腺、眼睑、眼眶、眼外肌、球结膜、视网膜、脉络膜和视神经等出现结节样浸润。

第七节　传染性疾病

1．钩端螺旋体病　钩端螺旋体病是由致病的钩端螺旋体引起的急性传染病。急性期可见结膜出血及巩膜黄染，恢复期后可发生双眼急性虹膜睫状体炎或全葡萄膜炎，眼底出现黄白色渗出。若累及视神经，可见视盘充血、边缘模糊、静脉充盈迂曲。

2．中毒性菌痢　早期可见视网膜小动脉痉挛，后期可见程度不同的视网膜水肿，严重者可引起黑矇。临床可见两组情况，一种为皮质盲型，视力下降是由于枕叶皮层的血管痉挛，治疗后视力可恢复，眼底无明显改变，瞳孔对光反射良好。另一种为视神经型，表现为急性球后视神经炎，瞳孔光反射迟钝或消失。早期眼底无改变，晚期可出现视盘苍白萎缩，且不可逆，预后差。皮质盲型有时也可发生视神经萎缩。

3．梅毒　球后视神经周围炎，视野向心性缩小。

4．获得性免疫缺陷综合征　获得性免疫缺陷综合征（acquired immune deficiency syndrome，AIDS）患

者的眼部并发症占 40%～63%，较为常见的眼部表现为：视盘周围棉絮状白斑、巨细胞病毒性视网膜炎、视网膜出血和眼部的 Kaposi 肉瘤。

5. 莱姆病　莱姆病是由伯氏疏螺旋体侵入人体引起的一种全身疾病，一般是在流行区经蜱叮咬后发病。早期表现为典型的皮肤损害，中、晚期表现出多器官受累的综合征，在眼部可出现滤泡性结膜炎、角膜炎、脉络膜炎、葡萄膜炎、中心性浆液性视网膜脉络膜病变、视盘水肿和缺血性视神经病变。

6. 疟疾　疟疾的眼部表现以角膜炎最常见，可表现为树枝状角膜炎、盘状角膜炎和角膜溃疡等。恶性疟疾则可表现出贫血引起的视网膜出血，高热期因视网膜血管痉挛发生周期性视力障碍，也可见视盘炎、球后视神经炎、皮质盲和眼肌麻痹。

第八节　营养缺乏性疾病

1. 维生素 B_1 缺乏　维生素 B_1 作为机体碳水化合物氧化的催化剂，其缺乏会对完全依靠碳水化合物营养的神经组织造成影响，可致多发性神经炎和神经麻痹。在眼部因结膜角膜知觉减退，导致角膜结膜上皮损害或浅层角膜炎，眼底表现视盘水肿，视盘颜色变淡，逐渐苍白。也有部分出现眼肌麻痹，眼球震颤。

2. 维生素 K 缺乏　维生素 K 缺乏导致的眼底改变主要是由其缺乏所致的凝血功能异常导致的继发改变，如视网膜出血、脑出血所致的颅内压增高，视盘水肿。长时间可致视神经萎缩。

（杭　荟）

参 考 文 献

1. Lanning B. Kline. 视神经疾病. 徐军译. 第 2 版. 北京：人民卫生出版社，2014.

2. 王鸿启. 现代神经眼科学. 北京：人民卫生出版社，2005.

3. 葛坚. 眼科学. 第 2 版. 北京：人民卫生出版社，2010.

4. 童绎，魏世辉，游思维. 视路疾病基础和临床进展. 北京：人民卫生出版社，2010.

5. 杨景存. 视神经病学. 郑州：河南科学技术出版社，1996.

第十五章
球后病变关联的视盘改变

球后病变（retroocular diseases）通常指视神经球后眶内段的病变，此段视神经本身肿瘤、其他组织（如肌肉、血管、淋巴等）病变的直接侵及或压迫、外伤等引起的视神经原发性或继发性病理改变，这些疾病中有些可能会引起视盘改变。本章节内容主要阐述能够引起视盘改变的球后视神经病变，也归纳总结了一些其他能够引起视盘改变的疾病。本章根据疾病的发病机制不同，从压迫相关、血管异常相关、炎症相关三节来阐述相关的球后病变，分析这些球后病变引起视盘改变的原因、视盘改变的临床特征、并发的其他眼底改变以及诊断和治疗。

第一节　压迫相关的球后病变

一、甲状腺相关眼病的视盘改变

详见第十四章。

二、眼眶炎性假瘤

眼眶炎性假瘤（orbital inflammatory pseudotumor），又称眼眶特发性炎症，是原发于眼眶组织的慢性非肉芽肿性、非特异性炎性改变，原发病灶或系统病因通常难以发现，其临床症状类似肿瘤，发病率在4.7%～6.3%，居眶内病变的第三位。眼眶炎性假瘤分型比较混乱复杂，按照炎症浸润部位可以分为肌炎型、泪腺炎、视神经周围炎型、弥漫性眼眶炎症、眼眶炎性肿块。单纯的视神经周围炎型病例并不多见，在 Peyster 等报道中，16 例眼眶炎性假瘤只有 1 例是单纯的视神经周围炎型。

（一）病因病理

病因尚不明确，有时会伴有自身免疫性疾病，提示可能与自身免疫调节有关。病理检查提示球后炎性假瘤通常为致密的纤维组织聚集于眼肌，胶原沉着，以及多种细胞混合炎症反应，包括淋巴细胞、浆细胞、中性粒细胞和巨噬细胞。

（二）临床特征

眼眶炎性假瘤临床上表现非特异性，和许多球后肿瘤压迫症状类似。可单侧发生，也可双侧同时发生。当眼眶炎性假瘤有眶内多组织浸润时，表现为眼球突出、眼球运动受限，可有流泪或眼睛干涩感，泪腺区结膜充血；当侵及视神经鞘膜、眼球筋膜及其周围组织时，则以间歇性的疼痛和不同程度的视力减退为主，视力减退可呈渐进性，可有色觉异常，中心暗点，眼底可见视盘水肿（图 15-1）。

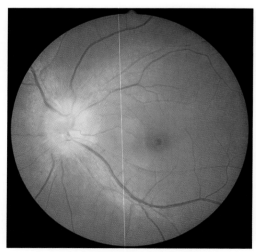

图 15-1　炎性假瘤眼底彩色照相：视盘炎，视盘水肿

（三）诊断

确诊此病需要结合病史、临床体征、相关影像学检查、活组织检查以及对激素治疗的敏感性。炎性假瘤的诊断属于排除诊断，需要排除眼眶内其他炎性肿块和视神经、非视神经肿瘤。当眼眶炎性假瘤有眶内多组织浸润时，计算机X线断层扫描（CT）、磁共振成像（MRI）可出现球后浸润、眼球突出、球后信号增强、巩膜增厚、泪腺增大、眼肌粗大等影像学征象。视神经周围炎型则表现为视神经水肿增粗，弥漫性的信号增强，视神经鞘边界模糊；对比增强扫描后显示有低信号的视神经和高信号的炎症视神经鞘构成的"双轨"征（图15-2）。同时，影像学检查还应兼顾是否存在海绵窦和颅内病变。血清学检测自身免疫学相关指标可以辅助诊断。在高度怀疑而激素治疗又无反应者可以通过活组织病理检测进行确诊。

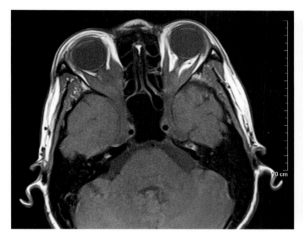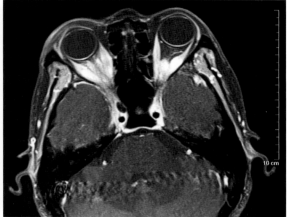

图15-2 左图（T1）可见双眼内外直肌、视神经弥漫性增粗，眼肌以梭形增粗为主，右眼明显。右图增强后示双轨征

（四）鉴别诊断

单纯的视神经周围炎型眼眶炎性假瘤需要与视神经炎、Grave's眼病视神经病变以及球后视神经肿瘤相鉴别。视神经炎通常急性发作，与多发性硬化病相关，尽管其对激素治疗也比较敏感，但是其发病更急，病情更严重；Grave's眼病视神经病变球在影像学上也会出现视神经影像增粗，但是在视神经增粗出现时，其已损害眼肌功能，并且在CT上已出现眼肌纤维增粗；球后视神经肿瘤主要有视神经胶质瘤、视神经鞘脑膜瘤、神经纤维瘤等，这些球后视神经肿瘤在影像学上通常存在视神经管的扩大，骨膜肥大，钙化点，球后其他部位肿瘤征象等，而单纯的视神经周围炎型眼眶炎性假瘤则没有。

（五）治疗

淋巴浸润型对糖皮质激素治疗较敏感，可根据病情静脉或口服给药，原则上足量冲击，病情控制后小剂量维持。急性期或威胁视力时应使用糖皮质激素联合抗生素治疗，如甲泼尼龙500～1000mg静脉滴注，儿童用量按照体重计算，复发通常与激素减量过快相关。也可眶内注射，采用泼尼松龙40mg，每周一次，连续4次。对于不耐受糖皮质激素者可复用非类固醇类抗炎药（NSAIDs）。对药物不敏感或禁忌者，可选用小几率放射治疗，总量20Gy，很多专家建议放疗前进行活检。有报道免疫抑制剂及抗肿瘤药也有效。纤维组织增生型炎性假瘤对药物和放疗不敏感，可行眼眶理疗，减少纤维化，也可在充分考虑手术的并发症及复发等问题后采用手术治疗。

三、原发于视神经的球后肿瘤

原发于视神经的球后肿瘤指的是除视盘肿瘤之外的视神经肿瘤，即发生于视神经的眶内段至颅内段的肿瘤。而能够引起眼底、视盘改变的肿瘤通常定位于眶内段，以直接侵袭视盘或者压迫眼球后部为主要发病机制。

（一）视神经胶质瘤

眶内视神经胶质瘤是最常见的视神经肿瘤，起源于视神经内的神经胶质细胞，属于良性或低度恶性肿瘤。本病多为单侧性，发展缓慢，不易引起血行和淋巴道的转移。由于肿瘤逐渐增大，可使眼球向正前方突出，因肿瘤位于肌肉圆锥内，且多起于眶后段或眶尖部，因而眼球突出发生较晚。需要注意的是，患者的视力障碍往往在出现眼球突出之前，有的患者视力减退可以发生在眼球突出之前的许多年。这与其他眶内肿瘤先出现眼球突出而后发生视力障碍不同，所以，视力障碍先于眼球突出，是本病临床表现的重要特征。

本病的眼底表现多为患眼的原发性视神经萎缩，少数可为视盘水肿。当肿瘤较大者，由于压迫眼球后极而可见眼底放射状条纹。本病 X 线摄片常见视神经孔扩大，否则，视神经胶质瘤的可能性很小。CT扫描检查，多见球后椭圆形肿物，位于肌肉圆锥之中，边界光滑清楚，密度均匀一致，视神经孔管扩大。本病需要与视神经炎相鉴别，视神经炎在 CT 或 MRI 扫描上亦可出现视神经增强影，从经验上看，视神经炎通常呈现的是管道状增强影，而胶质瘤则呈现梭状增强影。

本病的治疗，应尽早手术切除肿瘤，一般术后很少复发。如肿瘤位于眶中段者，可行眶侧壁开眶术，将肿瘤切除；如肿瘤已突入眼球内，则应将肿瘤连同眼球一并摘除；如肿瘤发生于视神经的眼球内段，则多伴有多发性视网膜胶质瘤，病程十分缓慢，甚至可自行停止进展。

（二）脑膜瘤

脑膜瘤发生于视神经鞘的硬脑膜或蛛网膜，对视神经的损害实为继发性压迫。该肿瘤属良性，个别可恶变。一般生长缓慢，病程长，通常为 3～5 年，最长者可达 30 年以上，但恶性变后发展迅速。多发生于中年，以女性为多。本病多发生于颅内，少发生于眶内，发生于眶内时瘤体可侵及视神经、巩膜、脉络膜及视网膜，一般不发生全身性转移。

本病临床特点常是在未发生眼球突出之前，视力正常，视力在发生眼球突出之后才逐渐减退。如果肿瘤对视神经的压迫不严重，在眼球突出一段时间后仍可保持良好视力。由于视神经受到压迫，眼底可见视盘水肿或视神经萎缩征象，有的患者甚至出现视网膜中央静脉阻塞：视盘水肿、血管扩张、出血、黄斑部放射状条纹或星芒状渗出等。CT 及 MRI 检查可见视神经增粗或呈梭形的肿块，有时亦有肿瘤中央有视神经阴影（铁轨征）（图 15-3）。

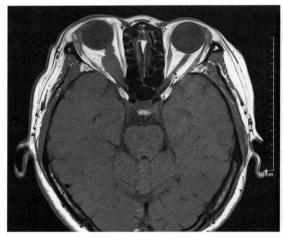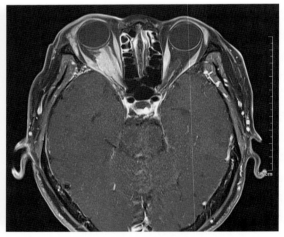

图 15-3　右侧视神经增粗，可见不规则长 T1 信号影（左图）；增强后明显均匀强化，包绕视神经，边界清（铁轨征），视神经受压向鼻侧移位，眼球稍突出（右图）

本病的治疗，以手术为主，对放射治疗不敏感。应尽早摘除肿瘤，术后有的病例复发。对于晚期患者，瘤组织已充满整个眼眶的眶腔时，视力全部丧失者，可行眶内容摘除术。

四、其他压迫视神经的肿瘤

此类肿瘤多为眼眶邻近结构如鼻窦、眼睑、眼球内、颅内等的肿瘤。这些肿瘤侵入眼眶，以直接压迫视神经为主要病因，通常在眼部的临床表现为视力下降或原发性视神经萎缩，也可以出现中心暗点或周边视野缩小等视野改变，当侵入眶后的瘤体组织较大时，会出现眶部疼痛、眼球突出、眼球运动受限和视盘水肿等征象。CT、MRI 或 PET-CT 对肿瘤的位置及起源有辅助诊断意义，确诊则需要瘤体活组织病理检验。此外，除了瘤体压迫视神经或眼球后部而产生的压迫症状外，眼科医生亦要注意到各种瘤体自身特有的原发病灶的临床特征或全身表现，如嗅沟脑膜瘤早期常有前额部或眶后部疼痛，单侧或双侧嗅觉丧失，肿瘤压迫额叶底部时，可引起表情冷漠和智力障碍，颅内压增高时，常出现双侧视盘水肿，少数可呈 Forster-Kennedy 综合征（见第十六章）；鼻咽癌早期涕中带血，听力障碍和颈部淋巴结肿大；淋巴瘤累及眶部时，颈部，或腋下或腹股沟通常已出现无痛性，进行性肿大的包块等。

第二节　血管异常相关的球后病变

血管异常相关的球后病变以颈动脉海绵窦漏为例。颈动脉海绵窦漏（carotid cavernous fistulae）指颈内动脉海绵窦段或其分支破裂，与海绵窦之间形成异常的动 - 静脉沟通的一种较常见的神经眼科综合征。分为外伤性和自发性两种，其中外伤性颈动脉海绵窦漏约占 75%～85%，多见于年轻男性，自发性颈动脉海绵窦漏约占 15%～25%，多见于老年女性，本节主要探讨外伤性颈动脉海绵窦漏。

（一）病因病理

外伤性颈动脉海绵窦漏因外伤后颈内动脉与海绵窦之间形成异常动静脉交通而造成。颈内动脉进入颅内后，经蝶骨底外侧时穿过海绵窦，海绵窦由静脉扩张形成窦状结构，呈 S 形走向，接受眼上、下静脉血，其侧壁有Ⅲ、Ⅳ及Ⅴ脑神经的第一、二支经过。颈内动脉的一个分支为前床突内的眼动脉，当此处的动脉因损伤或自发破裂时，动脉血流入海绵窦，海绵窦扩张，其内的血液动脉化，通过海绵窦引流的眼静脉因压力升高也随之扩张，导致眶内及眼内组织发生一系列静脉血回流受阻的病理改变。颈动脉海绵窦漏患者也因为视网膜中央动脉灌注压降低，视网膜慢性缺血，而出现眼缺血症状和新生血管生成。自发性颈动脉海绵窦漏可能与血管畸形有关，也有可能与体内内分泌功能异常有关。

（二）临床特征

外伤性颈动脉海绵窦漏主要临床表现为外伤后视力下降，复视，患者自诉头部有"嗖嗖"或"隆隆"杂音，患者有搏动性眼球突出、运动受限，上睑下垂，结膜血管弥漫性扩张和扭曲，眼压可升高，虹膜可有新生血管，相对性传入性瞳孔障碍（RAPD）阳性，眼底可见视盘水肿，边界模糊，由于眼动脉供血不足视盘可有新生血管，视网膜中央静脉阻塞，视网膜静脉扩张、迂曲、出血，黄斑部缺血，增殖性视网膜病变等（图 15-4）。

（三）诊断

根据外伤史及患者临床表现、眼科体征可初步诊断。影像学检查在颈动脉海绵窦漏诊断中很重要，脑血管数字减影（digital subtraction angiography，DSA）是颈动脉海绵窦漏的诊断金标准，在 DSA 上可见海绵窦动脉期显影，范围扩大，造影剂呈团状聚集等（图 15-4）；眼 B 型超声可见眼上静脉（superior ophthalmic vein，SOV）纵切面管状无回声区较粗，形态不规则（图 15-4）；CT 检查可见患者 SOV 扩张，海绵窦扩大，密度增高；头颅 MRI 检查可见 SOV 迂曲、扩张，海绵窦区扩大，异常流空信号；此外，经颅彩色多普勒超声（transcranial color doppler sonography，TCCS）亦可见 SOV 扩张，眼动脉、视网膜中央动脉血供异常，这些都有助于确立诊断。

（四）鉴别诊断

搏动性突眼应与眶炎性假瘤、眶蜂窝织炎、甲状腺相关性眼病相鉴别，海绵窦漏的搏动性突眼无疼痛，常渐进性加重；眼压升高需要与青光眼相鉴别；结膜充血需与结膜炎相鉴别，该病引起的结膜充血呈螺旋状，以角膜为中心呈放射状，色暗红，无分泌物。

（五）治疗

治疗以介入血管栓塞治疗为主，有的患者经过动脉数字造影后会自行缓解，多数仍需主动治疗，通过动脉造影确定病变部位后，采用不同方法来封闭瘘管，包括胶、气囊或可形成血栓的线圈。对视盘或眼底新生血管可以进行抗新生血管治疗，如球内注射雷珠单抗。

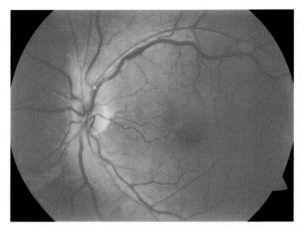

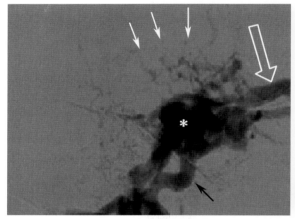 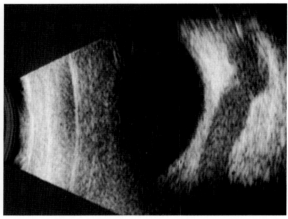

图 15-4　外伤性颈动脉海绵窦漏

眼底照片见视盘水肿、边界模糊，视网膜静脉迂曲扩张（上）；脑血管数字减影（DSA）见海绵窦动脉期显影，范围扩大，造影剂呈团状聚集，眼上静脉扩张（下，黑箭头：颈动脉；星号：海绵窦；空心箭头：眼上筋脉）；眼 B 型超声见眼上静脉纵切面管状无回声区较粗，形态不规则

第三节　炎症相关的球后病变

炎症相关的球后病变以后巩膜炎为例。后巩膜炎（posterior scleritis）是指发生于赤道后部及视神经周围巩膜的炎症，该病可以累及视神经、视盘，尤其是视盘周围的后巩膜炎。后巩膜炎在临床上不易诊断，著名巩膜炎专家 Watson 曾指出："后巩膜炎是眼科中最易误诊而又具可治性疾病之一。"后巩膜炎的误诊可以导致视力不可逆性损伤。同时，后巩膜炎可并发前葡萄膜炎（75%）、前巩膜炎（20%）等眼病。此外，该病还可能伴发许多全身疾病，主要为类风湿关节炎、血管炎病以及一些其他自身免疫性疾病。

（一）病因病理

后巩膜炎的病理变化为慢性肉芽肿性改变、炎症细胞浸润、类纤维蛋白坏死及胶原破坏等。巩膜与 Tenon 囊紧密相连，尤其在角巩膜缘和视神经周围，球后筋膜和肌鞘组成 Tenon 囊的延伸部分，所以后巩膜炎症可侵犯眼外肌出现眼外肌炎，眼外肌功能受限；侵及视盘可至视盘炎；巩膜肉芽肿性炎症致巩膜、脉络膜变厚，可能会使 Bruch 膜和视网膜色素上皮隆起导致视网膜条纹症；后巩膜炎侵及脉络膜可引起炎性渗出，发生环形脉络膜脱离和（或）渗出性视网膜脱离；巩膜增厚亦可导致眼轴缩短，出现轴性远视。

（二）临床表现

患者通常表现为眼痛和视力下降。病变早期出现持续性眼痛，可以涉及眉弓部、颞部或颧骨部，继而视力受损，若只是轴性远视可通过凸透镜矫正，晚期病变累积黄斑和视神经则可出现视力严重下降。后巩膜炎患者75%合并前葡萄膜炎，20%合并前巩膜炎。患者眼前节可有眼球突出、运动受限，眼睑肿胀，上睑下垂，合并葡萄膜炎时前房可见炎症细胞，合并前巩膜炎时巩膜睫状充血、可有肿胀结节。眼底可无异常表现，视盘充血或水肿是最常见的眼底体征（尤其在儿童患者），也有的视盘水肿随着病情进展才出现，之后可以出现视网膜条纹，黄斑水肿，视盘周围或黄斑区可出现浆液性视网膜浅脱离（图15-5）。

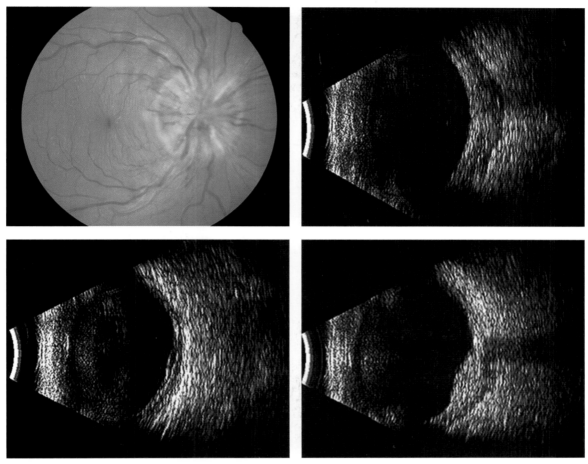

图15-5　后巩膜炎：视盘充血、水肿，视网膜静脉迂曲扩张，黄斑区水肿（左上）；巩膜增厚，"T"型征（右上）；视网膜前脱离（左下）；视网膜后极部包块（右下）

（三）诊断

尽管早期诊断困难，但是极其重要，影响视力预后，儿童初起眼痛、睑肿胀、眼球运动受限、视盘水肿以及浆液性的视网膜脱离应高度怀疑此病。另外，有症状的前葡萄膜炎治疗无效也需考虑此病。后巩膜炎的最佳诊断方法是眼部B型超声检查，B型超声检查发现巩膜增厚（>2mm），回声增强，分布均匀；球后水肿区则表现为回声减弱；出现典型的T形征：这种征象表明沿巩膜扩展的水肿与正常图形视神经阴影成直角，由水肿的Tenon囊和视神经周围鞘膜的回声组成；部分患者会出现视网膜前脱离或后极部包块征象（图15-5）。A型超声在后巩膜炎的诊断上亦有意义，标准化A型超声显示眼球后部巩膜增厚表现出中高的"穗状"反射波。荧光素眼底血管造影（FAA）不能确诊后巩膜炎，仅用于了解后巩膜炎的病变程度以及与其他眼底疾病的鉴别，根据后巩膜炎对脉络膜和视网膜的影响程度，可以出现不同的临床征象，FAA可显示视盘水肿、网膜色素上皮脱离、渗出性视网膜脱离、黄斑囊样水肿等。同样，ICGA也只能用于对疾病发展的观察，在ICGA中期和晚期可见到区域性强荧光，大多数出现脉络膜灌注迟缓。CT和MRI在后巩膜炎亦可显示后部球壁增厚，MRI对区分视网膜、脉络膜有优势，巩膜在T_1和T_2加权相上皆为偏低信号，CT和MRI还可以发现其他疾病所致的眶内损害。此外，OCT可识别视网膜黄斑区或视盘周围浆液性脱离亦有利于诊断。抗核抗体（ANA）、抗双链DNA抗体（anti-dsDNA）、抗中性粒细胞胞浆抗体（ANCA）、C 反应蛋白（CRP）、类风湿因子、梅毒等血清学检测亦可从系统免疫角度推测非感染性巩膜炎的可能性。

（四）鉴别诊断

需要与以下疾病进行鉴别：①眶蜂窝织炎：常伴红肿热痛，严重时全身感染，超声虽也可出现 T 形征，但此 T 形征为球后筋膜腔隙的炎性水肿。②炎性假瘤：许多症状与后巩膜炎相似，但 CT 检查时多可见到眶内的炎性肿块。③眼眶肿瘤：可有与后巩膜炎相似的症状，但眼眶肿瘤的体征和症状在给予非甾体抗炎药或糖皮质激素治疗时无改善。④脉络膜黑色素瘤：眼球无突出，一般不伴疼痛，主要表现为视力下降，超声可见圆形或椭圆形脉络膜凹陷征及挖空征，而无球后水肿。

（五）治疗

对于合并结缔组织或血管炎病相关联的巩膜炎，要联合内科和类风湿免疫科积极治疗系统疾病。全身应用 NSAIDs，患者选用某种 NSAIDs 治疗有效后，至少需使用 1 年，再逐渐减量直至停药；若 NSAIDs 治疗无效，可大剂量使用糖皮质激素；联合用药效果较好，可采用小剂量泼尼松（每日 10～20mg）联合 NSAIDs 的一种；效果仍不明显考虑使用免疫抑制剂，如甲氨蝶呤、硫唑嘌呤，或环孢素等，如甲氨蝶呤用法为：7.5～15mg，每周 1 次。长期应用激素以及免疫抑制剂应注意副作用。

（胡仔仲）

参 考 文 献

1. Szabo B，Szabo I，Crişan D，et al. Idiopathic orbital inflammatory pseudotumor: case report and review of the literature. Rom J Morphol Embryol.，2011，52（3）：927-930.

2. Peyster RG，Hoover ED，Hershey BL，et al. High-resolution CT of lesions of the optic nerve. Am J Roentgenol，1983，140（5）：869-874.

3. 葛坚. 眼科学. 第2版. 北京：人民卫生出版社，2010.

4. Ding ZX，Lip G，Chong V. Idiopathic orbital pseudotumour. Clin Radiol. Clin Radiol，2011，66（9）：886-892.

5. Nair AG，Pathak RS，Iyer VR，et al. Optic nerve glioma: an update. Int Ophthalmol，2014，34（4）：999-1005.

6. Glass LR，Canoll P，Lignelli A，et al. Optic nerve glioma: case series with review of clinical，radiologic，molecular，and histopathologic characteristics. Ophthal Plast Reconstr Surg. 2014，30（5）：372-376.

7. 李凤鸣. 中华眼科学. 第3版. 北京：人民卫生出版社，2014.

8. 杨景存. 视神经病学. 郑州：河南科学技术出版社，1996.

9. 方严. 巩膜病学. 北京：科技文献出版社，2006.

10. Woon WH，Stanford MR，Graham EM. Severe idiopathic posterior scleritis in children. Eye（Lond），1995，9：570-574.

11. Sonika，Narang S，Kochhar S，et al. Posterior scleritis mimicking macular serpiginous choroiditis. Indian J Ophthalmol.，2003，51（4）：351-353.

12. 廖燕红，张惠蓉. 颈动脉海绵窦漏致低灌注性视网膜病变一例. 中华眼底病杂志，2003，19（5）：317-318.

13. 瞿远珍，杨柳，方民，等. 颈动脉海绵窦瘘眼征的临床分析. 中国卒中杂志，2011，06（7）：529-532.

14. Saatci AO，Selver OB，Men S，et al. Single intravitreal ranibizumab injection for optic disc neovascularisation due to possibly traumatic，direct carotid cavernous fistula. Clin Exp Optom，2014，97（1）：90-93.

15. Gapsis BC，Ranjit RU，Malavade S，et al. Spontaneous resolution of ophthalmologic symptoms following bilateral traumatic carotid cavernous fistulae. Digit J Ophthalmol，2013，19（2）：33-38.

16. Zhang Y，Zheng H，Zhou M，et al. Teaching neuro-images carotid-cavernous fistula caused by fibromuscular dysplasia. Neurology，2014，82（15）：e134-135.

第十六章

视盘相关综合征

视盘相关综合征是指那些与视盘相关、有眼部表现的遗传性疾病，如：尖头并指综合征、眼牙综合征等，也包括一些可导致视盘病理性改变的其他系统性疾病，如：高安综合征、福斯特肯尼迪综合征等。与视盘改变相关的综合征涉及面广，可涵盖全身各个系统疾病，本文不能一一罗列，这里只选取一些常见和业界熟知的疾病，特别是亚洲人群多发的综合征。相对而言，各种综合征不属于常见病和多发病，有些比较罕见的综合征，亦有可能会引起视盘的改变，归于"其他综合征"章节进行简单介绍。

第一节 福斯特肯尼迪综合征

1. **别名** 福斯特肯尼迪综合征（Foster Kennedy syndrome），又称 Kennedy 综合征、额叶基底部综合征。

2. **概述** 多由大脑额叶底部的肿瘤、血管瘤硬化、脑脓肿或蝶骨脑膜瘤所致，属脑额叶的基底部病变，损害在视神经交叉附近，又是偏于一侧，双眼视盘先后发生损害。

3. **病因** 脑额叶基底部占位性病变，如肿瘤、脓肿或血管瘤；嗅叶蝶骨嵴脑膜瘤；蛛网膜炎；颈内动脉硬化；脑外伤。

4. **眼部临床特征** 患侧原发性下行性视神经萎缩，可出现中心暗点；健侧视盘水肿，周边视野缩小，生理盲点扩大；眼外肌麻痹，眼球震颤，眼球突出（图 16-1）。

5. **全身性表现** 颅内压升高征（头痛、眩晕、恶心、呕吐）；嗅觉丧失；血白细胞数增高；心脑血管病变。

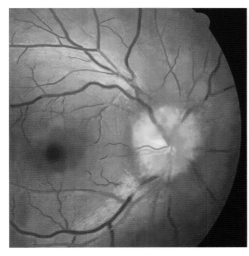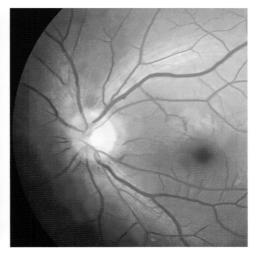

图 16-1 福斯特肯尼迪综合征患者眼底表现

第二节　高山病综合征

1. 别名　Acosta syndrome、Monge 综合征、登山者综合征。
2. 病因　主要发生于高山地区，因海拔高时氧气压力低、缺氧导致脑水肿、肺水肿及全身一系列变化，常发生于登山者、飞行员以及高原生活者。
3. 眼部临床特征　一过性视物模糊，偶有持久者；色觉分辨差；明适应差；眼睑水肿，球结膜及巩膜血管扩张。

视盘充血、水肿，视网膜静脉迂曲，动脉痉挛。

视野检查有黄斑回避，生理盲点扩大和出现暗点等。

4. 全身性表现　烦躁不安；头疼；约在海拔 4500m 高时出现神志恍惚、淡漠及判断障碍；海拔达到5500～6000m 时，出现精神混乱、明显发绀、肌肉运动失调或肢体瘫痪、抽搐甚至昏迷。

第三节　广泛性脆性骨质硬化症

1. 别名　Alberts-Schonberg syndrome、骨石化症、大理石骨病。
2. 概述　发病率低，是一种少见的骨发育障碍性疾病，其主要特征为全身性骨质硬化、骨塑性异常、进行性贫血、肝脾肿大、容易骨折。临床上一般分为成年型和婴儿型：成年型系常染色体显性遗传，多属良性；婴儿型系常染色体隐性遗传，多属恶性。
3. 病因　确切病因不明，属于常染色体遗传性疾病，可能与碳脱水酶Ⅱ的缺陷有关，也有研究找到基因 C1CN7 的突变，而全基因组扫描发现另一个主要位点在 16p13.3。患者的成骨过程中软骨基质持续钙化，破骨细胞对其不能正常溶解吸收，以致骨组织不能改建，钙化的软骨细胞堆积，骨质变脆硬，发生骨髓硬化性贫血，继而出现髓外造血代偿性增生。
4. 眼部临床特征　视力损害，眼距宽，斜视，上睑下垂、眼球突出、眼球震颤。如果颅骨下部的骨骼增厚，压迫脑神经通路，可致视盘水肿、视神经萎缩、面神经麻痹和动眼神经麻痹。
5. 全身性表现　大多数患者在婴儿期即可出现病态，可见皮肤苍白、方颅、多发性骨折等；全身大部分骨骼密度增高，高血红蛋白性贫血，有时在外周血液中出现幼稚的白细胞；良性有脑神经麻痹、弥漫性骨硬化；恶性有发育障碍、智力迟钝、四肢畸形、肝脾肿大及贫血等。

第四节　尖头并指综合征

1. 别名　尖头合并并指（趾）畸形综合征、Apert syndrome。
2. 概述　临床少见的先天性畸形综合征，特征为尖头或短头畸形、中脸发育不良及肢体畸形。
3. 病因　是一种常染色体显性遗传疾病，临床所见多为新发的突变，多发生于父亲的胚系，家族显性遗传和胚芽嵌合的病例也偶有报告。基因学研究发现，Apert 综合征可由编码成纤维生长因子受体 -2（FGFR-2）上的第二、三位点（S252W、P253R）的基因突变引起，其中 P253R 突变者的临床表现更为严重，不同突变基因型的患者临床表现也不同。
4. 眼部临床特征　眼距过宽、突眼、眼球突出导致的角膜溃疡，斜视、弱视、上睑下垂。眼肌麻痹、眼球震颤、视力减退；也可以出现虹膜缺损、脉络膜缺损、视网膜脱离等。由于视神经管狭小，导致视神经在视神经孔处受压，出现视盘水肿，常继发性视神经萎缩及展神经麻痹；视盘下部受压或牵拉伸展，可导致上方视野缺损。
5. 全身性表现　不规则的颅缝早闭，尖头（塔状头）；面中部发育不良；对称性并指（趾），骨性或表皮的并指（趾），常见的是第 2、3、4 指（趾）骨融合；肩肘关节骨联合固定；脊柱四肢发育不全；上颌骨发育不全，腭弓高，异位出牙，错位咬合等；传导性听力丧失，听力损伤常继发于慢性中耳炎或先天性镫骨足板固定；中枢神经系统发育不良，脑回畸形、脑室扩张、颅内压升高，智力低下。

第五节　视神经萎缩伴共济失调综合征

1. 别名　Behr Syndrome、顿挫性遗传性共济失调。

2. 概述　本病罕见，为先天性发育不良，婴儿即出现视神经病变、锥体束症状及肢体运动失调，顿挫性进展若干年后趋向稳定，无性别差异。

3. 病因　常染色体隐性遗传，也有常染色体显性遗传的家系报道。由于其基因表现度的差异，临床表现也是多种多样的。

4. 眼部临床特征　视力障碍、眼球震颤及眼肌麻痹、视野缺损或出现中心暗点，常伴色盲；双侧球后视神经炎，视神经萎缩（1～9岁），视盘颞侧苍白，乳头黄斑束纤维萎缩，发病数年后趋于稳定静止，一般不会失明（图16-2）。

5. 全身性表现　智力减退；共济运动失调症状，步态不稳，痉挛性截瘫；锥体束病征，如腱反射亢进，巴宾斯基征（Babinski征）阳性；括约肌力减弱、肌张力增强；部分患者还可出现畸形足、腭裂、脑积水（图16-2）。

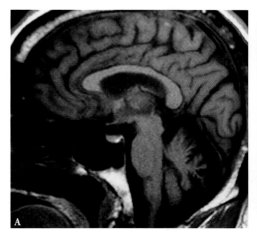
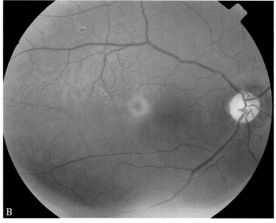

图16-2　视神经萎缩伴共济失调综合征患者的头颅MRI和眼底表现

A. 脑MRI（矢状T_1加权图像）显示大脑皮层下显著的小脑萎缩；B. 眼底检查显示视盘苍白、视神经萎缩，无黄斑变性和视网膜色素变性

第六节　色素失调综合征

1. 别名　Bloch-Sulzberger syndrome、色素颗粒细胞痣、色素失禁症。

2. 概述　少见的先天性遗传性疾病，其特征为出生后不久即出现特殊的皮肤色素斑、水疱疹、毛发异常，并伴有眼损害、牙齿异常、癫痫、骨髓异常及先天性心脏病等。由于女性有2个X染色体，另一个X染色体的正常基因可将异常基因掩盖，故易存活，发病率数十倍于男性。

3. 病因　为X染色体显性遗传性疾病，是一种少见的外胚叶异常复合性遗传综合征。位于染色体上Xq28的NEMO基因突变可引起该病的发生，最常见的突变是基因重排，发生NEMO基因位点缺失。

4. 眼部临床特征　约1/3的患者有眼部异常，眼睑和结膜色素沉着、小眼球、小角膜、角膜混浊、蓝色巩膜；近视、斜视、眼球震颤；虹膜异常、瞳孔畸形；先天性白内障，晶状体后纤维增生、假性神经胶质瘤。眼底检查可见：视网膜色素沉着或脱失，视网膜下出血，视网膜皱襞，视盘炎，视神经萎缩。

5. 全身性表现　出生时即有皮肤损害，皮疹先为红斑、大疱，多在肢体屈侧及躯干外侧呈线状排列，之后形成硬结或疣样损害，色素沉着与脱失并存，皮肤萎缩；毛发稀疏、指（趾）甲发育不良，毛囊性皮肤萎缩；牙齿发育不全，出牙延迟或出牙不全；神经系统异常，精神障碍，智力低下，脑积水，癫痫、惊厥，痉挛性麻痹；先天性心脏病，小头畸形、侏儒、脊柱裂等。

第七节　视神经网膜血管瘤综合征

1．别名　Bonnet-Dechaume-Blanc syndrome、视神经网膜血管瘤病。

2．概述　先天性疾病，发病在儿童早期，偏瘫、智力衰退。单侧眼球突出、眼底弥漫性血管瘤，合并心室肥大，脑病在视丘和中脑。

3．病因　常染色体显性遗传，非恶性血管异常。

4．眼部临床特征　单侧眼球突出，眼球震颤，斜视，球结膜血管扩张，瞳孔对光反射消失；眼底弥漫性视网膜动脉瘤，视网膜静脉曲张，视盘血管瘤，视盘水肿（图16-3、图16-4）。

5．全身性表现　丘脑及中脑动静脉瘤，头颅听诊可闻及与心脏搏动一致的收缩期杂音；智力低下；偏瘫；左侧心脏肥大。

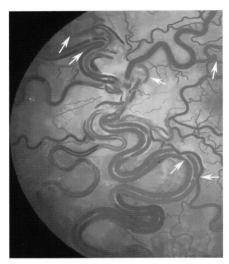
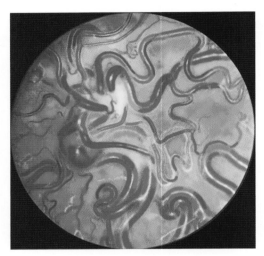

图 16-3　视神经网膜血管瘤综合征患者眼底表现
左眼底整个视网膜布满扩张的动 - 静脉畸形血管

图 16-4　视神经网膜血管瘤综合征患者眼底表现
左眼底图显示粗大扭曲的血管，大部分视盘被增厚的血管覆盖；自出生无光感

第八节　脑白质海绵状变性综合征

1．别名　Canavan syndrome、Canavan 病、神经系统海绵状退行性变性综合征。

2．概述　主要特征是出生3～5个月进行性头围增大、发育迟缓及肌张力低下，中枢神经系统海绵状退行性病变。

3．病因　常染色体隐性遗传，是由于乙酰天门冬氨酸酶编码基因缺陷导致乙酰天门冬氨酸酶活性受损，乙酰天门冬氨酸转化为乙酰 CoA 和天门冬氨酸的过程障碍，大量的 N- 乙酰天门冬氨酸在脑内蓄积所致，引起脑白质包括弓状纤维呈海绵状退行性改变。病理检查可见有严重脑水肿，体积增大，脑皮质星形细胞高度水肿，并有空泡形成；脑白质髓鞘板层撕裂成大片状空泡，脑组织的细胞间隙增宽，可见肿胀的星形胶质细胞，晚期大脑白质广泛的脱髓鞘改变。

4．眼部临床特征　患儿出生后尚有视力，6个月后出现水平眼球震颤，不能固视，瞳孔对光反射存在，眼底黄斑部出现樱桃红斑；约 1 岁后视力逐渐下降，直至全盲；眼底可见视盘边界欠清、色苍白、动静脉血管细，视神经萎缩，此时黄斑部樱桃红斑可消失。

5. 全身性表现　婴儿期起病（通常 3～6 个月），对声音有过度的惊跳反应，不能注视，癫痫发作；6 个月后出现肌张力低，视觉减退；1 岁以后出现痉挛性瘫痪，进行性痴呆，肢体松弛，惊厥，耳聋，头围进行性增大，颅骨骨缝分开，多在 5 岁以内死亡。

第九节　侏儒-视网膜萎缩-耳聋综合征

1. 别名　Cockayne syndrome、侏儒症、染色体 20 三倍体综合征。

2. 概述　特征为侏儒症同时有视网膜萎缩与耳聋，发病于年幼儿童，出生后不久生长发育迟滞、皮肤对光异常敏感，呈现蝶形红斑，进行性神经系统功能异常、特殊面貌、听力障碍、视神经萎缩等。

3. 病因　家族性遗传疾患，为常染色体隐性遗传的神经退行性病变。因 20 号染色体为三体，故又称 20 三倍体综合征。已知可引起该病的致病基因主要有位于染色体 10q11.23 上的切除修复交叉互补 6（ERCC6）基因和染色体 5q12.1 上的 ERCC8 基因，这两个基因均与核苷酸切除修复中的转录偶联修复有关。

4. 眼部临床特征　自幼视力差，眼球内陷，角膜混浊及白内障，瞳孔不圆，对散瞳剂不敏感。眼外肌麻痹，进行性注视麻痹，视网膜电图异常。眼底：视网膜萎缩或色素变性，黄斑部中心凹反光消失，视盘呈灰色或蜡黄色改变，视神经萎缩。

5. 全身性表现　智力严重低下、听力减退、语言不清、手足徐动症、共济失调、癫痫等，均呈进行性；侏儒体型，颅骨发育障碍，骨质增生，脊柱后凸弯曲。关节强直四肢长，手足粗大；面部脂肪缺少呈老人容貌，肝脾肿大；皮肤对光线敏感，非炎性复发性丘疹，色素沉着及瘢痕。

第十节　尿崩症-突眼-成骨不全综合征

1. 别名　Hand-Schuller-Christian syndrome、Christian 综合征、类脂质肉芽肿、类脂质组织细胞增生病、网状内皮细胞肉芽肿、糖尿病性眼球突出成骨不全。

2. 概述　此综合征有三特征：眼球突出（双侧或单侧）；颅骨扁薄缺损；尿崩症。一般多见于 15 岁之前，男性略多于女性。

3. 病因　病因不明，一般认为是脂肪代谢障碍而发病，可能与感染、代谢、过敏、肿瘤遗传及免疫等因素有关，病程缓慢，病理学特征性表现是病灶内 Langerhans 细胞的增生和聚集，CD1a 和 S100 免疫组织化学染色时 Langerhans 细胞呈阳性。该病易侵犯体内骨组织，尤以扁平骨为多，亦可侵犯肺、中枢神经系统、肝脏、皮肤和淋巴结。

4. 眼部临床特征　约 1/3 患者有眼球突出、眼球搏动、眼肌麻痹、眼球运动障碍；眼睑水肿、瘀斑，黄色瘤，上睑下垂；角膜结膜类脂质沉积混浊或呈肉芽肿，角膜混浊、知觉减退、蓝色巩膜。

眼底见：视网膜出血和渗出，视网膜静脉扩张和弯曲，视盘周围有黄色瘤沉着；视盘水肿及继发性视神经萎缩。

5. 全身性表现　发热、皮疹、中耳乳突炎、上呼吸道感染、轻度的淋巴结肿大、肝脾肿大等，约一半的患者病变累及垂体后叶和下丘脑可引起尿崩症。影像学检查：骨质缺损和骨质溶解显示锐的边界（多见于肋骨、颅骨、骨盆、股骨），板状骨示厚薄不匀，还可累及脊椎骨与其他长骨；皮肤黏膜黄色瘤及肉芽肿；心肺脑组织均可发生病变；贫血，血胆固醇正常或增高，骨髓可见巨噬细胞、淋巴细胞与嗜伊红细胞。

第十一节　视盘旁脉络膜炎

1. 别名　Jensen I syndrome、邻视盘视网膜脉络膜炎、Jensen 病。

2. 概述　为一种特殊的视网膜脉络膜炎。

3. 病因　不明，一般认为是结核所致。

4．眼部临床特征　玻璃体轻度混浊，视盘邻近部位可见一圆形或椭圆形相当于一个 PD 大小的灰白色渗出斑，边界不清，略隆起，该处视网膜血管被渗出物所遮盖，并有小出血点，视盘轻度水肿；视野缺损与生理盲点相连，中心暗点扩大；一般能保持良好的中心视力，电生理检查基本正常，荧光素眼底血管造影示视网膜血管无损害。

5．全身性表现　无特征性表现。

第十二节　糖尿病高血压肾病综合征

1．别名　糖尿病 - 肾病综合征、毛细血管间肾小球硬化综合征、肾小球透明变性糖尿病综合征、Kimmelstiel-Wilson syndrome。

2．概述　主征为糖尿病、高血压、肾衰竭以及视网膜病变，患者的肾小球具有明显的透明性结节样增厚的改变。

3．病因　尚不清楚，是一种继发于糖尿病的毛细血管病变及肾实质损害。

4．眼部临床特征　糖尿病性白内障和眼外肌麻痹，继发性青光眼，玻璃体积血；高血压和糖尿病视网膜病变，视网膜出血渗出、微细动脉瘤、黄斑区星芒斑，动 - 静脉交叉压迫征；视盘周围及视网膜新生血管增殖性视网膜病变，浆液性视网膜脱离，视盘和后极部水肿。

5．全身性表现　动脉性高血压；糖尿病性肾病，血尿、蛋白尿、尿素氮及非蛋白氮增高，肾衰竭，末梢神经病变，四肢水肿，昏迷。

第十三节　眼牙综合征

1．别名　Peter syndrome、Rutherford 综合征。

2．概述　属于先天性胚胎发育异常的一种综合征，主要特征为牙齿稀少、牙釉质发育不良和眼部病变。

3．病因　大部分属于常染色体隐性遗传，或不规则显性遗传，系胚胎期角膜胚叶缺陷与晶状体间不完全分离而导致。

4．眼部临床特征　高度近视、视力低下、视野缩小；假性眼球突出、大角膜、角膜混浊（中央区或周边）、晶状体异位、白内障；无虹膜或虹膜前粘连、瞳孔膜残留，前房浅、角巩膜葡萄肿、继发性青光眼；视盘生理凹陷扩大、视神经萎缩、黄斑区色素沉着。

5．全身性表现　牙齿稀少而小，牙列不整，牙釉质发育不良，牙龈增殖肥厚。

第十四节　远达性视网膜损伤综合征

1．别名　远距创伤性视网膜血管病、Purtscher syndrome、脂肪栓塞综合征、外伤性视网膜血管病变。

2．概述　当身体其他部位受到挤压等创伤后，引起视网膜血管特有的改变，一般在受伤后数小时至数天间发病。

3．病因　是由一个确切的、不易被忽视的疾病或治疗等因素诱发的，而且两者的间隔时间短，例如：外伤、感染性疾病、结缔组织病、医源性因素等。其发病机制的多样性已逐渐被接受，特征性的改变是 Purtscher 斑，目前认为是视网膜前小动脉栓塞的后果，是一种介于视网膜动脉与视网膜毛细血管之间的中等大小的血管的栓塞，但也可能是由静脉反流和视网膜血管扩张所导致的血液成分的外溢。

4．眼部临床特征　最多见于头颅和（或）胸部挤压性外伤后，单眼或双眼的视盘周围浅表层和（或）深层视网膜缺血性梗死斑。视网膜深层斑呈淡黄色或灰白色多角形斑，位于视网膜血管下，多散在或呈镶嵌状分布，称为 Purtscher 斑；视网膜浅表层斑即是白色的软性渗出斑。还常伴有斑点状或火焰状视网膜出血、视盘水肿、视盘部血管怒张、黄斑区水肿等病变，偶尔有视网膜前出血，视力明显下降。发病 1～

3个月后眼底改变可完全消失呈现正常视网膜像，但多数会遗留视网膜色素上皮的斑点状紊乱和（或）视神经萎缩。眼底血管造影可见视网膜动脉充盈迟缓和后极部视网膜毛细血管无灌注区。

5. 全身性表现 颅骨、肋骨或四肢骨骨折，胸部挤压伤、肺部充血、呼吸困难。此外，临床上很多其他情况亦常伴发 Purtscher 视网膜病变，如胰腺炎或胰腺癌、淋巴增殖病、胶原血管病（系统性红斑狼疮、硬皮病和皮肌炎）、血液病、妊娠、羊水栓塞、肾移植、骨髓移植、恶性高血压、HIV 感染、球后麻醉、眼眶周围激素注射等，这类非外伤相关疾病引起的常称为 Purtscher 样或 Purtscher 类视网膜病变。

第十五节 耳源性脑积水综合征

1. 别名 Symonds 综合征、Quincke syndrome、假性脑瘤综合征、浆液性脑膜炎综合征。

2. 概述 主要特征为过量的脑脊液，导致颅内压增高，常并发中耳炎，而无脑炎病征，可间歇发病，但经手术或病理解剖并无肿瘤，偶尔可自行痊愈，多见于儿童和青少年，预后佳。

3. 病因 过去曾认为中耳感染引起蛛网膜炎，导致脉络丛脑脊液的分泌亢进和蛛网膜绒毛对脑脊液的吸收功能减弱，使脑脊液蓄于脑室系统及蛛网膜下腔以致颅内压增高。而 Symonds 认为是严重的乙状窦栓塞性静脉炎时引起了颅内静脉回流受阻、吸收功能障碍从而发生交通性脑积水。静脉窦的梗阻可由无菌性血栓性静脉炎扩散至上矢状窦引起蛛网膜绒毛的封闭，并降低了脑脊液的吸收，过多的脑脊液升高了颅内压，造成假性脑瘤综合征。

4. 眼部临床特征 视力减退，取决于视神经受损害的程度；同侧展神经麻痹，复视；视网膜出血和渗出、中度到重度的视盘水肿，继而发生视神经萎缩、视野缩小。

5. 全身性表现 脑脊液压力明显升高，常超过 $300mmH_2O$（正常 $80\sim180mmH_2O$）；间歇性发作剧烈头痛、恶心呕吐及眩晕、嗜睡；中耳炎，可合并有乳突炎、脑膜炎；脑脊液清澈，无细胞和蛋白的异常。

第十六节 高安综合征

1. 别名 Takayasu syndrome、低血压性眼血管病变、无脉病、多发性大动脉炎、女青年主动脉弓动脉炎综合征、慢性锁骨下动脉颈动脉阻塞综合征、Takayasu 病。

2. 概述 是指主动脉弓及其主要分支及肺动脉的慢性进行性非特异性炎症，常见于头臂干动脉、肾动脉、胸腹主动脉、冠状动脉、肺动脉，早起表现为活动性炎症，晚期出现血管硬化，从而引起管腔狭窄或闭塞而导致器官缺血。发病年龄在青壮年，以女性为多。

3. 病因 不明，发病多与自身免疫、内分泌及遗传因素有关，也可能与链球菌、结核菌、病毒等感染后产生变态反应有关，活动期出现白细胞增高、血沉加快、C 反应蛋白阳性、血清球蛋白增高。组织学检查示为一种圆细胞非特异性炎症，血管各层均受累，弹力层破裂，内层萎缩及纤维化，致动脉管道狭窄或闭塞。

4. 眼部临床特征 间歇性视物模糊，直立时更明显，一过性黑矇，向心性视野缩小，出现眼前部缺血性变化；球结膜血管扩张、血流瘀滞、角膜混浊、虹膜萎缩、虹膜新生血管位于瞳孔缘和周边部、瞳孔散大、并发性白内障、继发性青光眼、眼球下陷等。

（1）眼底早期：正常，病程持续较久，双眼出现视盘水肿、可有花圈样新生血管、视盘周围可见动-静脉吻合，视网膜血管宽窄不一，可有微血管瘤及出血点，周边部视网膜血管闭塞（图16-5）。

（2）眼底晚期：视神经萎缩，视盘附近出现动-静脉吻合的大环，动-静脉呈银丝状，周边血管窥不清，视网膜中央动脉压降低，增殖性视网膜病变，视网膜脱离，玻璃体混浊或积血。

5. 全身性表现 无脉征：头颈部及上肢动脉（肱动脉、桡动脉）搏动消失，上肢血压降低甚至测不出；中枢神经缺血征、发作性晕厥、眩晕、偏瘫失语、癫痫、间歇性跛行；面部肌肉萎缩、咬肌软弱无力、鼻中隔软骨穿孔、鼻黏膜萎缩、口黏膜溃疡、牙齿脱落；压迫颈动脉窦可诱致意识丧失，血管造影常表现有少量血流入颈动脉及无名动脉；血沉增快、血丙种球蛋白增高、血白蛋白降低。

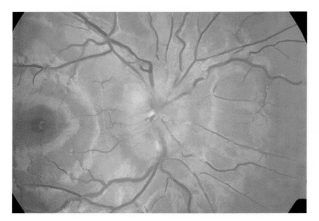

图 16-5 高安综合征患者眼底表现
右眼底照片显示视盘水肿

第十七节 蛛网膜下腔出血综合征

1. 别名 蛛网膜下腔出血-眼出血综合征、蛛网膜下腔出血合并玻璃体积血综合征、Terson syndrome。

2. 概述 因颅内动脉瘤破裂、外伤性脑血管破裂或特发性蛛网膜下腔出血,致颅内压升高,视网膜血液循环障碍,而引起视网膜出血、玻璃体积血。特发性蛛网膜下腔出血的患者中有20%～50%伴有眼内出血,而蛛网膜下腔出血继发视网膜或玻璃体腔积血的死亡率明显高于单纯颅内出血者。

3. 病因 因颅内压的突然升高,其压力可通过脑积液传导至视神经眶内段,压迫了穿越此间隙的视网膜中央静脉,引起眼部的静脉回流障碍,导致视盘及视网膜小静脉和毛细血管的破裂,出血于视网膜或内界膜下,出血量大时可以穿透内界膜到达玻璃体内。

4. 眼部临床特征 视力突然下降,眼肌麻痹,双侧瞳孔不等大,对光反射迟钝;玻璃体积血,视盘周围出血或视网膜前出血,视盘水肿,视神经炎。

5. 全身性表现 突然头痛、意识丧失,颈项强直,颅内出血体征;颅内压增高,血性脑脊液。

第十八节 脑-视网膜动-静脉瘤综合征

1. 别名 Wyburn-Mason syndrome。

2. 概述 为中脑与视网膜动-静脉瘤,病变于出生时已存在,常在20～30岁左右发病,多见于男性,主要是动-静脉交通形成的血管瘤,瘤体破裂出血引起的症状。

3. 病因 病因不明,呈常染色体显性遗传,可能与中胚叶、外胚叶发育不良有关,产生动-静脉畸形吻合,主要影响中脑、视网膜及皮肤。

4. 眼部临床特征 单眼可见视网膜的动-静脉直接吻合,全部视网膜血管迂曲扩张,呈蔓状,视盘水肿;眼底后极部可见动-静脉瘤,周边可见葡萄样成串的动脉瘤;视神经孔扩大或视神经萎缩;单眼视力可因瘤体破裂出血视力突然丧失,上睑下垂、眼球震颤、突发性突眼、眼外肌麻痹。

5. 全身性表现 眼病同侧三叉神经分布区的颜面部有多发性血管痣。偶有色素沉着。神经系统症状取决于中脑动-静脉瘤的大小、部位以及有无破裂;中脑动脉瘤常可出现 Weber 综合征:患侧动眼神经麻痹与对侧肢体中枢性偏瘫。部分有智力障碍和精神症状。当动脉瘤破裂时出现剧烈头痛、呕吐、意识障碍、脑膜刺激征、耳鸣耳聋、失语、小脑性共济失调等症状。

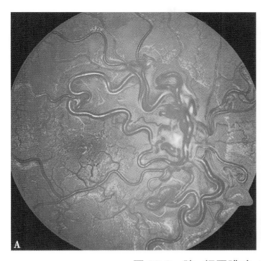
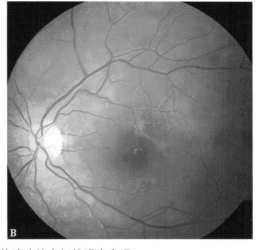

图 16-6 脑 - 视网膜动 - 静脉瘤综合征的眼底表现
A. 右眼视网膜上巨大的动静脉畸形血管遮盖视盘；B. 左眼视盘颞侧色苍白

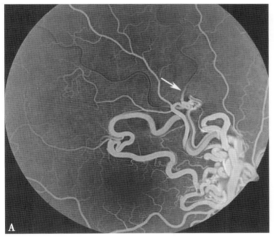
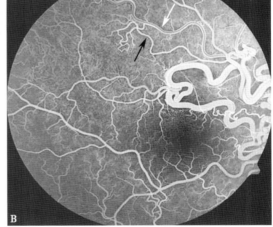

图 16-7 脑 - 视网膜动 - 静脉瘤综合征的右眼底荧光血管造影
A. 静脉充盈早期显示巨大扭曲的视网膜血管（白色箭头）；B. 视网膜动脉（黑色箭头）与静脉（白色箭头）的异常吻合支

第十九节　脑 - 肝 - 肾综合征

1. **别名** Zellweger syndrome。

2. **概述** 为先天性髓鞘脱失性病变，是最早确认的过氧化物酶体病，病变累及眼部、肝、肾和脑神经。

3. **病因** 为常染色体隐性遗传，其确切的遗传缺陷尚不清楚。可能的病因为过氧化物酶体缺乏和多发性过氧化物酶功能缺陷，造成脑灰白质、脊髓及周围神经的脱髓鞘改变。

4. **眼部临床特征** 宽眼距、内眦赘皮；斜视、小眼球、眼球震颤、角膜混浊；单侧瞳孔散大、光反应消失，眼压升高，白内障。眼底可见：视盘呈灰白色、边界不整，视网膜有色素紊乱及色素脱失区；视网膜血管狭窄、视网膜裂孔、毯层视网膜变性。ERG 呈熄灭现象。

5. **全身性表现** 颅面畸形、中枢神经系统发育异常、肝硬化和肾脏微小囊肿是其典型的临床特征。颅面畸形包括前囟和颅缝增宽、前额高而隆起、耳位低且外形异常、三角形嘴、高腭弓、低鼻梁、小下颌等，神经系统的损害极为严重，新生儿期即表现嗜睡、少动、对刺激无反应、吮吸和吞咽困难、抽搐、肌张力低下、握持反射消失等，随年龄增长，神经和运动发育迟缓症状更趋明显，全部患儿均有不同程度的肝脏肿大、肾脏微小囊肿，部分患儿伴有严重听力障碍、皮纹异常、肢体畸形、先天性心脏病。90% 死于 1 岁以内。

第二十节　其他综合征

1．Crouzon syndrome

别名：遗传性家族性颅面骨发育不全、颅狭小综合征、颅面骨发育障碍综合征。

眼底临床特征：视神经孔变窄、变扁，可能与视神经萎缩有关。

2．Launois syndrome

别名：垂体巨大畸形综合征、伴垂体功能减退的巨人症、Neurath-Cushing 综合征、巨人畸形综合征。

眼底临床特征：视野双颞侧缺损，视神经乳头部分色苍白，视神经萎缩。

3．Pelizaeus-Merzbacher syndrome

别名：先天性皮质外轴突发育不全、家族性中脑叶硬化、慢性婴儿型脑硬化症。

眼底临床特征：视网膜色素变性、视盘苍白水肿、视神经萎缩、黄斑中心凹反光消失。

4．Pickwickian syndrome

别名：肥胖者心脏呼吸综合征、肥胖呼吸困难嗜睡综合征、肥胖性心肺综合征。

眼底临床特征：眼前部静脉充血、视网膜静脉迂曲、视网膜出血渗出、视盘水肿。

5．Reye syndrome

别名：急性脑病综合征、脑病合并内脏脂肪变性综合征、肝变性 - 脑病综合征。

眼底临床特征：瞳孔散大，对光发射迟钝或消失，皮质盲，视盘水肿。

6．Rollet syndrome

别名：眶尖综合征、眶尖蝶骨综合征、眶上裂视神经孔综合征、蝶骨裂视神经管综合征。

眼底临床特征：视网膜静脉怒张，视网膜出血，视盘水肿，视神经萎缩。

7．Romberg syndrome

别名：进行性半侧面萎缩综合征、偏侧面部萎缩综合征、Parry-Romberg 综合征。

眼底临床特征：脉络膜炎，视盘水肿，视神经萎缩。

8．Rothmund syndrome

别名：Rothmund-Thomson 综合征、毛细血管扩张色素沉着白内障综合征、先天性萎缩性皮肤异色病、外胚叶综合征、先天性皮肤异色病合并青年性白内障综合征。

眼底临床特征：双眼先天性白内障，视网膜色素沉着过多，视盘倾斜。

9．Rubinstein-Taybi syndrome

别名：宽拇指 - 大脚趾综合征、巨指趾综合征、Robinstein 综合征。

眼底临床特征：虹膜缺损，脉络膜缺损，视神经缺损，视神经萎缩。

10．Russell syndrome

别名：婴儿间脑综合征、婴儿消瘦综合征、饿虚综合征。

眼底临床特征：常常出现神经系统症状，视神经萎缩，少有视盘水肿。

11．Schilder syndrome

别名：弥漫性轴索周围性脑炎、广泛性脱髓鞘病、弥漫性脑硬化。

眼底临床特征：视神经水肿，球后视神经炎，视神经萎缩。

12．Usher syndrome

别名：视网膜色素变性伴耳聋综合征、遗传性耳聋 - 色素性视网膜炎综合征、聋哑伴视网膜色素变性综合征。

眼底临床特征：视网膜呈地毯样色素变性及视网膜萎缩，视网膜动静脉变细，视盘萎缩。

13．Von Recklinghausen syndrome

别名：多发性神经纤维瘤综合征、神经纤维瘤病。

眼底临床特征：视盘、视神经和视交叉部也可发生肿瘤，视盘水肿、视神经萎缩（原发性或继发性）。

14．Wagner syndrome

别名：遗传性玻璃体视网膜变性 - 腭裂综合征、遗传性玻璃体视网膜变性、玻璃体视网膜变性综合征。

眼底临床特征：视盘苍白，假性视盘水肿，Bergmeister 视盘病变。

15．Wegener syndrome

别名：肉芽肿性动脉炎 - 肾小球肾炎综合征、Wegener 肉芽肿病、动脉炎 - 肺 - 肾病变综合征。

眼底临床特征：视盘水肿，视神经炎，视神经萎缩。

16．Wiskott-Aldrich syndrome

别名：湿疹 - 感染 - 血小板减少三联症、Aldrich 综合征、免疫缺陷 - 湿疹 - 血小板减少病。

眼底临床特征：视网膜出血，视盘周围出血及视盘水肿。

17．Zollinger-Ellison syndrome

别名：多发性内分泌腺瘤病综合征、Z-E 综合征、多腺体腺瘤病。

眼底临床特征：视盘水肿，视神经萎缩。

（刘肖艺）

参 考 文 献

1. 李凤鸣. 眼科全书. 北京：人民卫生出版社，1996

2. 林顺潮，赵秀琴. 常见眼病综合征. 北京：人民卫生出版社，2008

3. Khong JJ，Anderson PJ，Hammerton M，et al. Differential effects of FGFR2 mutation in ophthalmic findings in Apert syndrome. Journal of Craniofacial Surgery，2007，18（1）：39-42.

4. Hsu，Chia-Ming，Muh-Chiou Lin，Shwu-Jiuan Sheu. Manifested strabismus in a case of Apert syndrome. Journal of the Chinese Medical Association，2011，74（2）：95-97.

5. Liasis，Alki，et al. Visual field loss in children with craniosynostosis. Child's Nervous System，2011，27.（8）：1289-1296.

6. Bartels，Marjolijn C，et al. Visual loss in syndromic craniosynostosis with papilledema but without other symptoms of intracranial hypertension. Journal of Craniofacial Surgery，2004，15（6）：1019-1022.

7. Schramm P，Scheihing M，Rasche D，et al. Behr syndrome variant with tremor treated by VIM stimulation. Acta neurochirurgica，2005，147（6）：679-683.

8. Felicio Andre C，Godeiro-Junior Clecio，Alberto Lucianna G，et al. Familial Behr syndrome-like phenotype with autosomal dominant inheritance. Parkinsonism & related disorders，2008，14（4）：370-372.

9. Copeliovitch Leonel，Katz Kalman，MPT Nili Arbel，et al. Musculoskeletal deformities in Behr syndrome. Journal of Pediatric Orthopaedics，2001，21（4）：512-514.

10. Schmidt D，Agostini H，Schumacher M. Twenty-seven years follow-up of a patient with congenital retino cephalofacial vascular malformation syndrome and additional congenital malformations（Bonnet-Dechaume-Blanc syndrome or Wyburn-Mason syndrome）. European journal of medical research，2010，15（2）：88-91.

11. Jiarakongmun P，Alvarez A，Rodesch G，et al. Clinical course and angioarchitecture of cerebrofacial arteriovenous metameric syndromes. Three demonstrative cases and literature review. Interventional neuroradiology，2002，8.（3）：251-264.

12. Brodsky MC，WF Hoyt. Spontaneous involution of retinal and intracranial arteriovenous malformation in Bonnet-Dechaume-Blanc syndrome. Br J Ophthalmol，2002，86（3）：350-362.

13. Schmidt Dieter，Mona Pache，Martin Schumacher. The congenital unilateral retinocephalic vascular malformation syndrome（Bonnet-Dechaume-Blanc syndrome or Wyburn-Mason syndrome）：review of the literature. Survey of ophthalmology 2008，53（3）：227-249.

14. Bhattacharya JJ，Luo CB，Suh DC，et al. Wyburn-Mason or Bonnet-Dechaume-Blanc as cerebrofacial arteriovenous metameric

syndromes（CAMS）. A new concept and a new classification. Interventional neuroradiology，2001，7（1）: 5-17.

15. Baslow MH，Guilfoyle DN. Canavan disease，a rare early-onset human spongiform leukodystrophy: Insights into its genesis and possible clinical interventions. Biochimie，2013，95（4）: 946-956.

16. Baslow，Morris H. Canavan's spongiform leukodystrophy. Journal of Molecular Neuroscience 2000，15（2）: 61-69.

17. Lee Sang-Yoon，Kim Tae-Woo，Hwang Jeong-Min，et al. Peripapillary retinal nerve fibre thickness profile with optical coherence tomography in congenital tilted disc syndrome. Acta ophthalmologica，2012，90（5）: e412-e413.

18. Pradhan Sunil，Gourav Goyal. Teaching NeuroImages: honeycomb appearance of the brain in a patient with Canavan disease. Neurology，2011，76（13）: e68.

19. Ciftci Suleyman. Unilateral tilted disc and ipsilateral keratoconus in the same eye. BMJ case reports，2011.6

20. Lai Ang-Ting，Chiu Shin-Lin，Lin I-Ching，et al. Foster Kennedy Syndrome: Now and Then. J Neuro-Ophthalmo，2014，34（1）: 92-94.

21. Acebes X，Arruga J，Acebes JJ，et al. Intracranial meningiomatosis causing foster kennedy syndrome by unilateral optic nerve compression and blockage of the superior sagittal sinus. J Neuro-Ophthalmol，2009，29（2）: 140-142.

22. Zohdy G，Ghabra M，Donogue C. Nasopharyngeal carcinoma: A cause of Foster Kennedy syndrome. Eye，1994，8（3）: 364-367.

23. Tamai H，Tamai K，Yuasa H. Pachymeningitis with pseudo-Foster Kennedy syndrome. Am J Ophthalmol 2000，130（4）: 535-537.

24. Lin Bowen，Yang Hongfa，Qu Limei，et al. Primary meningeal melanocytoma of the anterior cranial fossa: a case report and review of the literature. World journal of surgical oncology，2012，10（1）: 135.

25. Bansal Shveta，Timothy Dabbs，Vernon Long. Pseudo-Foster Kennedy Syndrome due to unilateral optic nerve hypoplasia: a case report. J Med Case Rep，2008，2（1）: 86.

26. Lieberman PH，Jones CR，Dargeon HWK，et al. A Reappraisal of Eosinophilic Granuloma of Bone，Hand-Sghuller-Christian Syndrome and Letterer-Siwe Syndrome. Medicine，1969，48（5）: 375-400.

27. Bas B，Duran H，et al. Eosinophilic granuloma: resolution of lesion after biopsy. J Craniofac Surg，2011，22（6）: 2409-2412.

28. Shahla Ansari，Vossough Parvaneh，Hossein Haddad Deylami. Langerhans cells histiocytosis in one family. Pediatr Hematol Oncol，2004，21（4）: 313-320.

29. Newton KA，Anderson IM. Long-Term Remission Following Methotrexate Therapy in a Case of Hand-Schuller-Christian Disease. Postgrad Med J，1965，41（471）: 33-36.

30. Nguyen BD，Roarke MC，Chivers SF. Multifocal Langerhans cell histiocytosis with infiltrative pelvic lesions: PET/CT imaging. Clin Nucl Medicine，2010，35（10）: 824-826.

31. Hatch FE，Parrish AE. Apparent remission of a severe diabetic on developing the Kimmelstiel-Wilson syndrome. Ann Intern Med，1961，54（3）: 544-549.

32. Bilgin Ozgur，Jan Rémi，Soheyl Noachtar. Straw Peter Syndrome-A Literary Mistake? European neurology，2008，59（6）: 336-337.

33. Peter J，David S，Joseph G，et al. Hypoperfusive and hypertensive ocular manifestations in Takayasu arteritis. Clin Ophthalmol，2010，4: 1173-1176.

34. Matos KT，Arantes T，Souza AW，et al. Retinal angiography and colour Doppler of retrobulbar vessels in Takayasu arteritis. Can J Ophthalmol，2014，49（1）: 80-86.

35. Kaushik S，Gupta A，Gupta V，et al. Retinal arterial occlusion in Takayasu's arteritis. Indian J Ophthalmol，2005，53（3）: 194-196.

36. Sugiyama K，Ijiri S，Tagawa S，et al. Takayasu disease on the centenary of its discovery. Jpn J Ophthalmol，2009，53（2）: 81-91.

37. Chun YS，Park SJ，Park IK，et al. The clinical and ocular manifestations of Takayasu arteritis. Retina 2001，21（2）: 132-140.

38. Liu A，Chen YW，Chang S，et al. Junctional visual field loss in a case of Wyburn-Mason syndrome. J Neuro-Ophthalmol 2012，32（1）: 42-44.

39. Matsuo T, Yanai H, Sugiu K, et al. Orbital exenteration after transarterial embolization in a patient with Wyburn-Mason syndrome: Pathological findings. Jpn J Ophthalmol, 2008, 52 (4): 308-313.

40. Madey J, Lehman RK, Chaudry I, et al. Teaching NeuroImages: Atypical Wyburn-Mason syndrome. Neurology, 2012, 79 (10): e84.

41. Patel U, Gupta SC. Wyburn-Mason syndrome. Neuroradiology 1990, 31 (6): 544-546.

42. Lee PR, Raymond GV. Child neurology: Zellweger syndrome. Neurology, 2013, 80 (20): e207-e210.

43. Fileta JB, Bennett TJ, Quillen DA. Wyburn-Mason syndrome. JAMA Ophthalmol, 2014, 132 (7): 805.

44. Aydemir, Ozge, et al. Fetal echogenic bowel in association with Zellweger syndrome. Journal of Obstetrics and Gynaecology Research, 2014, 40 (6): 1799-1802.

45. Crane DI. Revisiting the neuropathogenesis of Zellweger syndrome. Neurochem Int, 2014, 69: 1-8.

46. Ebberink MS, Kofster J, Wanders RJ, et al. Spectrum of PEX6 mutations in Zellweger syndrome spectrum patients. Hum mutat, 2010, 31 (1): E1058-E1070.

47. Martinez M, Ichaso N, Setien F, et al. The Δ4-desaturation pathway for DHA biosynthesis is operative in the human species: Differences between normal controls and children with the Zellweger syndrome. Lipids Health Dis, 2010, 9 (9): 98.

48. Noguer MT, Martinez M. Visual follow-up in peroxisomal-disorder patients treated with docosahexaenoic acid ethyl ester. Invest Ophthalmol Vis Sci, 2010, 51 (4): 2277-2285.

第十七章
视盘相关手术

第一节　视盘小凹性视网膜病变的治疗

一、视盘小凹性视网膜病变概述

视盘小凹（optic disc pit）是一种少见的先天性视盘异常，患病率为 1∶11 000，在遗传学上表现为常染色体显性遗传。先天性视盘小凹若未合并黄斑部浆液性脱离，视力可正常。30 岁左右，大约 25%～75% 的患者会出现视盘小凹相关的黄斑部视网膜脱离，导致视力急剧下降，并有视物变形，儿童中亦有报道。患者常因黄斑部病变导致中央视力下降而就诊。未合并黄斑区病变的患者往往常规眼底检查时才会被发现异常。典型改变是视盘上有境界清晰的凹陷形成，往往在视盘颞侧（约占 70%）（图 17-1），但也可以见于视盘中央或其他部位。有小凹存在的视盘常比对侧大。小凹患者可发生视野缺损，最常见的视野缺损表现为相应于小凹部位的生理盲点扩大、旁中心暗点，但也可不典型，或不产生视野缺损。荧光血管眼底造影检查显示造影早期由于视盘小凹处无血管而呈低荧光，晚期小凹组织荧光素着染，呈强荧光，在浆液性脱离区可有荧光素积存（图 17-2）。相干光断层扫描（optical coherence tomography，OCT）显示黄斑囊样水肿和浆液性视网膜脱离；囊样水肿在黄斑束之间更明显，并可伴视网膜外层劈裂；视盘颞侧筛板组织缺失，黄斑区视网膜脱离，并与视盘小凹裂隙相连（图 17-3）。

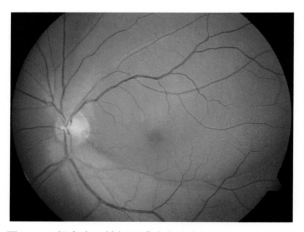

图 17-1　视盘小凹性视网膜病变患者眼底彩色照相图片

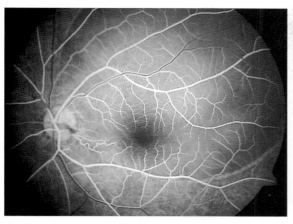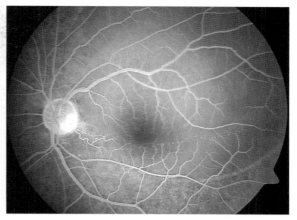

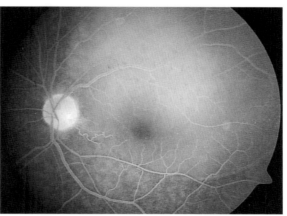

图 17-2　视盘小凹性视网膜病变患者眼底荧光血管造影（左上、右上、下图依次为早、中、晚期）

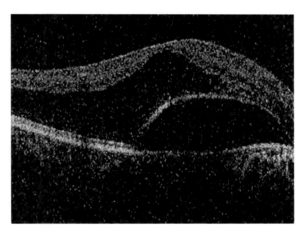

图 17-3　视盘小凹性视网膜病变患者 OCT 检查

二、视盘小凹性视网膜病变治疗

1. 视盘小凹性视网膜病变治疗的发展　目前尚无公认有效的治疗方法，约 25% 视盘小凹性视网膜病变能够自行缓解，因此保守观察曾是最初推荐的方法，如双眼遮盖卧床休息、口服糖皮质激素等，但视网膜脱离自行愈合后视功能恢复差，大多数视网膜专家还是更倾向于积极的干预。

如果脱离在 3 个月后尚未消失，即应采用激光光凝治疗。光凝的目的是使离小凹最近处视盘外缘的视网膜产生瘢痕性粘连，用以封闭小凹通向视网膜的通道，使黄斑区脱离复位。具体方法为：用氩离子激光（或氪红激光）沿小凹最邻近处的视盘外缘光凝视网膜 2～3 排，光斑可交错融合。激光参数：光斑

200μm，时间 0.1～0.2 秒，能量掌握在刚能在 RPE 水平引起淡灰白色改变即可（Ⅰ级光斑）。但应指出的是，大量的临床研究表明，单独应用激光治疗的结果仍难以预料。Gass 对 2 例患者应用激光光凝颞侧视盘边缘，期望通过产生视盘边缘的脉络膜视网膜粘连，从而减少液体从视盘小凹进入视网膜下腔。但结果并不令人满意：1 例患者视网膜脱离加重，另 1 例保持稳定。1972 年，Mustonen 报道应用氩激光光凝，治疗的 3 例患者 1～2 年后视网膜均复位，但是只有 1 例视力提高。1975 年，Brockhurst 报道氩激光光凝 6 例患者视盘边缘的视网膜脱离部位，其中 5 例视网膜复位。激光治疗存在的问题是，治疗后多久视网膜下液能够吸收，目前尚未知。其他研究者采用的治疗方式有单纯玻璃体腔气体注射、激光治疗联合气体注射，以及 Theodossiadis 提出的对有严重黄斑脱离的患者采用黄斑外加压术（不联合运用气体、激光和冷凝）。

2. 玻璃体手术治疗视盘小凹性视网膜病变　激光光凝治疗 3 个月后液体如果仍无吸收，则选择经扁平部的玻璃体切除术（其中包含制作玻璃体后脱离）、气液交换、联合或不联合光凝。

近年来，松解牵引（玻璃体或内界膜）被认为是视盘小凹性视网膜病变治疗的一个非常重要的因素。因而，多位研究者已单纯运用玻璃体切除术，或者玻璃体切割联合内界膜剥除以及视盘周围光凝进行治疗，研究结果显示视网膜复位效果以及视力预后良好。最近，Georgalas 等报道了 3 例视盘小凹性视网膜病变患者，通过行玻璃体切割、制作玻璃体后脱离、内界膜剥除来彻底解除黄斑区玻璃体视网膜牵引，使得视网膜内和视网膜下液体吸收。术中未使用激光光凝，其原因，一是为了避免激光治疗可能带来的对乳头黄斑区的损伤，二是因为 Georgalas 等认为通过激光光凝来阻止液体在黄斑部内层视网膜内的运输理论依据不足。Dhananjay Shukla 等对 7 例视盘小凹性视网膜病变患者采用玻璃体手术治疗，其中 2 例伴有大型黄斑裂孔患者联合气体填充，术后 6 例视力提高，其中 5 例术后最佳矫正视力高于 20/30，只有 1 例大型裂孔未闭合伴视力下降。

玻璃体切除术在儿童视盘小凹性视网膜病变也推荐使用。Snead 等报道了一例 9 岁男孩成功运用玻璃体切割、眼内光凝、SF6 眼内填充（不剥除内界膜）进行治疗的病例。Hirakata 等对一例 8 岁女孩采用玻璃体切割和气体填充方式治疗，术中剥除了一个罕见的和视盘小凹相连的后极部玻璃体条索。Ishikawa 等运用激光光凝、玻璃体切割、内界膜剥除、气体填充成功治疗一例 7 岁女孩。最近，Ghosh 等回顾了通过运用联合玻璃体切割、激光光凝和气体填充治疗的 7 例患者的临床资料，其中包含 7 岁和 11 岁儿童两名，结果显示，所有病例术后黄斑结构恢复。Georgalas 在治疗一例患视盘小凹性视网膜病变的 5 岁男孩时，认为广泛玻璃体后脱离无必要，因此只在后极部视网膜血管弓内剥除后部玻璃体。近来，自体血清、巩膜片等被用于治疗持久性的视盘小凹相关的黄斑部视网膜脱离，方法为在玻璃体切割后，自体血清被注射在视盘小凹上或在视盘小凹上覆盖自体巩膜片，报道显示所治疗的患者均获得了视网膜解剖和功能恢复。

虽然气体填充在视盘小凹性视网膜病变手术中常用，但有报道显示填充的气体可侵入至视网膜下。硅油在视盘小凹性视网膜病变手术中应用较少，亦有报道显示填充于眼内的硅油可侵入视网膜下，甚至侵入至颅内。

视盘小凹性视网膜病变的发病机制尚未明确，目前主要的治疗为玻璃体切割手术：经睫状体扁平部的玻璃体切割（其中制作玻璃体后脱离），或联合内界膜剥除，或联合眼内光凝，或联合眼内气体填充。已有的临床报道显示部分病例疗效良好，但缺乏多中心对照研究。对于视盘小凹性视网膜病变，为了改善患者视力预后，建议在短期的观察后，积极采用多种综合性治疗措施，以避免永久性视功能障碍的发生。

第二节　放射状视神经切开治疗视网膜中央静脉阻塞

放射状视神经切开术（radial optic neurotomy，RON）是 Opremeak 于 2001 年首先报道并应用于临床治疗视网膜中央静脉阻塞（central retinal vein occlusion，CRVO）。自该手术方法出现以来，国内、外学者对其理论及解剖学基础进行了多方面研究和探讨。

一、手术方法简介

Opremeak 报道 RON 的手术方法采用经睫状体平坦部三切口玻璃体切除术,术中适当提高眼内压力以减少出血。为避免损伤视盘黄斑束,应选择鼻侧视盘行放射状视神经切开。将显微玻璃体视网膜刀(MVR)尖端对准视盘边缘,确定放射状切口方向,避开视网膜大血管,向后垂直刺入视神经,深度以刚好越过菱形刀刃最宽处(恰好达切口外缘)为最佳深度。在同一位置作一个或多个切口至接近视网膜中央血管。选择切口部位时,仔细避开视网膜小动脉和小静脉主要分支。穿刺时要小心地反复、间断进行,使切口向心端尽量靠近视盘中央,但不触及视网膜中央血管(图 17-4)。手术成功的标准是切开等量筛板和邻近巩膜组织,而不穿透眼球和视神经;术中仅在切口部位有少量出血,无视网膜下出血或玻璃体积血。

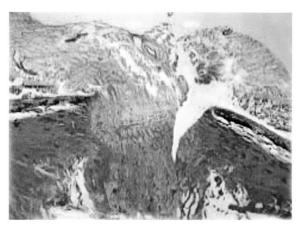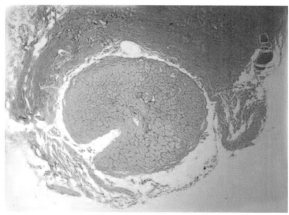

图 17-4　尸眼解剖显示用显微玻璃体视网膜刀行 RON 部位,深度显示未有巩膜穿通,未损伤视网膜中央动、静脉

二、手术原理

视神经纤维与视网膜中央静脉(central retinal vein,CRV)和视网膜中央动脉(central retinal artery,CRA)伴行,于视盘处的巩膜出口穿入眼球。整个视神经在眼球外直径为 3mm,而视盘巩膜管内径仅为 1.5mm,因此在视神经穿入眼球过程中形成独特的"瓶颈"状结构,筛板处有较多蜂窝状隔(图 17-5)。当出现一些解剖结构上的变异,如血管增粗、持续存在的视神经鞘、巩膜环的结缔组织和胶原增生等以及可能存在的全身因素如动脉硬化等都可以使该处的压力增高,在有限空间内增高的压力可使静脉管腔受压迫,从而导致 CRVO 形成。

视神经放射状切开术理论依据可能有:

1. 切开筛板和巩膜环,减轻巩膜管内压力,可有效恢复视网膜中央静脉回流,消除血栓,改善血流。

2. 切除玻璃体后皮质,消除玻璃体对黄斑的牵拉作用,减轻黄斑水肿。

3. 诱发睫状视网膜血管吻合支或脉络膜视网膜吻合形成,使淤滞的血液绕过视网膜静脉阻塞处,引流到脉络膜内,减轻或消除 CRVO 造成的静脉回流障碍,改善视网膜循环。

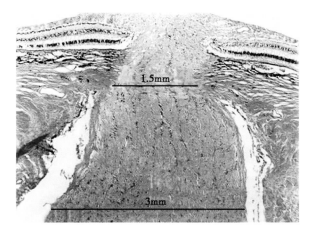

图 17-5　视盘组织切片图

三、手术的临床效果

1. 视力预后　RON 的提出者 Opremcak 等报道在 2 个月的随访期内,11 例 CRVO 患者有 8 例(73%)视力提高 3～7 行,平均提高 5 行;Weizer 等报道 5 例患者,随访 4.5 个月,有 4 例(80%)视力提高;国内张

卯年和刘铁城报道 8 例 CRVO 患者，随访 3.6 个月，有 6 例（62.5%）视力提高；Garcia-Arumi 等报道 14 例非缺血性 CRVO 患者（100%），术后视力均有改善，其中 8 例（57.1%）视力提高 1 行，6 例（42.9%）视力提高 2 行。黎晓新报道 6 例 CRVO 患者，视力提高至少 2 行者 5 只眼（83.3%）。在 2013 年报道的一项比较对 CRVO 进行 RON 治疗、单次玻璃体腔注射 4mg 曲安奈德治疗以及自然病程观察的前瞻、随机、多中心研究显示，RON 治疗患者的视力提高优于其他两组。

2. 黄斑水肿　Patelli 等报道 5 例 CRVO 患者，术后 6 个月，黄斑水肿均有改善，OCT 显示视网膜厚度均下降。Garcia-Arumi 等亦报道 14 例 CRVO 患者术后黄斑厚度明显下降。国内张卯年等报道 8 例 CRVO 患者，术后 1 个月内所有患者视网膜和黄斑囊样水肿减轻或消退，3 个月内黄斑水肿消退，OCT 检查显示视网膜神经上皮基本恢复正常。黎晓新等报道 6 例 CRVO 患者，术后有 5 例黄斑水肿不同程度改善。

3. 眼底表现　RON 术后患者眼底表现好转，包括视网膜出血的吸收，迂曲扩张的视网膜静脉改善，视盘水肿减轻等。

4. 影响手术预后的一些因素　病程和手术治疗时机的选择可能对治疗预后有一定影响。CRVO 自然病程的严重性，其后期的并发症出现将直接影响到 RON 手术后的功能恢复，即使经过手术也很难逆转已严重受损的视功能。如果 CRVO 的病变已进入后期，即使改善了视盘处的拥挤现象也较难改变 CRVO 已对视功能造成的严重影响。CRVO 的类型对手术后的恢复也有一定影响。另外，临床上，CRVO 以老年人居多，由于血管硬化所致，RON 解除了视盘血管、神经的瓶颈样作用而起到减压效果；但青年型 CRVO 多为血管炎所致，因此即使作了视盘的减压，仍较难改善炎症所致的血管损害。

四、手术的适应证

国内外各篇报道的适应证也有较大差别，存在着患者的分型标准不统一，严重程度不相等之类的问题。国外 Opremcak 等 RON 手术入选的标准为：严重的缺血性 CRVO；手术前视力 <0.05；伴有黄斑水肿及视网膜出血或玻璃体积血。国内黎晓新等报道的 RON 手术的入选标准为：① 缺血型 CRVO 或缺血型半侧型 ROV（HRVO），临床及荧光素眼底血管造影检查显示，无灌注区大于 8 个视盘直径或出现虹膜、视网膜的新生血管；② 缺血型 CRVO 患者同时合并黄斑水肿；③可以合并渗出性视网膜脱离；④视力低于 0.3。张卯年等 RON 手术纳入患者需符合下述条件：经荧光素眼底血管造影检查确诊的缺血性 CRVO，经系统药物治疗时间 ≥3 个月效果不满意者（视网膜出血水肿未吸收，视力仍下降），后极部视网膜及黄斑有明显水肿，裸眼及矫正视力 <0.05，无糖尿病病史，无虹膜新生血管。

五、手术的并发症

Opremcak 等在研究中指出 RON 潜在的并发症包括：视网膜中央动静脉损伤、视神经损伤、眼球穿通、视网膜脱离、术中及术后出血等。

术中并发症多为手术中穿刺引起的出血，可通过升高灌注压处理。但 Yamamoto 等报道 1 例因术中出血升高灌注压后致视网膜中央动脉阻塞，术后视力丧失。

周边视野丧失是术后最常见的并发症。Schneider 等对 13 例严重 CRVO 患者行 RON 后，进行视野观察，平均随访 8 个月，发现 6 例出现视野缺损，3 例发现神经纤维层破坏。Williamson 等报道 4 例 RON 后，全部发生颞侧部分视野缺损，表明了视神经切开处视盘受损。国内陶勇等在猪眼的 RON 实验显示：切口部位局部出血，神经纤维脱髓鞘，炎症细胞浸润和神经胶质细胞增生，手术后 120 天创伤下方呈现局部视神经萎缩。术后并发症还有玻璃体积血、视网膜下出血、虹膜新生血管、视网膜脱离、白内障等。

六、手术的争议

对于 RON 治疗 CRVO，一直存在争议。部分学者认为 RON 减轻视网膜中央静脉压力，改善血流，是一种安全有效的手术方法，但也有部分学者对此持反对意见：①视网膜中央静脉阻塞的部位通常不在筛板，而是发生在筛板后的不同部位，切开一处筛板并不能解决问题；②筛板是致密、坚韧、无弹性的胶原组织，放射状切开不能有效减压；③静脉血栓的栓子形成后会在数天内发生机化，或静脉完全闭塞，不可能通过减压使其再通；④切开视神经，可能伤及 Zinn-Haller 动脉环、神经纤维和中央血管，严重影响视盘血液供应，可导致严重并发症；⑤缺乏自然病程对照，术后效果也可能为自然恢复的结果。Fernando 等在2008 年发表的一项对 73 例 CRVO 患者进行 RON 治疗的多中心回顾性研究报告显示，RON 虽然能提高一部分 CRVO 患者的视力，但是其并发症也很普遍，在他们的研究病例中，和 CRVO 本身的自然发展相比，手术本身并不能改善 CRVO 的预后。

CRVO 发病机制尚未明确，从治疗现状可见，对 CRVO 尚无特效疗法，因而对 RON 进行研究也是一种有益的探索。随着抗血管内皮细胞生长因子治疗在眼科的应用，其对 CRVO 继发黄斑水肿的治疗已显现出显著优势，并在临床上已取代 RON。

第三节　玻璃体视盘牵拉综合征

一、玻璃体视盘牵拉综合征简介

玻璃体后皮质与视网膜相邻，其间通过胶原纤维的黏附而实现紧密结合，结合的紧密程度与胶原纤维的数量及其走向相关。病理状态时，玻璃体后皮质是细胞增殖、迁移以及新生血管延伸、长入和机化的支架。在玻璃体后脱离过程中，视网膜与玻璃体异常粘连和牵引，可产生多种视网膜损伤。玻璃体视盘牵拉综合征（vitreopapiilary traction syndrome，VPT）是玻璃体视网膜界面常发生的一种病理性改变，在玻璃体后脱离过程中玻璃体后皮质与视盘紧密粘连，可单独存在也可合并盘周视网膜牵拉、盘周或盘斑区浆液性视网膜脱离。玻璃体视盘牵拉常见于糖尿病视网膜病变，在视网膜中央静脉栓塞、全葡萄膜炎、增殖性 Eales 病中亦见报道。

二、玻璃体视盘牵拉综合征造成损害的病理机制

在 VPT 的发生发展过程中，由于过度的牵拉导致视神经纤维及视盘滋养血管的正常解剖结构发生改变，进而阻断或部分阻断了视神经纤维的轴浆流运输，并减少了睫状后动脉的血流灌注，进而导致前部视神经的损害，甚至可导致牵拉性视网膜脱离。由于玻璃体和视网膜的密切关系，玻璃体视网膜交界面参与了许多玻璃体视网膜疾病的发生发展，新生血管的形成、黄斑水肿、视网膜前膜及裂孔形成为其共同的病理过程或结局，并最终影响患者的视力。

三、玻璃体视盘牵拉综合征的诊断和手术治疗

近年来，OCT 的不断更新以及临床推广应用，为人们提供了准确的玻璃体视网膜交界面的信息。OCT 是诊断 VPT 的金标准：VPT 的 OCT 表现为线性的中高反射信号从视盘隆起最高处延伸到玻璃体腔中（图 17-6）。

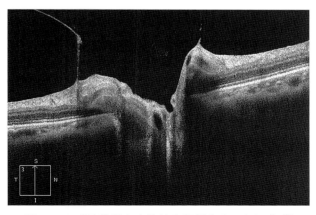

图 17-6　玻璃体视盘牵拉综合征视盘 SD-OCT 扫描

　　玻璃体后脱离的形成可以降低视网膜或视盘新生血管形成的机会，缓解 VPT 引起的视盘水肿。玻璃体切割手术可用于 VPT 的治疗，目前报道较多的是有关糖尿病视网膜病变中玻璃体视盘牵拉综合征的手术治疗。Kroll P 等对 17 例伴有玻璃体视盘牵拉的增殖性糖尿病视网膜病变患者进行观察，认为对视功能检查有改变，如 VEP 检查显示潜伏期延长和振幅下降、视野缺损的患者应立即行玻璃体手术以解除对视神经的牵引。国内马景学以及彭涛等有关伴有玻璃体视盘牵拉的增殖性糖尿病视网膜病变研究中认为其手术标准为：①术前 BCVA＜0.3；②合并有视网膜前或玻璃体积血；③视野显示有明显的生理盲点扩大或视野向心性缩小；④ VEP 显示 P100 潜伏期明显延长且振幅降低；⑤随访发现视力下降、视野或 VEP 损害有进展者；⑥患者全身情况无手术禁忌，并同意手术治疗者。

　　手术方法采用经睫状体平坦部玻璃体切除术，通过玻璃体的切除可解除玻璃体视盘牵引；对于视盘表面的增殖膜，在切除玻璃体后皮质及充分止血后，用玻璃体镊夹住或切割头吸住膜的边缘，缓缓将其从视网膜/视盘表面撕下；若增殖膜粘连紧密，不可强行撕下，可用剪刀或玻切头使其游离，解除其与周围视网膜的牵引。

　　对于玻璃体切除术后的疗效评估，OCT 也是不可缺少的检查手段。

　　玻璃体切除术能够比较彻底地解除视盘的牵拉，恢复视神经的形态，并改善视功能，避免了长期 VPT 可能导致的不可逆性视神经萎缩。截至目前，尽管尚缺乏 VPT 存在时间和强度及其与视功能损害程度之间的关系的研究，但是多数研究者认为对于已经明确的 VPT 患者，玻璃体切除手术可以有效解除玻璃体视网膜交界面的牵拉，恢复视神经的形态和功能，能够改善患者的视野和视力。

第四节　视盘周围脉络膜新生血管

一、概述

　　视盘周围脉络膜新生血管（peripapillary choroidal neovascular membranes）为视盘周围一个视盘直径范围内的脉络膜新生血管，约占脉络膜新生血管的 10% 左右，好发于女性，其可呈延伸的形态或环视盘的形态。这两种形态的脉络膜新生血管如果延伸范围超过 3.5 个视盘直径或环绕范围超过 50% 视盘外周，则为大型的脉络膜新生血管，容易引起瘢痕收缩、出血以及纤维血管增殖，造成视功能损害。

二、病理机制

　　视盘周围脉络膜新生血管的形成和年龄相关性黄斑变性中脉络膜新生血管形成的病理过程类似，与视盘周围 RPE-Bruch's 膜 - 光感受器复合体的破坏有关。先天性或获得性的损伤启动了机体内源性创伤修复应答，进行组织的重塑，在此过程中，脉络膜血管可穿过 Bruch 膜，汇集于视盘周围，新生血管造成渗出、出血以及增殖膜的延展，损害视力。

　　在多种眼部疾病的病理过程中，会形成视盘周围脉络膜新生血管，见表 17-1 所示。但有约 39% 的视盘周围脉络膜新生血管，其发生原因不明确，可归于特发性。

表 17-1　视盘周围脉络膜新生血管的病因分为 5 类

变性	炎症	视神经畸形	肿瘤	血管	其他
年龄相关性黄斑变性	鸟枪弹样脉络膜视网膜病变	多灶性一过性白点综合征	脉络膜痣	息肉状脉络膜血管病变	特发性
眼底血管样条纹	慢性葡萄膜炎	牵牛花综合征	脉络膜骨瘤		
病理性近视	视盘周围脉络膜炎	视盘玻璃膜疣	恶性黑色素瘤		
光凝瘢痕	周边葡萄膜炎	视盘小凹			
外伤性脉络膜破裂	拟眼组织胞浆菌病	视网膜脉络膜缺损			
	结节病	视盘倾斜综合征			
	匐行性脉络膜炎				

三、自然转归

未经治疗的视盘周围脉络膜新生血管膜，其自然转归变化较大，可自然退缩，亦可扩大而累及黄斑中心凹，造成严重后果。早期，尤其在新生血管膜较小不影响视力时积极治疗，视力预后较好；如果未经治疗，25% 内的视盘周围脉络膜新生血管膜患者 3 年后视力将会下降至 20/500 以下。虽然早期干预有利于预后，但在视盘周围脉络膜新生血管膜累及黄斑前，往往不易为患者察觉。

四、治疗

1. 激光和光动力疗法（Photodynamic therapy，PDT） 激光治疗会造成视网膜热损伤、瘢痕形成、玻璃体积血、分支小动脉阻塞以及损伤视盘黄斑束，并且疗效不确定，目前已很少运用。PDT 疗法能抑制视盘周围脉络膜新生血管膜，TAP（treatment of age related macular degeneration with PDT study）的研究结果显示，和激光治疗相比，运用维替泊芬进行的 PDT 疗法，能减少对视网膜的局部损伤，尤其适用于黄斑部的治疗，但高剂量 PDT 可能造成的视神经损伤。自从抗 VEGF 治疗出现后，PDT 治疗明显减少，多见于抗 VEGF 和 PDT 的联合治疗。

2. 手术治疗 视盘周围脉络膜新生血管膜手术为经睫状体扁平部三通道玻璃体切除术，主要步骤为：

（1）玻璃体切除；

（2）在邻近新生血管膜部位，尽量沿视神经纤维方向，做小量视网膜切开；

（3）通过视网膜切口，缓慢松动、取出新生血管膜，在此过程中临时提高眼内压以抑制视网膜下出血；仔细观察神经视网膜和色素上皮，防止损伤；

（4）将膜移至前部玻璃体腔，切除；

（5）气 - 液交换，使视网膜平覆。

手术治疗视盘周围脉络膜新生血管膜的疗效已有多篇文献报道。Arghavan Almony 等对继发于眼拟组织胞浆菌病综合征的 35 位视盘周围脉络膜新生血管膜患者（40 例眼）进行了平均长达 68 个月的回顾研究，所有患者接受了手术治疗，其中脉络膜新生血管膜延伸到黄斑中心凹的 23 眼，18 眼术后视力稳定或提高，而脉络膜新生血管膜位于黄斑中心凹外的 17 眼中，有 15 眼术后视力稳定或提高。Kevin J. Blinder 对手术治疗的 11 例继发于年龄相关性黄斑变性视盘周围脉络膜新生血管膜患者进行回顾性研究，结果显示手术后 64%（7/11）患者视力保持稳定以及提高，这些患者的平均视力和术前相比提高了 1 行。Carlos Mateo 等回顾研究了手术治疗 4 例继发于视盘玻璃膜疣的视盘周围脉络膜新生血管膜病例，结果亦显示所有病例术后视力提高，并且在 12～42 个月的随访期中未见复发。Ruiz-Moreno JM 等对 5 例平均年龄 32 岁的视盘周围脉络膜新生血管膜病例进行回顾研究，其中 3 例原因不明，1 例继发于视盘玻璃膜疣，1 例继发于视盘水肿，他们的平均最佳矫正视力从术前 0.05 提高到术后 0.64，术中和术后未见并发症。而在老年人群的研究中，Harshivinderjit S.Bains 等回顾了 17 例平均年龄 76.9 岁以上的视盘周围脉络膜新生血管膜病例，其中 9 例为特发性、6 例继发于年龄相关性黄斑变性、1 例继发于眼拟组织胞浆菌病综合征、1 例继发于炎症，其中 6 例术后视力稳定或提高，而 11 例视力更加恶化；有 4 例脉络膜新生血管复发，需要再次治疗；手术并发症较多，视网膜脱离（2 例）、视网膜裂孔和前膜（1 例）、黄斑囊样水肿（2 例）、晶状体混浊需要手术（4 例）。

3. 抗血管内皮细胞生长因子（vascular endothelial cell growth factor，VEGF）治疗 抗 VEGF 药物在眼科的使用是一个里程碑，并为临床治疗眼部新生血管性疾病开辟了新的方向。VEGF 是公认的新生血管形成过程中的关键性因子，其是血小板衍生生长因子家族中的一员，是一种血管内皮细胞内高度特异性的血管形成和血管通透性诱导因子，有促进血管生成的作用，可诱导血管内皮细胞增生和新生血管形成，作为一个强大的血管渗透因子可改变外周微血管通透性，引起血管渗漏，并具有抗凋亡作用。近年来抗 VEGF 疗法在治疗眼部新生血管性疾病中的应用一直是研究的热点，也取得了突破性的进展。早期的药物有 VEGF165 的适体哌加他尼钠（Pegaptanib，商品名 macugen），是一种治疗湿性 AMD 及其他新生血管性眼病的药物，2004 年美国 FDA 批准用于临床，它是一种化学合成的寡核苷酸序列，对 VEGF 具有高度的亲和力,是类似于 VEGF 抗体功能的拮抗剂。由于其治疗后不能稳定视力,逐渐淡出临床。贝伐单抗(bevacizumab,商品名 avastin)是抗 VEGF 的人源化全长单克隆抗体,可结合所有的 VEGF 异构体,与 VEGF 有两个结合位点,2004 年美国 FDA 批准上市治疗结肠直肠肿瘤,近年来广泛用于眼内新生血管性疾病的治疗,贝伐单抗价格相对低廉,临床使用疗效好,但是其在眼科属于适应证外用药。雷珠单抗(ranibizumab,商品名 lucentis)是第二代人源化抗 VEGF 重组鼠单克隆抗体片段,仅有一个位点与 VEGF 结合,可结合所有的 VEGF 异构体及 VEGF 降解片段,美国 FDA 和中国 FDA 分别于 2006 年和 2012 年批准其用于治疗湿性 AMD 的患者。阿柏西普(aflibercept,商品名 eylea)是一种新型玻璃体内注射用 VEGF 抑制剂,是一种重组融合蛋白,由人体血管内皮细胞生长因子(VEFG)受体 1 和 2 的胞外区与人体免疫球蛋白 G1 的可结晶片段融合而成。Eylea 作为 VEGF 家族各成员(包括 VEGF-A)及胎盘生长因子(PIGF)的一种可溶性诱饵受体发挥作用,与这些因子具有极高的亲和力,从而抑制这些因子与同源 VEGF 受体的结合,因此 Eylea 可抑制异常的血管生成及渗漏,其 2011 年被美国 FDA 批准其用于治疗湿性 AMD 的患者。康柏西普(Conbercept,商品名朗沐)眼用注射液由成都康弘药业自主研发的治疗用生物制品 I 类新药,系一种 VEGF 受体与人免疫球蛋白 Fc 段基因重组的融合蛋白,该药物通过结合血管内皮生长因子 VEGF,竞争性抑制 VEGF 与受体结合并阻止 VEGF 家族受体的激活(作用于靶点 VEGF-A、VEGF-B 和胎盘生长因子),通过抑制内皮细胞增殖和血管新生从而治疗多种眼底新生血管疾病,包括年龄相关性黄斑变性(AMD)、糖尿病黄斑水肿(DME)、病理性近视(PM)、视网膜静脉阻塞(RVO)等,2013 年 12 月中国 FDA 批准其用于治疗湿性 AMD。临床研究报道显示抗 VEGF 用于治疗视盘周围脉络膜新生血管效果明显(图 17-7)。Figueroa 等在一项短期多中心临床干预研究中,运用贝伐单抗对 6 只视盘周围脉络膜新生血管患眼进行治疗,FFA 和 OCT 提示其中 5 眼视盘周围脉络膜新生血管的活动性完全消退,并且视力平均提高 4 行,并且经过平均 13 个月的随访,未见复发。

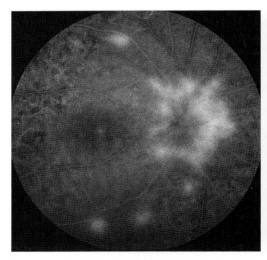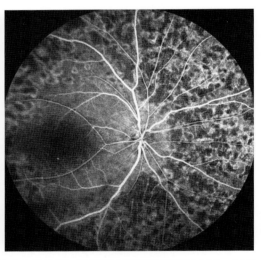

图 17-7 视盘周围脉络膜新生血管膜治疗前眼底荧光血管造影,视盘周围有活动性渗漏(左)。雷珠单抗玻璃体腔注射治疗后 5 天活动性渗漏消失(右)

最近 Davis AS 报道的对 20 只视盘周围脉络膜新生血管患眼进行 1.25mg 贝伐单抗玻璃体腔注射治疗,在平均 13.5 个月的随访中,17 眼(85%)视网膜内及视网膜下液吸收,其中 5 眼再次发生积液;视力平均提高 5 个字母(Snellen 视力表 1 行),仅有 1 眼视力降低 1 行。这些结果都提示抗 VEGF 治疗视盘周围脉络膜新生血管有显著效果,值得提出的是,和其他治疗方法相比较,其对视盘黄斑束无任何损伤。但由于抗 VEGF 治疗药物作用的时限性,需要反复注射,并且对于再次治疗目前亦无明确标准。

第五节　人工视觉 - 视神经束视觉假体

一、人工视觉概述

（一）人工视觉的产生

由于各种原因而导致的视觉残疾，甚至丧失，给患者的生活、学习和工作带来极大的不便和痛苦。致盲的原因有多种，视觉通路上任何一段：视网膜、视神经、视皮层等损伤都可能影响视觉信号的传输，导致视觉功能受损或失明。近年来，科学家致力于开展手术或是生物学治疗研究来挽救患者的视功能，但尚无有效的临床治疗措施，特别是对视网膜色素变性（RP）、年龄相关性黄斑变性（ARMD）等各种眼底疾病和外伤等原因所导致的失明目前缺乏有效治疗措施。

人工视觉的研究是指用人工的方法，即在视路的不同部位植入不同的视觉假体，由植入物假体接受外界光信息后，转换成生物电信号，刺激并激活视网膜神经细胞及其连接网络，然后经视神经将电信号传入大脑视中枢。该研究始于 20 世纪 50 年代，起初仅停留在初期阶段。随着微电技术及眼科显微手术的发展，90 年代起，人工视觉领域的研究才有了显著的进展。视觉假体有望为盲人开辟一条复明的途径。

（二）视觉假体的种类

根据目前的国际研究现状，视觉假体可以对视觉通路的任意位置进行电刺激，以期产生视光感。按照植入位置的不同，视觉假体基本上可以分为视皮层视觉假体、视神经视觉假体和视网膜视觉假体 3 大类（图 17-8）；视网膜视觉假体按其位置又主要可以分为视网膜上植入体和视网膜下植入体，以及脉络膜上植入体（脉络膜上经视网膜电刺激法）。

视神经视觉假体和视皮层视觉假体由于开发困难较大，远不如视网膜刺激器发展快。但对于视网膜变性疾病、视网膜内部细胞（如神经节细胞）的损伤、眼球的缺失、视神经疾病等引起的视力缺失理论上可以通过视神经刺激或视觉皮层刺激达到恢复视觉的目的。

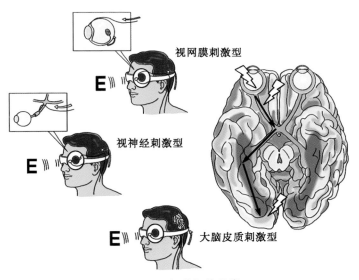

图 17-8　视觉假体分类

二、视神经束视觉假体

（一）原理

视网膜的信息输出通过神经节细胞的轴突送出。约为 100 万个神经节细胞集中在直径约 2mm 的视束，一个神经节细胞综合了多个感光细胞传来的信息。也就是说我们从外界接收到的所有视觉信息都要通过视束传递给视觉皮层。以目前的技术而言，视网膜假体和视皮层假体的电刺激不可能覆盖整个视觉区域。在视觉通路中，视觉空间全部映射在视神经束的一个相对小的区域，使得通过刺激神经束对整个视觉区域的刺激成为可能。视神经束视觉假体的基本原理：一般通过外部的摄像系统获取环境信息并无线传输给数据处理芯片，芯片将图像数据转换成对应的刺激模式，通过导线传输给植于颅内视神经束上的刺激电极，通过刺激神经束的方法达到产生"视幻觉"的效果。

（二）研究进展

1998 年，荷兰的 Veraart 等在一例视网膜色素变性的盲人视神经周围套上一个具有四个正交电极的圈套，结果发现不同的电刺激可以在大部分视野中产生"光幻觉"，"光幻觉"呈点状或长方形，且有颜色。在此后的研究中，他们通过调整刺激参数来得到确定的"光幻觉"图样。Veraart 小组在 2003 年的研究中，给一位因视网膜色素变性而失明的志愿者植入了一个视神经电极，分别通过开环刺激和闭环刺激，研究其对位置和简单而有意义的图案的识别。Delbeke 等也报道对视交叉前的视神经进行刺激，可以测到电冲动反应。2004 年，中国成立了跨学科的"视觉假体研究项目组"，上海交通大学任秋实领导的 C-Sight 研究小组提出使用插入式多电极阵列作用于视神经，进行视觉功能修复，证实了电刺激视觉系统能够产生人工视觉，并在多项实验动物模型验证了可刺入式微电极阵列刺激视神经诱发视觉电位的可行性。

2009 年日本大阪大学眼科 Sakaguchi 和 Kamei 等应用直接视神经电极刺激视神经，记录患者在不同刺激条件下的"光幻觉"图样。在该项临床研究中，他们对一名视网膜色素变性患者无光感眼植入直接视神经电极（direct optic nerve electrode，DONE），具体手术方法如下：

1．患者全身麻醉；

2．超声乳化摘除晶状体；

3．用 5-0 的缝线将把 0.05mm 直径的硅胶管（内含表面镀有派瑞林（parylene）白金导线）环绕眼球缝合于眼球四个象限的巩膜表面（注：导线顶端 0.5mm 长度无镀膜）；

4．标准三通道玻切术，术中保证玻璃体完全后脱离；

5．向巩膜切口插入导线；

6．运用两把玻璃体视网膜手术镊将 3 根导线顶端插入视神经 3、9、12 点钟处。导线插入的部位位于视盘内，尽可能远离中央以避开血管，深度为 1～2mm。另外一根导线留在玻璃体腔内作为参考电极；

7．植入后，眼球周围的导线覆盖 Tenon 囊和球结膜组织；

8．需要做电刺激实验时，切开球结膜，暴露导线末端，然后将导线末端和刺激器相连。

（三）优缺点

视神经易通过外科手术接近，这种方法不仅能够避免视网膜假体植入中对视网膜精细操作的高要求，而且比视皮层假体植入的危险性要小得多，所以，采用视神经假体植入对于患者来说是微创、操作简单、安全、更易接受的一种手术方案。此外，视神经结构紧凑，而且有足够的长度给高密度的电极进行访问，这是一个潜在的、能够提高视觉分辨率的优势。另一个优点是，所有来自视网膜的视觉信息都必须通过视神经传到大脑，这一点让我们得以扩大视野恢复的范围。

尽管视神经假体有上述的优点，但是仍然还有许多困难需要克服。譬如，现在的圈套电极可能对刺激的视神经产生挤压，使神经局部血流阻塞，可能导致神经组织的损害；为达到一定的空间分辨率，实施选择性刺激需要较多的刺激电极，而视神经束的尺寸限制了电极的数目，即使对受试者进行长期的训练后，空间分辨率仍然有限，因此刺激电极的设计和开发显得尤为重要；视觉和视神经的对应关系还不是很明了，神经束刺激的模式与"光幻觉"的产生的位置、大小和形状的对应关系还在研究中；大脑皮质对视神经的刺激可能有重塑的过程，但这种人工眼要产生具有应用意义的人工视觉，尚存在很多的问题需要解决。视神经束视觉假体适宜视神经功能尚存的患者，对于因晚期青光眼和视神经炎等疾病导致视神经严重损伤的患者并不适用。

（四）总结

人工视觉的实现需要包括生物学、工程学、信息学、计算机科学、微电子学、材料学、医学，甚至心理学在内的多领域的科学家们共同努力。鉴于刺激视神经束比刺激视网膜和视皮层可能获得更广阔的视野范围，目前，国内外科学家致力于如何设计合适的电极和适宜的刺激方案刺激视神经束以减少手术风险并获得最佳的视觉感知。人工视觉假体研究已经取得了相当大的进展，为今后的发展和研究打下了基础，相信在不久的将来，盲人重见光明不再是梦想。

（谢　平）

参 考 文 献

1. Sugar HS. Congenital pits of the optic disc. Am J Ophthalmol，1967，63：298-307.

2. Georgalas I，Kouri A，Ladas I，et al. Optic disc pit maculopathy treated with vitrectomy，internal limiting membrane peeling，and air in a 5-year-old boy. Can J Ophthalmol，2010，45：189-191.

3. Yuen CH，Kaye SB，et al. Spontaneous resolution of serous maculopathy associated with optic disc pit in a child：a case report. J AAPOS，2002，6：330-331.

4. Theodossiadis GP. Treatment of maculopathy associated with optic disc pit by sponge explant. Am J Ophthalmol，1996，121：630-637.

5. Mustonen E，Varonen T. Congenital pit of the optic nerve head associated with serous detachment of the macula. Acta Ophthalmol（Kbh），1972，50：689-698.

6. Lincoff H，Yannuzzi L，Singerman L，et al. Improvement in visual function after displacement of the retinal elevations emanating from optic pits. Arch Ophthalmol，1993，111：1071-1079.

7. Cox MS，Witherspoon CD，Morris RE，et al. Evolving techniques in the treatment of macular detachment caused by optic nerve pits. Ophthalmology，1988，95：889-896.

8. Hirakata A，Okada AA，Hida T. Long-term results of vitrectomy without laser treatment for macular detachment associated with an optic disc pit. Ophthalmology，2005，112：1430-1435.

9. Dai S，Polkinghorne P. Peeling the internal limiting membrane in serous macular detachment associated with congenital optic disc pit. Clin Exp Ophthalmol，2003，31：272-275.

10. Snead MP，James N，Jacobs PM. Vitrectomy，argon laser，and gas tamponade for serous retinal detachment associated with an optic disc pit：a case report. Br J Ophthalmol，1991，75：381-382.

11. Ghosh YK，Banerjee S，Konstantinidis A，et al. Surgical management of optic disc pit associated maculopathy. Eur J Ophthalmol，2008，18：142-146.

12. Georgalas I，Petrou P，Koutsandrea C，et al. Optic disc pit maculopathy treated with vitrectomy，internal limiting membrane peeling，and gas tamponade：a report of two cases. Eur J Ophthalmol，2009，19：324-326.

13. Spaide RF，Fisher Y，Ober M，et al. Surgical hypothesis：inner retinal fenestration as a treatment for optic disc pit maculopathy. Retina，2006，26：89-91.

14. Snead MP，James N，Jacobs PM. Vitrectomy，argon laser，and gas tamponade for serous retinal detachment associated with an optic disc pit：a case report. Br J Ophthalmol，1991，75：381-382.

15. Hirakata A，Hida T，Wakabayashi T，et al. Unusual posterior hyaloid strand in a young child with optic disc pit maculopathy：intraoperative and histopathological findings. Jpn J Ophthalmol，2005，49：264-266.

16. Ishikawa K，Terasaki H，Mori M，et al. Optical coherence tomography before and after vitrectomy with internal limiting membrane removal in a child with optic disc pit maculopathy. Jpn J Ophthalmol，2005，49：411-413.

17. Rosenthal G，Bartz-Schmidt KU，Walter P，et al. Autologous platelet treatment for optic disc pit associated with persistent macular detachment. Graefes Arch Clin Exp Ophthalmol，1998，236：151-153.

18. Travassos AS，Regadas I，Alfaiate M，et al. Optic pit：novel surgical management of complicated cases. Retina，2013，33：1708-1714.

19. Georgalas I，Ladas I，Georgopoulos G，et al. Optic disc pit：a review. Graefes Arch Clin Exp Ophthalmol，2011，249：1113-1122.

20. Dithmar S，Schuett F，Voelcker HE，et al. Delayed sequential occurrence of perfluorodecalin and silicone oil in the subretinal space following retinal detachment surgery in the presence of an optic disc pit. Arch Ophthalmol，2004，122：409-411.

21. Johnson TM, Johnson MW. Pathogenic Implications of Subretinal Gas Migration Through Pits andAtypical Colobomas of the Optic Nerve. Arch Ophthalmol, 2004, 122(12): 1793-1800.

22. Kuhn F, Kover F, Szabo I, et al. Intracranial migration of silicone oil from an eye with optic pit. Graefe's Arch Clin Exp Ophthalmol, 2006, 244(10): 1360-1362.

23. 魏文斌. 视网膜中央静脉阻塞手术治疗何去何从？眼科, 2009, 4: 217-220.

24. 刘丽娅, 马景学. 视网膜中央静脉阻塞手术治疗的新进展——放射状视神经切开术. 河北医科大学学报, 2007, 6: 450-452.

25. 姜燕荣, 陶勇. 谨慎应用放射状视神经切开术治疗视网膜中央静脉阻塞. 中华眼科杂志, 2006, 6: 485-487.

26. 惠延年. 放射状视神经切开术治疗视网膜中央静脉阻塞及争议. 中华眼底病杂志, 2005, 1: 1-2.

27. 张卯年. 放射状视神经切开术治疗视网膜中央静脉阻塞. 人民军医, 2008, 11: 693-694.

28. 李伟, 郭小健, 唐罗生. 放射状视神经切开术治疗缺血型视网膜中央静脉阻塞伴黄斑水肿的疗效评估. 眼科研究, 2009, 7: 592-595.

29. Berker N, Batman C. Surgical treatment of central retinal vein occlusion. Acta Ophthalmol, 2008, 86: 245-252.

30. Aggermann T, Brunner S, Krebs I, et al. A prospective, randomised, multicenter trial for surgical treatment of central retinal vein occlusion: results of the Radial Optic Neurotomy for Central Vein Occlusion(ROVO)study group. Graefes Arch Clin Exp Ophthalmol, 2013, 251: 1065-1072.

31. Opremcak EM, Rehmar AJ, Ridenour CD, et al. Radial optic neurotomy with adjunctive intraocular triamcinolone for central retinal vein occlusion: 63 consecutive cases. Retina, 2006, 26: 306-313.

32. Callizo J, Kroll P, Mennel S, et al. Radial optic neurotomy for central retinal vein occlusion: long-term retinal perfusion outcome. Ophthalmologica, 2009, 223: 313-319.

33. Arevalo JF, Garcia RA, Wu L, et al. Radial optic neurotomy for central retinal vein occlusion: results of the Pan-American Collaborative Retina Study Group(PACORES). Retina. 2008, 28: 1044-1052.

34. Ramezani AR. Radial optic neurotomy for central retinal vein occlusion. J Ophthalmic Vis Res, 2009, 4: 115-121.

35. 吕丽娜. 糖尿病视网膜病变患眼玻璃体视盘牵拉综合征的临床特征、对视功能的影响及玻璃体切割手术的疗效观察. 石家庄: 河北医科大学学报, 2012: 26-27

36. 彭涛, 陈钢锋. 经睫状体扁平部玻璃体切割手术治疗糖尿病视网膜病变患者玻璃体视盘牵拉的临床观察. 浙江创伤外科杂志, 2013, 18: 808-810.

37. Karatas M, Ramirez JA, Ophir A. Diabetic vitreopapillary traction and macular oedema. Eye(Lond), 2005, 19: 676-682.

38. Rumelt S, Karatas M, Pikkel J, et al. Optic disc traction syndrome associated with central retinal vein occlusion. Arch Ophthalmol, 2003, 121: 1093-1097.

39. Wong A, Kokolakis P, Rodriguez A, et al. The role of optical coherence tomography raster imaging as a valuable diagnostic tool in the differential between optic disc hemorrhage and vitreopapillary traction. Mil Med, 2012, 177: 1374-1381.

40. Hedges TR 3rd, Flattem NL, Bagga A. Vitreopapillary traction confirmed by optical coherence tomography. Arch Ophthalmol, 2006, 124: 279-281.

41. Nomura Y, Tamaki Y, Yanagi Y. Vitreopapillary traction diagnosed by spectral domain optical coherence tomography. Ophthalmic Surg Lasers Imaging, 2010, 41 Suppl: S74-6.

42. Kim YW, Jeoung JW. Vitreopapillary traction in eyes with idiopathic epiretinal membrane: a spectral-domain optical coherence tomography study. Ophthalmology, 2014, 121: 1976-1982.

43. Almony A, Thomas MA, Atebara NH, et al. Long-term follow-up of surgical removal of extensive peripapillary choroidal neovascularization in presumed ocular histoplasmosis syndrome. Ophthalmology, 2008, 115: 540-545.

44. Blinder KJ, Shah GK, Thomas MA, et al. Surgical removal of peripapillary choroidal neovascularization associated with age-related macular degeneration. Ophthalmic Surg Lasers Imaging, 2005, 36: 358-364.

45. Mateo C, Moreno JG, Lechuga M, et al. Surgical removal of peripapillary choroidal neovascularization associated with optic nerve drusen. Retina, 2004, 24: 739-745.

46. Ruiz-Moreno JM, Amat-Peral P, Lugo FL, et al. Surgical removal of peripapillary choroidal neovascularization in young

patients. Arch Soc Esp Oftalmol，2009，84：39-42.

47. Bains HS，Patel MR，Singh H，et al. Surgical treatment of extensive peripapillary choroidal neovascularization in elderly patients. Retina，2003，23：469-474.

48. Figueroa MS，Noval S，Contreras I. Treatment of peripapillary choroidal neovascular membranes with intravitreal bevacizumab. Br J Ophthalmol，2008，92：1244-1247.

49. Jutley G，Jutley G，Tah V，et al. Treating peripapillary choroidal neovascular membranes：a review of the evidence. Eye（Lond），2011 Jun；25：675-81.

50. 王晗敏，荣翱. 视网膜假体改良技术及临床应用研究进展. 眼科新进展，2008，7：553-555.

51. 黄伟昌，王国鹤，吴开杰，等. 视觉假体神经刺激器的发展现状和挑战. 中国医学物理学杂志，2010，4：2051-2055.

52. 任秋实. 视觉假体的研究进展与面临的挑战. 生命科学，2009，2：234-240.

53. 石萍，邱意弘，朱贻盛. 人工视觉假体研究综述（Ⅱ）. 视皮层、视神经束、感觉替代假体的研究现状. 生物医学工程学杂志，2008，4：943-949.

54. Sakaguchi H，Kamei M，Fujikado T，et al. Artificial vision by direct optic nerve electrode（AV-DONE）implantation in a blind patient with retinitis pigmentosa. J Artif Organs，2009，12：206-209.

55. 瓶井資弘，田野保雄. 人工網膜. 人工臓器，2006，3：348-351.